疟疾遗传学

主编 吴艳瑞 张 闻

U0230333

科学出版社

北 京

内 容 简 介

本书主要从生物学和遗传学的角度来系统介绍疟疾的基本知识和研究进展。全书分为九章，即疟疾简史、疟原虫、疟疾医学、蚊媒、疟疾基因组学、疟疾免疫、抗疟药物、青蒿素类抗疟药和药物抗性遗传。

本书可供相关领域的本科生、研究生、教师、医护人员、科研人员和其他读者参考。

图书在版编目 (CIP) 数据

疟疾遗传学 / 吴艳瑞，张闻主编 . —北京：科学出版社，2021.11
ISBN 978-7-03-064174-8

Ⅰ.①疟… Ⅱ.①吴…②张… Ⅲ.①疟疾—病理遗传学 Ⅳ.① R531.302

中国版本图书馆 CIP 数据核字（2020）第 017150 号

责任编辑：李 植 朱 华 / 责任校对：郑金红
责任印制：李 彤 / 封面设计：陈 敬

科 学 出 版 社 出版
北京东黄城根北街 16 号
邮政编码：100717
http://www.sciencep.com
北京建宏印刷有限公司 印刷
科学出版社发行 各地新华书店经销

＊

2021 年 11 月第 一 版 开本：787×1092 1/16
2021 年 12 月第二次印刷 印张：10 1/2
字数：240 000
定价：98.00 元
（如有印装质量问题，我社负责调换）

前　言

疟疾是伴随着人类历史的一个噩梦,对人类的遗传、繁衍和迁徙都产生了深远的影响。例如,由于血红蛋白是疟原虫的主要"食物",人类血红蛋白基因的突变携带率高达 7%,可见人类在长期的抗疟过程中付出过巨大的遗传代价。近年来全球每年新增两亿多病例,死亡四十多万人,使得疟疾依然位列热带病和寄生虫病之首。

我国曾经饱受疟疾之苦,可喜的是,自 2017 年以来已实现连续 3 年无本地疟疾病例。但值得注意的是,在 2020 年这个消除疟疾的目标年,在新型冠状病毒肺炎疫情暴发和严格防控的背景下,我国 1 月和 2 月仍报告了 460 例输入性疟疾病例,可见疟疾的防控和研究依然任重而道远。

自从 1880 年 Laveran 发现疟原虫并于 1907 年获得诺贝尔生理学或医学奖以来,人们对于疟疾的科学认识在不断加深,目前在病原、媒介、免疫、药物抗性等方面的研究均已深入到分子遗传和基因组水平,为疟疾的防控和诊治不断提供有力的武器,并朝着最终在全球消灭疟疾的方向努力。自东晋葛洪记述青蒿方,到以屠呦呦为代表的科学家研发的青蒿素类抗疟药在 21 世纪取代氯喹,成为疟疾治疗的首选药物,这是中国科学家为全球抗疟所做出的重要贡献。

随着青蒿素类药物的规范使用和推广,全球疟疾发病率和死亡率都已经大幅度下降。然而,就像曾经的抗疟疾药物那样,在药物杀灭的选择压力下,疟原虫再次巧妙地改变了自身的遗传背景,以此逃避药物的杀灭作用。2007 年,柬埔寨西部出现了青蒿素临床不敏感虫株,随后青蒿素抗药性虫株在大湄公河次区域其他国家迅速传播或者独立出现,这给全球疟疾的防治工作带来极大的威胁和挑战。因此,面对当前疟疾疫情的流行情况,以及抗疟疾药物药效难以继续长期保持的危机,新型药物的研发和寻找克服多药抗性的方法等工作仍然不容松懈。

在这样的背景下,本书主要从生物学和遗传学的角度来介绍有关疟疾的基本知识和研究进展。全书分为九章,分别探讨疟疾简史、疟原虫、疟疾医学、蚊媒、疟疾基因组学、疟疾免疫、抗疟药物、青蒿素类抗疟药和药物抗性遗传,并结合笔者实验室开展的抗药性研究,讨论当前疟原虫适应性、传播性和抗药性的研究进展。

本书的编写得到了昆明医科大学百名中青年学术和技术骨干项目(60117190439)及云南省教育厅科学研究基金项目(2018JS151)的资助,本书的出版得到了科学出版社的支持,在此谨表示诚挚的感谢。

疟疾的预防、控制和消除工作及科学研究依然在持续进行,由于受作者知识水平的限制,本书肯定会存在一些缺点和不足。我们热忱欢迎专家和读者提出宝贵的意见,以便再版时使之更臻完善。

吴艳瑞　张　闻

2020 年 4 月

目　　录

第一章 疟疾简史

疟疾（malaria）俗称打摆子、瘴气病、冷热病或间歇热，是疟原虫（*Plasmodium*）寄生于人体所引起的疾病。疟原虫在雌性按蚊吸血时进入蚊胃，经过发育繁殖，在蚊唾液腺内形成大量的感染性子孢子。当雌性按蚊再次叮人时，蚊唾液里的子孢子就被注入人的皮肤组织内，可穿过微血管壁，随血液到达肝脏。疟原虫侵入肝细胞后完成裂体增殖，产生数以万计的裂殖子，离开肝细胞后进入血液，对红细胞进行一轮又一轮的侵入和繁殖，当血液中的疟原虫达到一定数量后，就会引起疟疾发作。

疟疾发作的典型症状包括发冷、发热、出汗3个连续阶段，经过一段间歇期后再次发作。发作周期对应于疟原虫在红细胞内完成一轮增殖的时间，可为间日、三日或周期不定的发作。多次发作和经过治疗后，疟原虫逐渐被人体清除，疟疾症状随之停止。但如果有残存的虫体，还会在一段时间后重新繁殖，引起疟疾的复发。重症疟疾包括脑型疟、严重贫血、呼吸窘迫等症状，虽只占临床病例的2%，但病情凶险，尤其是脑型疟造成了90%的疟疾患者死亡，因此必须立即救治。

疟疾曾在世界范围内流行，目前仍位列热带病之首，主要流行于非洲、南亚、东南亚、中东和南美等地区。世界卫生组织（World Health Organization，WHO）将疟疾、结核病和艾滋病列为全球三大公共卫生问题，每年发布《世界疟疾报告》。2017年全球疟疾发病人数为2.19亿人，死亡43.5万人，其中非洲的病例占93%，5岁以下婴幼患儿约占60%。2017年疟疾的防治经费达31亿美元，全球仍有31亿人受到疟疾的威胁。

疟原虫有近300个种和亚种，分别感染爬行类、鸟类和哺乳类动物。感染人体的疟原虫有5种，分别引起恶性疟、间日疟、三日疟、卵形疟和诺氏疟，其中以恶性疟最常见，目前约占90%，其次为间日疟，其他疟疾少见。疟原虫必须生活在宿主体内，不能通过空气、水、食物、土壤、接触等方式传播，只能靠血液传输来感染新宿主。人体疟原虫的传播媒介是某些种类的雌性按蚊，因此，避免蚊虫叮咬和消灭传疟按蚊是防止疟疾传播的关键措施。

人体疟原虫的生活史和遗传机制很复杂，需要依次生活在雌性按蚊的胃腔、胃壁和唾液腺内，然后依次侵入人的血液、肝细胞和红细胞内，才能完成其配子生殖、孢子增殖和裂体增殖的世代交替。疟原虫在发育中产生很多种不同形态的虫体，自1880年Laveran发现疟原虫和1897年Ross证明疟疾通过蚊媒传播以来，经过一个多世纪的研究，人们才逐渐认清了疟原虫的生物学基础和疟疾发病的内在机制。而在此之前，疟原虫早已对人类产生了深远的影响。

第一节 早期人类疟疾

在漫长的人类历史中，疟疾带来的痛苦和死亡可能超过了其他任何疾病。据估计，早期人类可能有50%死于疟疾。遗传学研究揭示，疟原虫在某种意义上改变了人类的遗传、进化和迁徙的历史，并在人体的基因组中留下了清晰的印记。

一、疟疾溯源

有学者推测，疟原虫的始祖可能是一种浮游的单细胞藻类，常附在水中蚊虫的体表。雌蚊吸血时，这些藻类常常落入动物伤口中，然后死去，但这种藻类终于有一次在动物伤口处活了下来，演变为嗜血寄生虫。最早的疟原虫化石记录可以追溯到3000万年前，因为在那时形成的一些琥珀中，发现蚊的胃壁上有几个类似疟原虫卵囊的寄生物。

疟原虫与智人的第一次接触可能发生在20多万年前的部落火堆旁，此前的"人体疟原虫"由猿类和古人类供养。最早的人类疟疾是三日疟，三日疟原虫对人体并不适应，只能感染血液中不到1%的衰老红细胞，虫体发育缓慢，潜伏期长，只有在夏季，当蚊虫的体温超过20℃时，三日疟原虫才能在蚊的寿限之内勉强发育出感染性子孢子。遗传学研究表明，三日疟原虫是最早的人体疟原虫，由于它们的适应机制不够完善，一直以来只能勉强维持着物种不被灭绝。

间日疟原虫在气温逐渐升高的冰河期之末出现，并进化出新型蛋白质，能有效侵入人类的幼红细胞，感染后只需3天就能产生感染性配子体，蚊虫期发育也较短。间日疟原虫对早期人类宿主进行了残酷的筛选，使很多部落灭绝。到了大约6万年前，少数非洲人发生了Duffy抗原的阴性突变，使红细胞的表面更平滑，各种疟原虫难以侵入。这些Duffy抗原阴性人群在非洲获得了生存优势，并扩展到阿拉伯半岛和中亚。从大约1万年前开始，由于Duffy阴性抗原的普及，间日疟退出非洲，使非洲处于数千年无疟疾的平静状态。

在非洲之外，大多数人是Duffy抗原阳性，间日疟广泛流行。有人认为，早期Duffy抗原阳性人群向北迁移，动力之一就是为了到更冷的地方去躲避疟疾。在温带，按蚊体内的疟原虫熬不过冬天，但间日疟原虫和卵形疟原虫进化出休眠子，可在肝细胞内休眠数月，然后在气候转暖后启动生长繁殖，导致疟疾的复发和传播。间日疟原虫可以长期折磨被感染者，常在夏秋季节引起疟疾的暴发性流行。

恶性疟在4000多年前兴起于非洲中部的雨林村落。当地的班图人不养牲口，而是毁林种植地瓜和大蕉，导致阳光直射的地面上杂草丛生。一种按蚊来到地面的雨水洼里产卵，避开了林中的天敌，得以大量孳生。随着村落人口增多，这种按蚊演变成专门吸人血的新蚊种，称为冈比亚按蚊。恶性疟原虫原来缺少蚊媒，经过适应性改变后，转而以冈比亚按蚊为宿主，并攻克了非洲人的Duffy抗原防御。恶性疟原虫不仅感染力很强，而且免疫逃避机制多样化，因而致死率很高。非洲人在经历了数千年无疟疾的平静之后，恶性疟原虫的兴起又给他们带来了更大的灾难。

二、古代疟疾

自从有了文字以后，各文明古国都有关于疟疾的大量记载。这些早期描述虽不可能道出疟疾的真正病因，但已能清晰分辨疟疾患者的症状，并知道疟疾常发生在温暖潮湿地带，某些文献还给出了有关疟疾防治方法有价值的信息。

苏美尔和古埃及的疟疾记载可以追溯到4700年前，苏美尔人认为疟疾是由"瘟疫之神"涅伽尔带来的。至今保存最早的疟疾病例是两具3500年前的木乃伊。经DNA及计算机断层扫描（CT）检查揭示，公元前14世纪的图坦卡蒙法老并非死于传说中的谋杀，而是死于疟疾。

古印度人在3500年前就称疟疾为疾病之王塔克曼。吠陀圣人在2000多年前对疟疾的描述颇为准确："冷酷的塔克曼使人战栗，继而高热，让人畏惧，他可能第二天回来，或

第三天回来，或第四天回来。"印度是疟疾的重灾区，1942 年疟疾患者曾多达 1 亿人，20 世纪 50 年代的抗疟疾运动曾取得短期成功，1961 年患者减少到 5 万例，但 1976 年又回升到 600 多万例。2017 年印度报告 959 万例疟疾，占非洲以外疟疾病例的 50%。除印度之外，南亚的巴基斯坦、孟加拉国、斯里兰卡、尼泊尔和邻近的东南亚地区也是传统的疟疾多发地区。

古希腊人很早就知道间歇热常在收获季节暴发，诗人荷马称之为"罪恶之星（天狼星）的热病诅咒"。医学之父希波克拉底将间歇热描述为"沼泽地区的常见病"，并分为第三日发热（间日疟）和第四日发热（三日疟）两种类型，还将热病与脾大联系起来。亚里士多德的学生亚历山大曾统一希腊，占领埃及，荡平波斯帝国，远征印度河流域，使古希腊文明得到广泛传播，但他却在 33 岁死于疟疾。

古罗马的兴衰与疟疾有着密切的关系。始建于 2700 年前的罗马城一直流行间日疟，本地人对疟疾已形成了一定的免疫力和有效的防治文化，而外来军队攻打罗马时，却屡屡在城外的沼泽地带被疟疾击退，得到疟疾"护佑"的罗马被称为"永恒之城"。然而从公元 3 世纪开始，繁荣的罗马吸引了地中海南岸开来的大量运输船，逐渐改变了当地的按蚊分布，恶性疟在公元 4 世纪开始暴发，并迅速击溃了罗马人的免疫力，尤其是儿童和外出劳动者的死亡率很高，罗马周边的农村几乎无人种地，这在一定程度上导致了古罗马的衰落和灭亡。后来意大利人将 mala（恶）和 aria（气）两词合并为 malaria，专指疟疾，这个词在 1740 年被引入英语。

古印第安人在 1.1 万年前越过白令海峡进入美洲，由于当地缺少蚊媒，疟原虫无法生存，因此美洲曾是无疟疾的净土。自从哥伦布发现美洲以后，欧洲和非洲的船只将疟原虫和蚊媒带入美洲。据传说，在 1630 年，秘鲁总督 Chinchón 的妻子染上疟疾，印第安人用一种树皮粉治愈了这位夫人，这种树因此被命名为金鸡纳（Cinchona）。由于疟疾患者众多，树皮被剥光，树皮粉供不应求，金鸡纳树一度濒临绝种。后来荷兰人花了 30 多年时间，终于在印尼的爪哇岛实现了金鸡纳树的大规模种植，随后垄断了这种药材的全球销售。1820 年，法国医生 Pelletier 和 Caventou 从金鸡纳树皮中提纯了抗疟疾成分奎宁，又名金鸡纳霜。

三、中国古代文献

中国 3600 年前的殷商甲骨文和青铜器铭文中已有"疟"字，其繁体为"虐"加一个"疒"字头，刻画出疟疾的痛苦。2000 多年前成书的《黄帝内经·素问》，篇三十五为疟论，开篇就对疟疾作了精彩的描述："黄帝问曰：夫痎疟皆生于风，其蓄作有时者何也？岐伯对曰：疟之始发也，先起于毫毛，伸欠乃作，寒慄鼓颔，腰脊俱痛，寒去则内外皆热，头痛如破，渴欲冷饮。"素问的篇三十六为刺疟论，将疟病分为 14 类，各有其不同的症状和针刺疗法，开篇写道："足太阳之疟，令人腰痛头重，寒从背起，先寒后热，熇熇暍暍然，热止汗出，难已，刺郄中出血。"

除了《黄帝内经》，在《周礼》《金匮要略》《诸病源候论》《千金方》《痎疟论疏》《瘴疟指南》等古代医书中，均对疟疾的症状、流行和治疗作了较详尽的描述。关于抗疟药方，《神农本草经》有治疟恒山（即常山）的记载，曾被认为是国内外最早的抗疟药，其有效成分常山碱的化学结构在 1950 年查明。但在更早（公元前 168 年）的西汉马王堆出土的《五十二病方》中已有青蒿治疾病的记载，因此青蒿可能是最早使用的抗疟药。值得一提的是，东晋葛洪的《肘后备急方》中有"治寒热诸疟方"，第二方即为青蒿方："青蒿一握。以水二升渍，绞取汁。尽服之。"这为后来研制青蒿素提供了重要启示。

关于"瘧"字，《康熙字典》收录了很多古籍记载，其中包括：《说文解字》虐亦声，鱼约切；《玉篇》或寒或热病；《释名》疟，酷虐也，凡疾或寒或热耳，而此疾先寒后热，两疾似酷虐者也。《礼书纲目》卷五十五，寒热不节，民多疟疾。有趣的是，康熙皇帝本人在 1692 年御驾亲征噶尔丹时染上疟疾，几乎送命，最后却是用法国传教士从印度带来的金鸡纳粉治愈的。

第二节　疟疾研究历程

古人认为疟疾是恶浊瘴气引起的疾病，直到 19 世纪末才找到了疟疾的真正病因，又经过一个多世纪的研究，才基本搞清了疟疾的复杂致病机制。进入 21 世纪以后，得益于分子遗传学和基因组学的新进展，人们对于疟疾有了越来越深入的认识。本节从疟原虫的发现开始，简要介绍疟疾研究的历史、现状和未来方向。

一、疟原虫的发现

1880 年 11 月 6 日，人类第一次在显微镜下看到了疟原虫。法国军医 Alphonse Laveran 在阿尔及利亚的部队医院里研究间歇热，他直接用间歇热士兵的新鲜血样进行显微检查，发现了一种新月形的虫体（恶性疟原虫的雌配子体），他还观察到从另一种较圆的虫体中伸出会游动的鞭丝（雄配子出丝现象，图 1-1）。他检查了 192 例患者，在其中的 148 例患者中发现新月形虫体，而未发现虫体的患者都已经被奎宁治愈。Laveran 因发现疟原虫和锥虫而获得 1907 年诺贝尔生理学或医学奖。

意大利学者在 5 年后证实疟原虫的发现，并描述了多种虫体的差异，提出这些寄生虫在红细胞中进行无性繁殖，而人体发热是由红细胞破裂后释放虫体导致的。1890 年 Grassi 和 Feletti 命名了间日疟原虫和三日疟原虫，同年 Sakharov、Marchiafava 和 Celli 鉴定了恶性疟原虫。至 1918 年已经知道，人类疟疾是由多种疟原虫侵入红细胞后繁殖而引起的病症，可分为间日疟、三日疟、恶性疟和卵形疟。

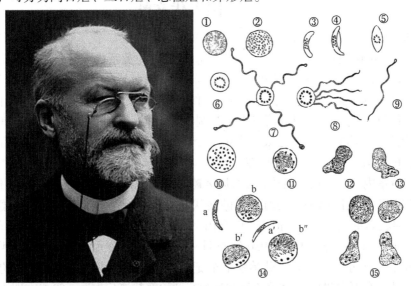

图 1-1　疟原虫的发现者 Alphonse Laveran 和他在 1880 年描绘的疟原虫

Laveran 在疟疾患者的新鲜血样中观察到①～⑮所描绘的配子体和配子的各种不同形态，其中⑦和⑧为出丝现象

二、疟原虫的生活史研究

关于疟疾如何传播，Laveran 曾猜测疟原虫可能由蚊虫传播，但没有找到证据。此前，英国热带医学之父 Manson 于 1878 年在厦门发现丝虫病由蚊媒传播。多年后 Manson 提出了疟疾传播的蚊媒理论，并建议英国军医 Ronald Ross 在印度寻找实验证据。

1897 年 8 月 16 日，Ross 用捕获的按蚊吸了疟疾患者的血，4 天后在蚊胃内发现疟原虫的卵囊，从而证明人体疟原虫可以寄生于蚊。次年他证明了鸟疟原虫可以通过致倦库蚊的唾液传播，并发现蚊胃内的鸟疟原虫可以进行有性生殖。1899 年他在塞拉利昂描述了三种疟原虫在蚊体内的发育特征。Ross 因首次证明疟疾是由蚊媒传播而获得 1902 年诺贝尔生理学或医学奖。

雌性按蚊传播人类疟疾的直接证据是由意大利学者 Bignami 和 Grassi 在 1898 年给出的。他们通过人体试验证明，按蚊吸了疟疾患者的血以后，可以将疟原虫传给未感染的志愿者。进一步通过流行病学调查发现，只有少数种类的雌性按蚊可以传播疟疾。早期医学界允许做疟疾感染人体的试验，甚至在 1927 年，诺贝尔生理学或医学奖还授予了 Julius Wagner-Jauregg，表彰他利用间日疟引起的高热治愈了很多晚期神经梅毒患者。但这种疗法的死亡率高达 15%，在 20 世纪 40 年代出现梅毒的抗生素疗法以后，疟疾疗法被禁用。我国的陈小平教授最近公布了利用间日疟原虫感染免疫疗法治疗晚期癌症的初步临床试验结果，但其有效性受到质疑，有待进一步的试验结果。

疟原虫进入人体后的第一周，外周血中观察不到虫体，人们一直找不到疟原虫在这段时间内的踪迹。虽然早在 1898 年 MacCallum 就观察到鸟的肝和脾中有疟原虫，Grassi 也提出，蚊期子孢子与血期裂殖子的形态差异很大，需要经过一个转变期才能侵入红细胞，但人们一直沿用 1901 年 Ross 提出的错误观点，认为疟原虫进入人体后可直接侵入红细胞。直到 1948 年 Shortt 和 Garnham 才证实猴和人体内的疟原虫在侵入红细胞之前有一个在肝细胞内的增殖阶段，从而找到了疟原虫侵入人体一周内的藏身之处，使人们开始认识疟原虫的肝期发育。

同样是在 1948 年，诺贝尔生理学或医学奖授予了 Paul Hermann Müller，表彰他发明的杀虫剂双对氯苯基三氯乙烷（dichlorodiphenyltrichloroethane，DDT）对于消灭病媒的贡献。20 世纪 40 年代初研发的杀虫剂 DDT 和抗疟药氯喹，为随后 30 多年的全球灭蚊和灭疟运动提供了主要的武器。

早期疟疾研究和抗疟药物试验的一个主要困难是无法培养疟原虫，直到 1976 年 Trager 和 Jensen 才建立了恶性疟原虫的连续培养方法，同年，Haynes 阐明人和黑猩猩的红细胞可以支持恶性疟原虫生长，但恒河猴和猪的红细胞却不能。1986 年 Krotoski 用培养方法发现间日疟原虫具有肝期休眠子。至此，经过 106 年的漫长研究，人们才基本认清了疟原虫生活史的完整循环。今天的抗疟药研究已经离不开疟原虫的培养技术。

三、疟疾的现代研究

2002 年多个研究组先后发表了恶性疟原虫、鼠约氏疟原虫和冈比亚按蚊的基因组序列，至今已经有了 20 多种疟原虫的基因组参考序列，这些基因组信息极大地促进了疟原虫的分子遗传学和功能基因组学研究。2002 年和 2003 年报道了约氏疟原虫和恶性疟原虫的转录组分析结果，2008 年报道了间日疟原虫的转录组，包括红内期 48 小时表达谱和转录因子调控。疟疾相关的蛋白质组、代谢组、基因操作等成果也陆续发表。在 21 世纪，疟原虫研究深入到基因功能水平的同时，流行病学、转化研究、新药和疫苗研发和临床研究也有多方面的进展。2015 年诺贝尔生理学或医学奖授予了中国药学家屠呦呦，以表彰她在抗疟药青蒿素研究中做出的杰出贡献。

疟疾研究方兴未艾，国际消除疟疾研究组织 malERA 在 2017 年发表了一篇综述，列出了未来 5 年疟疾研究课题的建议，其中包括：鉴定疟原虫基因组调控序列；疟原虫基因组注解；鉴定疟原虫的细胞过程及药物抗性基因；无性虫体基因组编辑转化；基因敲除和转基因蚊株；深入认识蚊的行为和生态；蚊媒克隆；离体蚊感染模型；疫苗靶点鉴定和优化；先天性抗体研发；疟原虫无性期功能注解及疫苗抗原研究；自然免疫样本和数据积累；基因编辑研究基因功能；感染性配子体标志物；肝期感染和休眠子标志物；无症状带虫者标志物；各期代谢标志物；耐药株基因和途径；新型杀虫剂；用进化途径预防抗性；间日疟原虫的离体培养系统和动合子疫苗靶；等等。疟疾研究已经成为人类控制、消除和消灭疟疾的支柱。

第三节　疟疾防治历程

疟疾的防治可以追溯到史前。研究表明，古人类和黑猩猩都习惯于咀嚼一些苦菊类草叶，这对于驱赶蚊虫、预防疟疾和缓解疟疾症状有一定作用。在古代，世界各地的人们都有很多防蚊驱蚊和缓解叮咬肿痛的有效方法，从而直接或间接地发挥着防治疟疾的作用。

英国早在 1899 年就已消除了疟疾，此后再未出现过本地疟疾的流行。20 世纪上半叶，人们对疟疾的生物学和流行病学有了科学的认识，并将这些知识应用于疟疾控制，至 40 年代，欧洲大部分地区消除了本地疟疾，但具体原因并不明确，可能是由于卫生条件和居住环境改善，防蚊灭蚊措施得当，合理诊断治疗，加之经济发展和城市化进程等多方面因素，使得疟疾的传播途径被完全阻断了。

一、昆　虫　战　争

杀虫剂 DDT 和抗疟药氯喹是阻断疟疾传播的有力武器，随后人类开始向疟疾发起总攻。世界卫生组织在 1955 年呼吁开展全球灭疟运动，雄心勃勃地宣布要结束人类的疟疾战争，彻底消灭地球上的疟原虫。这次全球灭疟运动的初期在局部地区取得了不同程度的成功，但却在 20 世纪 70 年代末悄然结束，最后以失败告终。这次灭疟运动的经验教训是：当一个地区已经接近消除疟疾时，维持消除状态却是更艰巨的任务。如果灭疟进展停滞，可能会导致大规模反弹。应该说，这次全球灭疟运动并非完全失败，因为不仅在一些地区消除了疟疾，还在很大程度上改变了地球上的昆虫生态和疟疾分布。下面介绍这次昆虫战争的一些主要事件。

瑞士 Geigy 公司的 Müller 在 1939 年研制出的 DDT 有很多突出的优点，包括无嗅、不溶于水、安全、长效、可大量生产等。DDT 专门用于对付小型冷血动物，可使昆虫神经错乱，行动不听脑的指挥，像没有骑手的摩托车一样到处乱窜，最后疲惫而亡。DDT 不溶于水，粘在人的皮肤上也不会对人体造成伤害，而且 DDT 很难分解，在自然环境中可长期存在，长期有效。

1945 年 8 月，就在日本宣布投降的 5 天前，美国宣布推广使用 DDT，此后几年里虫害大为减轻，农作物获得增收。美国于 1951 年宣布消除本土疟疾，当年《纽约时报》撰文将 DDT 与青霉素相提并论，认为在盟军战胜纳粹和日军以后，人类在昆虫战争的胜利是第三次世界大战的胜利，DDT 就是投向昆虫世界的原子弹。

1946 年意大利疟疾学家 Soper 提出，只需要两年时间和 300 万美元，就可以消灭撒丁岛上的所有蚊媒。于是 65 万工人在岛上喷洒了 250 吨 DDT，撒丁岛的疟疾患者从 1946 年的 7.5 万例降至 1951 年仅 9 例。这次行动带动了全球的热潮，希腊在大规模喷洒 DDT 后已找不到苍蝇和虱子，橄榄大幅增产；斯里兰卡的疟疾患者从 1946 年 300 万例降至 1956 年 7300 例；印度的疟疾患者从 20 世纪 50 年代初每年 7500 万例降至 1961 年仅 5 万例。

世界卫生组织的疟疾学家 Russell 宣称，国家不论贫富和地理气候条件，都可以用 DDT 将疟疾赶出国界。于是很多国家将疟疾控制计划改为灭疟计划，至 1960 年已有 11 个国家宣布消除了疟疾。全球的疟区面积明显缩小，各国的疟疾负担大为减轻，世界卫生组织预言，全球不久将消灭疟疾。

在此期间，欧美的疟疾研究机构纷纷关门，疟疾学家转向做别的研究，西方医学院校的传染病专业课程中删除了疟疾相关内容，使疟疾学成了一门死科学。有学者戏称，灭疟运动首先消灭了疟疾学。

在这场全球昆虫大战中，DDT 先是杀死了苍蝇、蚊子、臭虫、蟑螂和其他昆虫，接着又杀死了吃虫的青蛙、鸡和猫，而老鼠却开始猖獗。1962 年出版的《寂静的春天》中生动揭示了 DDT 带来的环境污染、生态破坏和致癌等现象。

早在 1948 年研究者就观察到了家蝇的 DDT 抗性，此后在全世界很多地方都出现了 DDT 抗性害虫。目前已有至少 38 种按蚊对 DDT 等杀虫剂产生了抗性。另外，亚洲的一些疟原虫株出现了氯喹抗性，使得斯里兰卡的疟疾患者从 1963 年的仅 18 例回升至 1969 年的 50 万例，同期，印度的疟疾患者从 5 万例回升至 600 万例，中美洲和阿富汗也出现了疟疾的回升。在 1975 年宣布欧洲无疟后，土耳其却连续两年暴发疟疾。恶性疟原虫的氯喹抗性株于 1974 年到达肯尼亚和坦桑尼亚，数年之后就传遍了非洲大陆。

世界卫生组织在 1979 年宣布人类消灭天花之后，转向为大众提供基础卫生服务，不再提及灭疟运动，也不再对疟疾进行专门的监测。社会不再关心和资助 DDT 喷洒项目，Russell 戏称出现了"人类抗性株"。由于杀虫剂带来的环境污染和健康问题，美国在 1972 年宣布禁止使用 DDT，数年后全球禁用 DDT，昆虫战争悄然结束，蚊虫开始增多，疟原虫在获得抗性之后卷土重来。

二、消除和消灭疟疾

疟原虫和蚊在蹂躏人类 20 万年后，至今仍威胁着全球近 50% 的人口，每年使 2 亿多人发病，并夺走 40 多万人的生命。尽管我们在一个多世纪前就已经知道如何防治疟疾，并发明出各种抗疟药和杀虫剂，但疟原虫和蚊媒还是能避开我们的所有武器，适应现代生活方式。经济发展、城市化、气候变暖和人口流动都可能会为疟疾的传播带来新的机会，农田水利、修路筑坝、园艺绿化、混凝土工程都会形成大、小静水，成为蚊虫孳生的新场所。在人类与疟疾旷日持久的博弈中，我们一直未能完全胜出，人类还需要长期奋斗才有可能取得真正的胜利。

在全世界范围内，消除疟疾的网络正在逐渐扩大，越来越多的国家正在向零本土疟疾的方向迈进。世界卫生组织 21 国消除疟疾"E-2020 倡议"2019 年最新数据显示，非洲的阿尔及利亚和美洲的巴拉圭已获世界卫生组织无疟疾认证，其他地区的 19 个国家还有本土病例（表 1-1）。据 2018 年《世界疟疾报告》，实现三年以上无本地疟疾的国家新增 19 个，即埃及（2000 年），阿联酋（2000 年），哈萨克斯坦（2004 年），摩洛哥（2007

年），叙利亚（2007年），亚美尼亚（2008年），土库曼斯坦（2009年），伊朗（2011年），格鲁吉亚（2012年），土耳其（2012年），阿根廷（2013年），吉尔吉斯斯坦（2013年），乌兹别克斯坦（2013年），阿曼（2013年），巴拉圭（2014年），阿塞拜疆（2015年），斯里兰卡（2015年），阿尔及利亚（2016年），塔吉克斯坦（2017年）。

表 1-1   E-2020 倡议：2019 年最新情况

	美洲	东南亚	西太平洋	东地中海	非洲
获世界卫生组织无疟疾认证	1	0	0	0	1
本土病例＜51	3	2	2	1	1
51≤本土病例＜166	1	0	0	1	1
本土病例≥166	2	1	1	0	3

2015 年 5 月，世界卫生大会通过了"2016～2030 年全球疟疾技术战略"，提出到2030 年将全球疟疾的发病率和死亡率降至 2015 年基准的 10%，并在 35 个国家消除疟疾。2017 年中国和萨尔瓦多首次报告零例本地疟疾。

非洲是疟疾危害最严重的地区，但长期未曾实施过系统有效的疟疾控制。20 世纪末氯喹抗性株在非洲扩散，曾导致疟疾疫情恶化，死亡率倍增。面对这种灾难，非洲国家和国际社会显得手足无措，请求国际科学界伸出援手。世界卫生组织于 1998 年制订了击退疟疾计划（Roll Back Malaria），提供研发基金用于支持疟疾相关研究，并加大了对疟疾流行区的干预力度，但疟疾死亡率仍呈上升趋势。在 21 世纪，全球控制疟疾的费用增长了十几倍，主要用于推广青蒿素复方药物和分发药浸蚊帐（图1-2）。这些投入终于使得疟疾的死亡率在非洲下降了 66%，在全球下降了 60%。目前，非洲大多数地区仍处于努力控制疟疾发病率和死亡率的阶段，还未进入消除疟疾阶段。在 2000 年每分钟就有 5 名非洲儿童死于疟疾，2010 年降至每分钟 1 名，2017 年每分钟有 0.7 名非洲儿童死于疟疾。

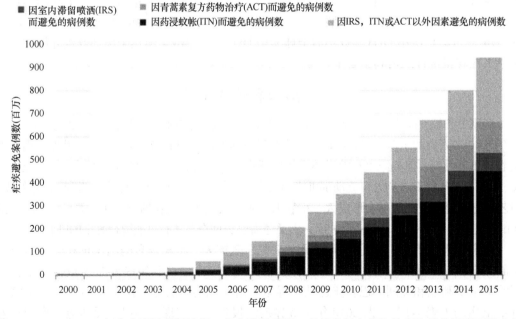

图 1-2   2000～2015 年在非洲因药浸蚊帐、室内滞留喷洒、青蒿素复方药物治疗和其他因素而避免的疟疾病例数

近年来，全球疟疾控制的进展出现停滞（表 1-2）。消除疟疾的主要挑战是疟原虫和蚊媒的抗药性，最终消灭疟疾的希望寄托在研发各种新的抗疟工具和方法，包括药物、疫苗、遗传修饰媒介等，而这些研发又有赖于疟疾生物学和流行病学等基础研究。

表 1-2 世界卫生组织 2010～2017 年疟疾病例数统计（万例）

年份	世界	非洲区	东南亚区	东地中海	西太平洋	美洲区	欧洲区
2010	23 880	20 630	2553	425	184	81	0.0170
2011	22 910	20 100	2153	440	159	61	0.0070
2012	22 640	20 120	1870	408	189	58	0.0020
2013	22 100	20 050	1404	382	203	56	0.0003
2014	21 710	19 620	1350	455	235	48	0.0002
2015	21 420	19 380	1398	437	145	57	0
2016	21 660	19 550	1423	449	174	71	0
2017	21 900	20 050	1129	441	186	98	0

三、我国疟疾状况

疟疾曾是我国主要寄生虫病之一，广泛流行于国内大多数地区。经过大规模防治，我国的疟疾发病率大幅下降，2017 年已无本地感染的疟疾病例报道。然而随着我国境外劳务输出人员逐步增加，境外输入性疟疾病例逐渐增多，对我国的疟疾防治工作带来了潜在的威胁。目前我国输入性疟疾的特征是分布广泛，每年有 2000 多例，主要从非洲和东南亚输入，病例主要是青壮年男性，以恶性疟为主。

中华人民共和国成立前，依据进口奎宁量的粗略估计，全国每年的疟疾患者超过 3000 万例，发病率达 1/15（当时人口约为 4.5 亿人）。在随后的 20 年里，我国在疟疾防治方面做了大量的努力，但效果并不稳定，各地时有疟疾暴发，1970 年全国疟疾患者曾达到 2411 万例（表 1-3）。

表 1-3 中国 1950～2019 年疟疾病例统计

年	万例	年	万例	年	万例	年	万例	年	万例	年	万例	年	万例
1950	3000	1960	1023	1970	2411	1980	330	1990	11.7	2000	2.7	2010	0.7855
1951		1961	980	1971	2350	1981	310	1991	10.2	2001	2.7	2011	0.4498
1952		1962	490	1972	1800	1982	200	1992	7.4	2002	3.5	2012	0.2716
1953		1963	800	1973	1500	1983	135	1993	5.9	2003	4.1	2013	0.4127
1954	697	1964	750	1974	1000	1984	85	1994	6.2	2004	3.9	2014	0.2921
1955		1965	650	1975	700	1985	56	1995	4.7	2005	4.2	2015	0.3116
1956		1966	450	1976	450	1986	30	1996	3.3	2006	6.4	2016	0.3143
1957		1967		1977	500	1987	20	1997	2.7	2007	5.0	2017	0.2675
1958		1968	450	1978	300	1988	12	1998	2.7	2008	2.7	2018	0.2518
1959		1969	1100	1979	250	1989	12	1999	2.7	2009	1.4	2019	0.2487

20 世纪 70 年代，我国科学家成功研制了青蒿素类药物，为全球治疗和控制疟疾做出重要贡献。此后我国的经济发展和城市化进程加速，环境卫生条件得到明显改善，防治措施逐步加强，疟疾的病例数开始大幅下降，1980 年降至 330 万例，1990 年降至 11.7 万例，2000 年降至 2.7 万例。

21 世纪以来，我国的疟疾疫情曾在 2006 年出现小幅反弹，达到 6.4 万例，但很快得到有效控制。2010年我国的疟疾病例降至7855例，为响应联合国的健康倡议，由全国13个部委联合签发了《中国消除疟疾行动计划（2010～2020年）》，明确提出到2020年全国实现消除疟疾的目标。至2016年，我国仅报道3例本地感染疟疾。

2017年我国首次实现了无本地感染疟疾病例报告。全年报告中国籍疟疾病例2675例和外国籍病例186例，其中7例死亡。全部2861例疟疾均为境外输入性病例，其中男性占92%，20～49岁组占81%，恶性疟64%，间日疟20%，卵形疟12%，三日疟2%。

2018年中国连续第二年实现无本地感染疟疾病例报告。全年报道中国籍疟疾病例2518例，外国籍病例160例，重症病例117例，死亡病例7例。在全部2678例疟疾病例中，男性占93%，20～59岁组占89%。疟疾种类的分布为恶性疟66%，间日疟15%，卵形疟14%，三日疟3%，多重感染和未鉴定类型的疟疾占2%。

从2008年起，世界疟疾日定为4月25日，我国的全国疟疾日是4月26日。实现消除疟疾的唯一途径是逐步减少传播，直至再没有疟原虫感染，并长期有效地阻断疟疾的传播。2020年世界疟疾日的主题是"零疟疾从我开始"（Zero Malaria Starts with Me）。2020年全国疟疾日的宣传主题是"消除疟疾控新冠，同防输入再传播"。

第二章 疟 原 虫

疟疾是疟原虫感染引发的疾病。要认识疟疾，就要先认识疟原虫。本章介绍有关疟原虫的一些基本生物医学知识，包括疟原虫在生物界的分类地位，疟原虫的形态结构、生活史和代谢，其中涉及有关疟原虫的很多基本概念和分子遗传学研究进展，旨在提供有关疟原虫生物学和遗传学较为完整的认识框架。

第一节 疟原虫的分类

认识疟原虫的演化和分类要追溯到真核细胞的起源。在 18 亿～21 亿年前，一种有氧呼吸细菌在一种吞食性古菌的胞内存活下来，演变为线粒体，从此地球上就诞生了真核细胞，也就是最早的原虫。原虫有了线粒体以后，能量利用率大幅提升（效率提高了大约 15 倍），细胞体积开始变大，各种细胞器得以形成，基因组也越来越复杂多样。原虫在逐步升级细胞装备的过程中，不断探索新的生活方式，逐渐形成了丰富多彩的真核生物世界。

一、原虫界和色藻界

所有的真核生物都是从原虫演化而来的。原虫（protozoa）这个词最早由 Goldfuss 在 1818 年提出，意思是原初动物或最简单的动物。此后，原虫成为生物学中的常用词，但其定义并不明确。1848 年 Siebold 将原虫定义为动物界的一个门，即原生动物门。那时的生物分类只有动物界和植物界，原虫包括了所有的单细胞动物。1866 年著名生物学家 Haeckel 提出原生生物（protist）的概念，指单细胞或细胞集落不能分化为组织的所有生物。后来，原核生物和病毒从原生生物中独立出来，真菌也从植物中划分出来。至 1959 年，Whittaker 将全部生物分为五界，即原核生物界、原生生物界、植物界、真菌界和动物界。Whittaker 五界系统曾被教科书广泛采用，但其中原生生物界的划分显得比较混乱，因为单细胞的绿藻仍划归植物界，酵母和真菌属于真菌界，只在动物界取消了单细胞动物的概念，不再有原生动物门，原虫都归入原生生物界。

随着分子进化和基因组进化研究的不断进展，生物分类学发生了很大的变化。目前的生物分类有多个体系，都是依据进化支系的基因组和基因演化关系，也注意兼顾形态学分类名称的历史习惯、通用性和稳定性。2015 年 Ruggiero 等提出了一个林奈式的生物阶元系统，将所有的细胞生物划分为原核总界和真核总界，再分为七界，即古菌界（Archaea）、细菌界（Bacteria）、原虫界（Protozoa）、真菌界（Fungi）、动物界（Animalia）、植物界（Plantae）和色藻界（Chromista）。在这个分类系统中，原虫界并不是一个自然的进化单支，而是所有真核生物演化的一个基础等级，也就是说，从原虫界演化出其他四界的所有真核生物。

原虫的演化产生了两大支，即阿米巴类和质体类。阿米巴类包括现代的变形虫、真菌、领鞭虫和动物等。质体类生物分为古质体类和色藻类。古质体类包括灰胞藻、红藻、绿藻和植物，其质体都是直接来自蓝藻，只有两层膜，因而称为古质体。色藻类的质体则结构更为复杂，有四层或三层膜，这是红藻或绿藻发生了二次内共生的产物，有些色藻质体的膜层之间还有红藻细胞核的残迹。可见，古质体类是原核生物（蓝藻）与真核生物发生内共生的产物，而色藻类是真核生物（红藻或绿藻）与真核生物发生内共生的产物。

色藻（chromist）一词由牛津大学的 Cavalier-Smith 于 1981 年提出，意思是有复杂质体的藻类。目前色藻的概念已被普遍接受，其起源可追溯到 7.3 亿年前，2018 年色藻界已扩展为 8 个门。与其他六界的生物相比，色藻类的身体、生活方式和适应生境都显示出惊人的多样性，有比蓝鲸还长的褐藻，有使珊瑚礁生长的纤毛虫，有杀灭贝类的涡鞭藻，以及数量极多的土壤捕食者丝足虫。此外，硅藻可用于制造炸药和研磨望远镜镜片，洋面上的金藻膜能在太空被看到，众多海生色藻的产物甚至影响着云的形成和地球的能量平衡。

目前已知的色藻界生物约有 18 万种，其中 15 万种能进行光合作用或兼性自由生活，主要包括大约 10 万种硅藻和 1 万种有孔虫。已知的寄生性色藻约有 3 万种，但实际种类还要多得多，可感染动物、植物、真菌、原虫及其他色藻。其中，顶复门孢子虫寄生于大多数种类的动物，包括人脑感染率很高的弓形虫和引发疟疾的疟原虫。

二、疟原虫的分类阶元

依照前述的林奈式阶元系统，疟原虫的生物学地位是真核总界，色藻界，囊泡虫总门，顶复门，孢子虫总纲，球虫纲，血原虫亚纲，血孢目，疟原虫科，疟原虫属，这些阶元的拉丁学名依次为 Eukaryota；Chromista；Alveolata；Apicomplexa；Sporozoa；Coccidiomorphea；Hematozoa；Haemosporida；Plasmodiidae；*Plasmodium*。下面简要介绍其中一些类群的特点。

顶复门（Apicomplexa）是最成功的一类单细胞的动物寄生性色藻，目前已知 6000 多种，但有人认为，每一种动物至少拥有一种顶复门寄生虫，因而顶复虫的种类可达百万种以上。通常意义上的顶复虫都是寄生性的孢子虫，构成孢子虫总纲；广义的顶复虫还包括一些自由生活的吞食性色藻和与珊瑚虫共生的光合色藻，被认为是顶复门的初始类群。一般认为顶复虫的祖先已拥有复杂质体、囊泡、原始顶复体等特征结构，可进行光合作用，并已形成有性生殖、卵囊、裂体增殖等发育阶段。今天的顶复虫除了具备真核细胞的质膜、线粒体、核、内膜系统、细胞骨架等共同结构外，还拥有 3 种特征结构：顶质体、囊泡（内膜复合体）和顶复体（见图 2-1 和图 2-3）。

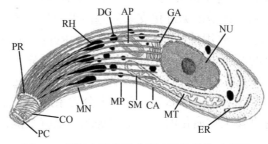

图 2-1 顶复虫子孢子或裂殖子的结构示意图

AP. 顶质体；CA. 内膜层；CO. 类锥体；DG. 致密颗粒；ER. 内质网；GA. 高尔基体；MN. 微线体；MP. 胞侧小孔（胞口）；MT. 线粒体；NU. 细胞核；PC. 前微管环；PR. 后微管环；RH. 棒状体；SM. 膜下微管

顶质体(apicoplast)是一种由4层膜包围的红藻系质体,因此顶复门寄生虫属于色藻界,而不属于原虫界,但寄生原虫(包括疟原虫)的说法仍然沿用。顶质体已经失去了光合色素,不能进行光合作用,因而一般所指的顶复虫(孢子虫)都不能自养,也不能吞食,只能靠吸食寄主细胞的营养物来生存。

囊泡(vesicle)又称为内膜复合体,是紧贴在质膜内侧的特殊双层膜网,一般认为是由高尔基体演化而来。质膜和两层囊泡膜共同构成表膜(pellicle)。色藻界的顶复门、涡鞭藻门和纤毛虫门都拥有表膜,它们构成一个单起源的进化支,称为囊泡虫总门(Alveolata)。

顶复体即顶端复合体(apical complex),是顶复虫特有的一种细胞顶端突出结构,可包括微管环、类锥体、膜下微管、棒状体和微线体等结构。顶复体中的各种微管维持着顶突结构的稳定性,而棒状体和微线体则是一些导向前端的分泌泡,其多种分泌物参与运动、识别、附着和侵入宿主细胞的过程。除了顶复体相关分泌泡外,顶复虫胞内还有很多游离的分泌泡,称为致密颗粒,其分泌物有多种类型,可改变表膜、纳虫泡和宿主细胞的成分。

孢子虫总纲(Sporozoa)即狭义的顶复虫,已知近5000种,分为3纲6亚纲,其中有4个较大的目:簇虫目约1700种,球虫目约2300种,焦虫目约200种,血孢目500余种。其他小类共200余种。

血原虫亚纲(Hematozoa)是寄生在血液中的孢子虫,包括巴贝虫和泰勒虫的焦虫目(Piroplasmida),以及疟原虫所属的血孢目(Haemosporida)。

血孢目的寄生虫需要在节肢动物和脊椎动物之间切换宿主才能完成生活史发育。这类血孢子虫在血期形成两性配子体,进入昆虫体内后结合为合子,再变为动合子和卵囊,减数分裂后开始孢子增殖,成熟子孢子在虫媒血餐时进入脊椎动物宿主。血孢目包括:住白细胞虫科(Leucocytozoidae)、变形血原虫科(Haemoproteidae)和疟原虫科(Plasmodiidae)。其中,前2个科只感染爬行类和鸟类。

疟原虫科有300多种,感染鱼类、爬行类、鸟类和哺乳类,其分类学鉴别特征包括:雌雄配子独立发育;无减数分裂;雄配子体产生8个雄配子;合子可移动(动合子);类锥体仅存在于动合子阶段;卵囊中的子孢子裸露(无孢子囊);子孢子有3层表膜;有裂体增殖、配子增殖和孢子增殖;产生疟色素。

疟原虫属(Plasmodium)是一类单细胞、寄生性的原生动物,感染爬行类、鸟类和哺乳类。

三、疟原虫的种类

疟原虫属有多个种和亚种,其中,人体疟原虫有5个种。各种疟原虫都需要在蚊类和脊椎动物之间切换宿主,脊椎动物宿主通常是猴类、鼠类、鸟类和爬行类,但不包括两栖类和鱼类。

疟原虫属主要有11个亚属,其中,高等灵长类疟原虫归入 Plasmodium 亚属和 Laverania 亚属;其他哺乳类疟原虫归入 Vinckeia 亚属;鸟类疟原虫有5个亚属(Bennettinia, Giovannolaia, Haemamoeba, Huffia, Novyella),爬行类疟原虫有3个亚属(Carinamoeba, Ophidiella, Sauramoeba)。

按照林奈双名法,一般只写出疟原虫的属名和种名。如果要在疟原虫的名称中给出亚属和亚种的名称，则是在属名和种名之间加括号给出亚属名称，在种名后面给出亚种名称，如 *Plasmodium*（*Laverania*）*falciparum* 和 *Plasmodium*（*Plasmodium*）*ovale pelaezi*。

四、人体疟原虫

人体疟原虫共有 5 种，即恶性疟原虫、间日疟原虫、三日疟原虫、卵形疟原虫和诺氏疟原虫。此外，一些灵长类疟原虫偶尔也会感染人，诺氏疟原虫就属于这种情况，但由于病例较多，21 世纪以来，诺氏疟原虫已被归入人体疟原虫。下面对这 5 种人体疟原虫的基本特征作简要介绍，后续章节还会进一步讨论它们的形态、发育、代谢、病症、治疗、蚊媒、流行病学、基因组学、免疫学、抗药性等方面的内容。

恶性疟原虫（*Plasmodium falciparum*）引起的恶性疟是病例最多、症状最严重和死亡率最高的主要疟疾种类。据《世界疟疾报告》，2017 年恶性疟在全球各大区所占的比例都超过了 60%，在非洲更是高达 99.7%。分子进化研究提示，恶性疟原虫可能是在大约 1000 万年前从一种大猩猩疟原虫中分化出来，与人 - 大猩猩的分离时间基本一致。恶性疟原虫在 3000~5000 年前经历过一次瓶颈期，随后开始在非洲蔓延，并逐渐传播至全球的湿热地区。本书将以恶性疟原虫为主来展开讨论。

间日疟原虫（*Plasmodium vivax*）引起间日疟，主要在非洲以外流行，分布最广。非洲人 90% 为 Duffy 抗原阴性，这可能是间日疟在非洲少见的主要原因。间日疟常在夏秋季节复发，很少致死，但会使人严重衰弱，丧失劳动力。间日疟原虫有休眠子，可以在肝细胞内长期潜伏。血期间日疟原虫主要感染未成熟的网织红细胞，感染比例不高，因而病情通常不严重，很少引起重症疟疾。据《世界疟疾报告》，2017 年全球间日疟共 751 万例，其中 83% 来自 5 个国家：印度 48%，巴基斯坦 10%，埃塞俄比亚 9%，阿富汗 8%，印尼 8%。

卵形疟原虫（*Plasmodium ovale*）在 1918 年定名，分为两个亚种，病例少见，目前主要分布在非洲。卵形疟原虫有休眠子，因而卵形疟有复发现象，血期主要感染幼红细胞。

三日疟原虫（*Plasmodium malariae*）是最早定名的疟原虫，也是最古老的人体疟原虫。古印度和古希腊的文献中已描述过三日疟在第四天重复发作的症状。目前，三日疟的病例很少见，主要分布在非洲。

诺氏疟原虫（*Plasmodium knowlesi*）分为两个亚种，分别寄生于东南亚的长尾猴和短尾猴，也可引起人类疟疾，甚至有致死病例。早期常将诺氏疟误诊为三日疟，但现在知道，二者的进化关系很远。20 世纪 60 年代就已经有了诺氏疟的病例报道，但直到 2004 年才引起重视，将其列为第 5 种人类疟疾。诺氏疟在马来西亚东部较为常见，在菲律宾、印度尼西亚、越南、缅甸也发现了病例。诺氏疟的地理分布似乎仅限于猕猴和 *Leucosphyrus* 类按蚊的分布区。

第二节　疟原虫的形态

疟原虫在人体内及蚊体内要经历丰富的形态发育变化，形成 20 多种具有不同形态和功能的虫体，但作为一种单细胞的真核生物，各种虫体的基本结构变化不大。本节先介绍疟原虫的形态多样性，再描述疟原虫在红内期的显微形态，最后介绍游离裂殖子和子孢子的精细结构。本节为后续章节提供形态学的概念基础。

一、疟原虫的形态多样性

在疟原虫的生活史中，共出现了 22 种不同的虫体（表 2-1），包括肝期滋养体、裂殖体、裂殖子包、裂殖子和休眠子；血期的环状体、大滋养体、早期裂殖体、成熟裂殖体、雌配子体和雄配子体；雌性按蚊的围食基质内的雌配子、雄配子、合子和动合子；雌性按蚊胃壁外表面的卵囊、成孢子细胞和早期子孢子；按蚊唾液腺内成熟的速发型子孢子和迟发型子孢子（休眠子）；以及侵入人体后的滑动型子孢子和侵入型子孢子。

总的说来，疟原虫在蚊体内的各种虫体均为细胞外生活，包括配子、合子、动合子、卵囊和子孢子。疟原虫在人体肝细胞和红细胞内的虫体包括生长期的滋养体、增殖期的裂殖体和性分化阶段的配子体。疟原虫在人体内的游离虫体为进入人体时的子孢子和细胞内繁殖后离开宿主细胞的裂殖子。

表 2-1　疟原虫发育各期的虫体名称

序号	虫体名称	英文名称	说明
1	肝期滋养体	trophozoite	肝细胞内的生长期
2	肝期裂殖体	schizont	肝细胞内的裂体增殖期，产生上万个裂殖子
3	裂殖子包	merosome	裂殖子成批次离开肝细胞时的包装形式
4	裂殖子	merozoite	专门侵入红细胞的游离虫体
5	休眠子	dormozoite	肝细胞内的生长停滞期，仅见于 *P. vivax* 和 *P. ovale*
6	环状体	ring body	红细胞内的早期生长阶段，即小滋养体
7	大滋养体	trophozoite	红细胞内的后期生长阶段，即大滋养体
8	早期裂殖体	early schizont	红细胞内的增殖早期，裂殖子还未形成
9	成熟裂殖体	mature schizont	红细胞内已形成数十个裂殖子
10	雄配子体	microgametophyte	红细胞内完成 5 期分化后，可感染蚊
11	雌配子体	megagametophyte	红细胞内完成 5 期分化后，可感染蚊
12	雄配子	male gamete	蚊胃的围食基质内形成
13	雌配子	female gamete	蚊胃的围食基质内形成
14	合子	zygote	蚊胃的围食基质内受精形成
15	动合子	ookinete	变形后的合子，可穿过围食基质和胃壁
16	卵囊	oocyst	动合子附着于蚊胃壁基底层后形成
17	成孢子细胞	sporoblast	卵囊内的孢子增殖阶段
18	早期子孢子	early sporozoite	唾液腺成熟前的子孢子，无感染性
19	速发型子孢子	tachysporozoite	蚊期分化，侵入肝细胞后变为滋养体
20	迟发型子孢子	bradysporozoite	蚊期分化，侵入肝细胞后变为休眠子
21	滑动型子孢子	mobile sporozoite	疟原虫进入人体而未侵入细胞时的移动状态
22	侵入型子孢子	invasive sporozoite	疟原虫识别人体细胞后转变为侵入状态

在疟原虫的 22 种虫体中，有些类型是从疟原虫祖先继承而来，有些是在与宿主共同演化的过程中逐步形成的。正是这些复杂的形态发育变化，使得疟原虫成为地球上最成功的一类专性细胞内寄生色藻，也是对人类健康威胁最大的一类寄生原虫。疟疾的发病主要是由于血期虫体的循环增殖，下面介绍临床上常见的红内期疟原虫的显微形态。

二、疟原虫的红内期显微形态

在光学显微镜（简称光镜）下可以观察到血液样品中疟原虫的多种不同形态，而不同种类的疟原虫之间又有一定的形态差异。在不经染色的血片中，红细胞内的虫体基本无色，但环状体以后各期均有特征性的疟色素，不染色也可见疟色素呈棕黄色、棕褐色或黑褐色。经吉姆萨染色或瑞氏染色后，疟原虫的核多呈紫红色，胞质为浅蓝至深蓝色，光镜下还可分辨出表膜、空泡、疟色素等结构。

疟原虫在红细胞内的发育可处于生长期、增殖期和分化期，虫体形态分别为滋养体、裂殖体和配子体，再细分为 6 种虫体，即环状体、大滋养体、早期裂殖体、成熟裂殖体、雌配子体和雄配子体，不同种类和不同阶段的血期疟原虫可在显微镜下加以鉴别（表 2-2）。

在光镜下，红细胞被疟原虫感染后也可见一定的形态变化。被恶性疟原虫感染的红细胞表面可见粗大紫褐色的茂氏点（Maurer's dot）；间日疟原虫和卵形疟原虫可使红细胞变大和变形，表面常见细小红色的薛氏点（Schuffner's dot）；三日疟原虫感染的红细胞表面有细尘样红色的齐氏点（Ziemann's dot）。在电镜下可以看到，红细胞表面的这些小红点其实是由一个凹窝及其周围的蜂窝状小泡组成的复合结构，可能与感染红细胞的黏附性有关。

表 2-2 三种疟原虫在红内期的显微形态比较

虫体阶段	恶性疟原虫	间日疟原虫	三日疟原虫
环状体	环小而细，色深，直径 1.5μm，核常为 2 个，常见多个环，可贴边，无疟色素	环大而细，色浅，直径 2.5 μm，核 1 个	环大而厚，色深，直径 2.5 μm，核 1 个
大滋养体	中等大小，罕见伪足，空泡不明显，疟色素黑褐色，团块状集中，此期外周血中少见	大而不规则，伪足明显，空泡明显，疟色素棕黄色，丝状散布	中等大小，常呈带状，无伪足，空泡不明显，疟色素深褐色，粗粒状分布于虫体边缘
早期裂殖体	较小，卵圆形，核分为 8 ~ 12 团块，疟色素集中，此期外周血中少见	较大，渐变为圆形，空泡消失，疟色素粗大，开始集中	较小，圆形或带状，疟色素粗大深褐色，集中较迟
成熟裂殖体	裂殖子可达 36 个，通常 12 ~ 28 个，排列不规则，疟色素集中为一团，虫体占红细胞的 2/3，此期外周血中少见	裂殖子可达 24 个，通常 14 ~ 22 个，排列不规则，疟色素集中成堆，虫体占满并胀大红细胞	裂殖子可达 12 个，通常 8 个，排成一环，疟色素集中在中央，虫体占满但不胀大红细胞
雌配子体	新月形，胞质蓝色，核深红，致密居中，疟色素致密，黑褐色	卵圆形，充满红细胞；胞质蓝色略红，核深红致密，偏于一侧，疟色素粗糙弥散	卵圆形，充满红细胞；胞质深蓝略红，核深红致密，偏于一侧，疟色素多而分散
雄配子体	肾形，胞质暗蓝，核淡红居中，大而松散，疟色素细小稀疏	球形，胞质浅蓝，核大居中，淡红色，疟色素丰富而分散	球形，胞质浅蓝，核大居中，淡红色，疟色素分散
感染红细胞	大小正常或略小，染色正常或偏紫，常见粗大的少数紫褐色茂氏点	后期体积增大，常变形，染色淡，有均匀分布的红色薛氏点	大小和染色正常，有时偶见细小的红色齐氏点

三、裂殖子的结构

裂殖子（merozoite）是疟原虫在肝细胞或红细胞内通过裂体增殖而产生和释放的一种专门侵入红细胞的游离虫体。在疟原虫的所有各期虫体中，裂殖子的体积最小，但细胞结构完整，不仅具备真核细胞中常见的各种细胞器，还拥有一些特殊的侵入相关结构。疟原虫的裂殖子就像是一颗种子，具备侵入红细胞和随后生长繁殖及遗传所需的全套装备。

在电镜下，恶性疟原虫的裂殖子呈卵圆形，长 1.5 μm，直径 1 μm。其他人体疟原虫的裂殖子体积稍大，而人红细胞的直径为 7.5 μm，体积为裂殖子的 50 ～ 100 倍。疟原虫裂殖子的主要结构包括糖蛋白外被、三层表膜、一个顶突、微管和微丝骨架、一对棒状体、若干微线体、多个致密颗粒、一个核、一个线粒体、一个顶质体、简单的内质网和高尔基体，以及大量核糖体（图 2-2），下面逐一描述。

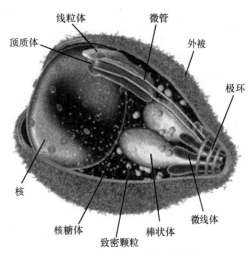

图 2-2 疟原虫的裂殖子结构

外被（surface coat）是覆盖在游离裂殖子表面，厚约 20 nm 的致密蛋白丝，由 10 多种裂殖子外被蛋白（MSP）组成，每根蛋白丝直径 2 ～ 3nm，长 18 ～ 22 nm。外被的作用包括保护裂殖子、识别结合红细胞、影响免疫应答等。在裂殖子侵入红细胞的过程中，外被脱落，留在宿主红细胞外。

表膜（pellicle）是致密外被下面的三层生物膜，包括一层质膜和两层紧贴的内膜，每层膜厚约 7.5nm，总厚度约 23nm。虫体侧面表膜上有一环形凹窝，内径 50 ～ 80nm，外径 140nm，称为胞口（cytostome），可以摄取营养。表膜的两层内膜称为囊泡，一般认为由高尔基体演化而来，是一种特殊的网状膜囊，不覆盖顶突和胞口。表膜内侧面有微管和微丝附着，形成膜下骨架。

顶突（apical prominence）又称为顶杯（apical cup），呈倒扣的杯形。维持顶突形态的是三个环形微管，称为极环（polar ring），它们共同构成一种特殊的中心粒，发出膜下微管，放射状向后方延伸，有些微管止于中部，有些伸至虫体 2/3 处。顶凹（apical pit）是一个直径 50 nm，深约 100 nm 的凹陷，内侧连有棒状体的分泌导管。

棒状体（rhoptry）是极环之后的一对梨形的致密分泌体，有小管通至前端。其附近的一些较小的致密分泌体称为微线体（microneme）。棒状体和微线体的分泌作用可使红细胞凝集、通透脆性增加和使红细胞内陷的。棒状体和微线体可能是由高尔基体的分泌泡生成后沿微管到达顶端后融合形成的。微线体有多种类型，分泌蛋白结合宿主细胞膜后启动棒状体分泌。裂殖子侵入红细胞后，棒状体和微线体逐渐消失。

裂殖子的分泌泡有多种类型。致密颗粒（dense granule）是比微线体稍大的致密分泌泡，无导管，分泌物对表膜、纳虫泡和宿主红细胞起扩展和修饰作用。致密颗粒含环状体感染红细胞表面抗原 RESA，侵入后分泌入纳虫泡。致密颗粒中的外线体含丝氨酸蛋白酶 Sub1，分泌后启动成熟裂殖子离开红细胞。还有一种分泌泡含 ROM1，可以降解配体蛋白的跨膜段。可能还存在更多类型的分泌泡。

核（nucleus）1个，位于虫体后半部，大而圆，占裂殖子近一半的体积。电镜下可见核膜上的大量核孔，未见有核仁，异染色质呈区块状。

线粒体（mitochondrion）1个，位于核附近。诺氏疟原虫裂殖子的线粒体无嵴，含有细胞色素氧化酶，未测出琥珀酸脱氢酶，因而不能进行三羧酸循环和氧化磷酸化。

顶质体（apicoplast）1个，位于核与线粒体之间，扁球形，直径约 400 nm，有 4 层包膜，且间隙很宽，内有致密实体。

核糖体（ribosome）分为胞质核糖体、质体核糖体和线粒体核糖体三种类型。胞质核糖体丰富，多为游离型。

内质网（endoplasmic reticulum）简单，糙面内质网呈囊形，光面内质网呈管形。

高尔基体（Golgi apparatus）呈囊泡状，位于核前方，常不明显。

四、子孢子和动合子

子孢子（sporozoite）是蚊期疟原虫经孢子增殖产生和释放的一种专门侵入脊椎动物细胞的游离虫体（图 2-3）。子孢子在卵囊内产生后进入蚊血腔，作滑行运动，可钻入蚊的各种组织，部分从唾液腺表膜钻入腺泡内，最后达唾液腺管。只有侵入蚊唾液腺内的子孢子才能成熟并具有感染性。蚊唾液腺可容纳超过 10 万个子孢子。哺乳类疟原虫的子孢子最终侵入肝细胞，但也能侵入和穿透其他类型的细胞，包括上皮细胞、内皮细胞和巨噬细胞。

子孢子为细长的梭形，稍弯曲，前端稍细，顶端较平，后端钝圆，体表光滑。成熟子孢子直径 1 μm，长约 12 μm，是裂殖子长度的 8 倍。子孢子的基本结构与裂殖子相似，但外被成分不同。环子孢子蛋白 CSP 可与肝细胞受体的基底外侧域结合。

子孢子的核通常为 1 个，位于虫体中部，有粗大致密的块状异染色质及散在的常染色质，异染色质常聚成数团，呈念珠状排列，未见核仁。子孢子内有 1 个顶质体、1 个线粒体、4 个棒状体和大量微线体。线粒体有嵴，因而有三羧酸循环和氧化磷酸化，可以合成 ATP。微线体中含有丰富的环子孢子蛋白和血凝相关黏附蛋白 TRAP，都与子孢子运动和侵入有关。虫体中部的微孔相当于胞口，但无摄食功能。微管网发自极环，紧贴内膜复合体，像一个螺旋笼子，参与虫体滑动。膜下微管在虫体前 1/3 呈对称排列，之后的不对称性可造成虫体弯曲，后部的伸缩可使虫体运动。

间日疟原虫和卵形疟原虫有迟发型子孢子，侵入肝细胞后成为休眠子，可休眠数月至年余，激活后才开始生长。恶性疟原虫、三日疟原虫都没有迟发型子孢子，因此恶性疟、三日疟都没有复发现象。

动合子（ookinete）是由合子变形而成的具有移动和穿透能力的虫体，穿透围食基质和胃壁后，动合子附着于蚊胃外壁并转变为卵囊。动合子的顶突内有极环、颈圈（collar）、电子致密环等，可借助膜下微管而伸缩，有助于动合子钻出蚊的围食基质。动合子的核表面附有核糖体，核内有 1 个核仁。动合子、裂殖子和子孢子同属于疟原虫的游离侵入形态，都有其独特的滑行方式和侵入机制。

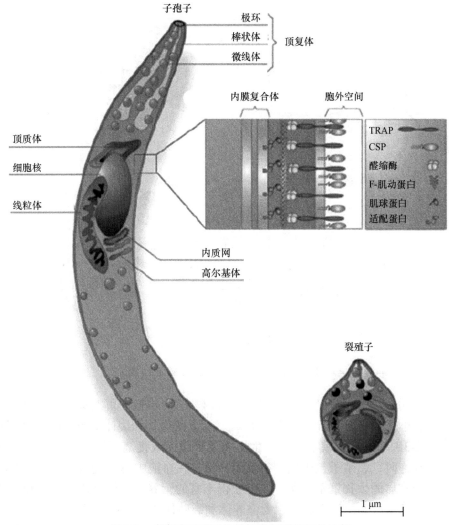

图 2-3　疟原虫子孢子的结构及与裂殖子的比较

第三节　疟原虫的发育

疟原虫的 22 种虫体是在其复杂的生活史的不同阶段形成的。本节介绍疟原虫发育的基础知识和研究进展，先介绍疟原虫的总体发育循环，然后从疟原虫侵入人体开始，描述虫体发育的各期细节和研究进展。

一、人体疟原虫的生活史

人体疟原虫的完整生活史循环需要在人和雌性按蚊这两个宿主之间来回切换（图 2-4），下面对疟原虫的生活史作一个总体描述。

当疟疾媒介种类的雌性按蚊叮人时，如果蚊的唾液腺中含有疟原虫的成熟子孢子，这些虫体就会随蚊的唾液一起被注入人的皮肤内，疟原虫就开始了在人体内的发育过程。长梭形的子孢子可以在人体皮肤组织内的血泡中滑动，穿过毛细血管的内皮细胞层，进

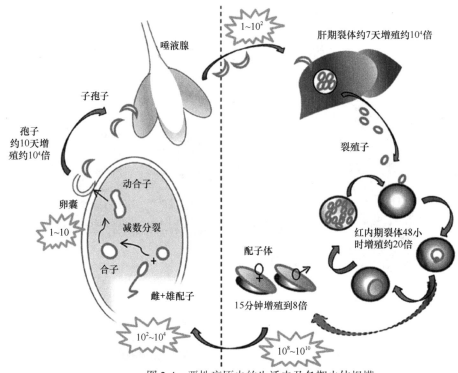

图 2-4 恶性疟原虫的生活史及各期虫体规模

入血流后，30 分钟内即可到达血流缓慢的肝脏内。这时子孢子再次穿出毛细血管壁并侵入肝细胞，数小时后变为圆形滋养体，经 7 ～ 12 天的生长和裂体增殖，产生数以万计的裂殖子（表 2-3）。这些裂殖子通过芽生出裂殖子包而成批离开肝细胞，穿过血管壁后随血流到达肺泡时，裂殖子包破裂，裂殖子释出，在血液中迅速侵入红细胞，并将红细胞改造成一个宜居的生长繁殖住所，既可获得丰富的营养，又能逃避宿主的免疫攻击。裂殖子进入红细胞后要经历环状体、大滋养体和裂殖体 3 个阶段，约在 2 天后产生约 20（8 ～ 32）个裂殖子。成熟裂殖子离开已被耗竭的宿主红细胞，侵入新的红细胞，进行下一轮裂体增殖循环。数轮繁殖后，大量裂殖子对红细胞的破坏越来越严重，可引发疟疾的病理症状。少数裂殖子侵入红细胞后不再增殖，而是发育为雌性或雄性配子体，配子体成熟后进入皮下毛细血管网，可感染雌性按蚊。

表 2-3 恶性疟原虫的增殖

增殖方式	增殖期	初始虫体	初始数量（个）	倍增	产物虫体
肝细胞内裂体增殖	约 7 天	子孢子	1 ～ 100	10 000 倍	裂殖子
红细胞内裂体增殖	2 天 / 轮	裂殖子	万级	约 20 倍 / 轮	裂殖子和配子体
蚊胃壁外孢子增殖	约 10 天	动合子	1 ～ 20	10 000 倍	子孢子

雌性按蚊吸了带有疟原虫的血液后，疟原虫随血液到达蚊胃。按蚊进食后，胃内形成围食基质层，并分泌消化液，可消化血液中的各期虫体，只有配子体能够存活下来。配子体的表面有三层表膜以及宿主红细胞膜。在蚊胃内低温和刺激物的作用下，配子

体在特殊微管和分泌泡的协助下迅速脱离宿主红细胞。雄配子体在 15 分钟内完成 2～3 轮分裂，出丝产生 4～8 个精子样会游动的雄配子，移向同期形成的雌配子。受精后的二倍体合子很快完成减数分裂，并在 18 小时内伸长变形为动合子。动合子没有棒状体，但前端有极环和大量的微线体，而且内膜复合体含有肌球蛋白，因而可以移动和穿透组织。如果动合子不能及时在血餐后 24 小时之内离开蚊胃，就会在蚊消化液分泌到峰值期时被杀死。动合子穿过围食基质和胃壁上皮层后变圆，分泌形成囊壁，使卵囊附着于蚊胃壁的外表面。囊壁内的成子孢子细胞经过生长后开始孢子增殖。多次核分裂后，卵囊内形成上千个基因组中心，染色体不断复制和分离后形成大量的子核，进入周边的指样突起内，完成细胞器组装后，子孢子出芽并最终脱离卵囊。每个卵囊可形成上千个子孢子。离开卵囊的子孢子中有 1/4 左右随血淋巴到达唾液腺，侵入唾液腺后成熟为具有感染性的子孢子，可在雌性按蚊血餐时进入人体发育，从而完成一轮生活史循环。

综上所述，人体疟原虫的发育过程分为 3 个阶段：红外期（红前期）、红内期（血期）和蚊内期（蚊期）。疟原虫的 3 个主要的 DNA 合成阶段分别发生在肝期、红内期和卵囊期，细胞分裂方式都是先形成大量子核，再完成出芽和胞质分裂。疟原虫在人体和蚊体内的生长繁殖周期形成了有性生殖（配子生殖）和无性生殖（孢子增殖和两种裂体增殖）的世代交替。下面介绍疟原虫发育各阶段的细节和研究进展，依次分为 7 个主题：从皮肤到肝脏、肝期裂体增殖、侵入红细胞、血期无性循环、血期配子体发育、蚊期有性过程和蚊期孢子增殖。

二、从皮肤到肝脏

疟原虫的子孢子在雌性按蚊的唾液腺内发育成熟，在蚊叮人时随唾液被注入人体。雌性按蚊血餐时，其刺吸式口器的喙管并非直接插入血管，而是刺叮于皮肤组织内。喙管内的唾液腺导管将唾液注入皮下后，唾液成分可以麻醉局部神经，使人在麻醉解除后才会感觉到痛痒，这就为蚊吸血赢得了足够的时间。唾液成分还可以扩张小血管和防止凝血，导致皮下形成小血泡，便于蚊从皮下血泡中吸血。被叮处的皮肤会红肿发痒，主要是因为蚊唾液成分引起的局部炎症反应。

感染蚊注入的唾液中常含有数千个子孢子，但是在随后的吸血过程中，蚊又会吸回大多数子孢子，如果吸血过程不被中断，最后通常只有几十个子孢子留在皮肤组织内。Gueirard 在 2010 年证明，鼠伯氏疟原虫（*P. berghei*）的子孢子可以侵入皮肤细胞并繁殖出感染性裂殖子。但在通常情况下，哺乳类疟原虫子孢子的寄生目标是肝细胞。

子孢子要从皮肤到达肝脏，首先需要进入血管。子孢子拥有滑行能力和多次穿入和穿出人体细胞的能力。滑行的动力来自表膜下的肌动 - 肌球马达蛋白。接触到血管壁后，子孢子表面的环子孢子蛋白 CSP 和血凝相关蛋白 TRAP 可黏附和锚定于血管内皮细胞的内膜蛋白复合体 IMC。子孢子侵入血管需要受体识别机制，也需要运气，因为很多子孢子最终只能留在皮肤里，或进入淋巴液，最后在淋巴结里被消灭，只有少数子孢子能够成功进入血管。

子孢子随血流在半小时内经过肝窦毛细血管网。肝内血流缓慢，有利于子孢子穿越毛细血管的内皮层及 Kupffer 细胞（肝脏特有的巨噬细胞），进入肝实质后黏附于肝细胞，最后侵入并定居于肝细胞。首先，肝窦内的子孢子黏附于血管内皮的机制是通过内皮小孔接触到肝实质的 HSPG（高硫酸肝素蛋白聚糖）。当受体与 HSPG 结合后，子孢子从滑动型转变为侵入型，环子孢子蛋白 CSP 的抑制肽段被切除，暴露出 TSR 区与内皮受体牢固结合。子孢子分泌的半胱氨酸蛋白酶抑制剂 ICP 起调控 CSP 加工的作用。ICP 在疟原虫的所有发育阶段表达，功能多样。

目前多数学者认为，子孢子在肝脏穿出血管后还会继续穿过多个肝细胞，在细胞穿越的过程中完成 CSP 的加工以后，才从穿越模式转变为侵入模式。这两种模式有很多相似之处，但在侵入模式下，子孢子不再穿出细胞。这样，子孢子越过肝窦内皮细胞、Kupffer 细胞和一些肝细胞后，最终停留在某个肝细胞中的纳虫泡内。

疟原虫和刚地弓形虫同属于顶复门，但后者的子孢子缺少专一性，能侵入并寄生于多种类型的人体细胞，其核心机制是顶复体向宿主细胞膜注入了棒状体颈部蛋白 RON，作为虫体表面受体 AMA1 蛋白的结合配体。顶复门寄生虫普遍拥有 RON 和 AMA，但疟原虫子孢子的侵入机制还需要识别宿主细胞本身的受体，包括 CD81 和 SRBI。

RON2 是子孢子接触宿主细胞后释放的第一批蛋白质，但此前微线体已经参与了侵入过程，而且穿越型与侵入型子孢子的分泌物不同。侵入过程需要分泌特殊的蛋白酶，而外源蛋白酶却可能会抑制侵入过程，这就需要疟原虫对各种蛋白酶的活性进行调控。微线体分泌一些蛋白酶抑制剂，主要是 ICP。敲除 ICP 后，子孢子完全不能侵入肝细胞，可能是因为 CSP 不能完成加工。

肝细胞膜的内陷涉及宿主肌动蛋白的活动，但若肌动蛋白持续聚集，可能会将子孢子挤死。宿主细胞膜上的 LC3 蛋白也参与了肝细胞内陷的过程，但只是短暂出现在新形成的纳虫泡上，随后纳虫泡膜上几乎所有宿主蛋白都被降解，可见，疟原虫根据需要完全重塑了纳虫泡。LC3 可诱导溶酶体与纳虫泡融合，而疟原虫利用了宿主溶酶体酶来水解营养物质。

综上所述，子孢子侵入肝细胞的机制是首先识别和黏附于肝组织的胞外基质成分 HSPG，然后启动 CSP 加工，实现内皮穿越，再结合于肝细胞的低亲和受体，引发棒状体分泌 RON2 等蛋白质插入肝细胞膜。肝细胞膜上的 RON2 一方面影响肝细胞的肌动蛋白，另一方面成为虫体上 AMA1 的受体。AMA1 与 RON2 结合引发肝细胞膜内陷和纳虫泡形成，在肌动蛋白 - 肌球蛋白马达的推挤下，子孢子最终侵入肝细胞。

三、肝期裂体增殖

疟原虫的子孢子侵入肝细胞以后，两端逐渐回缩，变为圆形的滋养体，通过胞口摄取营养。滋养体长大后启动裂体增殖，反复的核分裂达到一定程度后，细胞质开始分裂，并分隔包绕核，形成大量的裂殖子。在一个肝细胞内，间日疟原虫可产生 12 000 个裂殖子，卵形疟原虫和三日疟原虫产生约 15 000 个，恶性疟原虫可产生 40 000 个裂殖子。肝期发育时间为恶性疟原虫 5.5 ～ 6 天，间日疟原虫 7 ～ 8 天，卵形疟原虫 9 天，三日疟原虫 11 ～ 12 天。此外，间日疟原虫和卵形疟原虫有迟发型子孢子，进入肝细胞后成为休眠子，可休眠数月至数年，复苏增殖后引起疟疾复发。恶性疟、三日疟没有休眠子，因而没有复发，只有再燃（指血期残存的裂殖子再次增殖引起疟疾发作）。

肝期疟原虫需要进行多次转变，才能夺取宿主细胞营养而不引发凋亡和分割降解等不利过程。虫体的营养输入和信号传递很复杂，虫源分泌蛋白通过多种信号序列定位于宿主细胞。子孢子首先位于肝细胞的核和高尔基体附近，有利于劫持分泌泡。子孢子起初为新月形，仍含有棒状体、微线体和极环等结构。侵入 2～4 小时后虫体变为肾形，顶突更靠近虫核。随着虫泡增大，虫体两端逐渐缩回，表面出现皱褶，质膜下的内膜复合体逐渐消失，其机制可能涉及自噬、顶质体、线粒体和胞吐。侵入 15 小时后仍可见顶复体，随后消失。

虫体变圆后数小时内并无形态变化，但有 DNA 复制。侵入 20～22 小时后启动核分裂，虫体变为大而多核的裂殖体。核分裂在 24 小时内即可产生 20 000 个核，平均约 100 分钟完成一次核分裂。为了快速繁殖，疟原虫对细胞周期程序做了大量修改，包括没有核膜崩解过程；DNA 复制后并没有立刻分离，而是形成一个核网；核内有很多纺锤体。DNA 复制 2～3 轮后结束核网态，启动核分裂，大量纺锤体植于核膜上，核分裂并不同步。

在核分裂的同时，内质网、线粒体、顶质体等细胞器开始变大，虫体的各种细胞器都是先长大再分裂。线粒体在侵入后 28～33 小时变得很大且有很多分支，但仍为 1 个，靠近质膜，可能是为了接近肝细胞的线粒体以摄取脂肪酸。随着虫体长大，线粒体和顶质体会遍布虫体细胞质，成为多分支网络，但仍保持单个。顶质体和线粒体之间可进行脂肪酸交换，敲除顶质体的 LipB 会减少线粒体酶 BCDH 的脂酸化。

肝期疟原虫的能耗很高，繁殖很快，成熟裂殖体可大于宿主肝细胞的体积。侵入后 21 小时的滋养体直径为 4～10 μm，但再过 48 小时，裂殖体已达 40 μm，大于肝细胞平均体积。裂殖体的快速生长繁殖需要膜的扩展和大量的核苷酸，营养主要来自宿主的胞质、内质网和分泌泡。除了膜泡融合，纳虫泡载体可运输 855 Da 以下分子，质膜载体可运送更大的分子。肝细胞饥饿可引发自噬，消灭肝细胞内的大量虫体，但逃脱者会获得更多营养。

裂殖体有短暂的皱褶期，质膜将核分隔在胞质岛中，内陷持续至裂殖子形成。膜面积的增大需要合成脂类，敲除 LipB 会抑制脂类合成，导致不能形成裂殖子。膜的增加也可能来自糙面内质网（RER）透性增加。褶皱期还完成了细胞器的分配，核在质膜突起内整齐排列，线粒体被分隔，顶质体在核附近，最后每个裂殖子得到 1 个核、1 个线粒体和 1 个顶质体。

宿主肝细胞能够识别入侵的疟原虫，并试图将虫体分隔在一种 LC3 阳性腔内，但有些疟原虫能逃避宿主细胞的这种防御机制。宿主细胞消灭疟原虫的更适当应答是启动凋亡，但疟原虫可以分泌半胱氨酸蛋白酶抑制剂 ICP 来阻止宿主肝细胞的凋亡，使肝细胞不能激活胱天蛋白酶。疟原虫还有其他的凋亡干扰机制，如分泌蛋白质进入宿主的细胞质和细胞核。

疟原虫的很多输出蛋白含有 Pexel 信号序列，但不同发育期有不同的蛋白质输出机制，如 LISP 蛋白的输出不依赖 Pexel，而是由信号序列导入内质网和高尔基体，最后送达目的地。CSP 可进入肝细胞核抑制 NF-κB 依赖的炎症应答。

裂殖子不能游动和穿行于组织细胞间，因此需要特殊机制来将裂殖子送入血管。裂殖体成熟后并不胀破肝细胞膜，而是分泌脂肪酶和蛋白酶使纳虫泡膜崩解，随后诱导肝细胞发生特殊的凋亡，形成的裂殖子包（merosome）可穿过血管内皮进入血流。纳虫泡的崩解受调控蛋白酶活性的 LISP1 介导。晚期裂殖子表达丝氨酸蛋白酶 SERA，在裂殖子释放前被级联加工激活，即 DPAP3 激活 subtilisin I，再激活 SERA，从而引发纳虫泡膜的崩解。

纳虫泡膜崩解后肝细胞凋亡的特征是线粒体释放细胞色素 c，核浓缩，但质膜完整。这与通常的凋亡有所不同，因为肝线粒体瓦解后缺少后续的凋亡标志，如 DNA 碎片化、caspase 级联、磷脂酰丝氨酸不对称翻转等，这可能是因为疟原虫 ICP 抑制了蛋白酶 cathepsin L，但不抑制 cathepsin B 和 cathepsin C。血期的纳虫泡膜和红细胞膜几乎同时崩解，而肝期纳虫泡膜的崩解可能涉及不同的蛋白酶。

宿主肝细胞的特殊凋亡不仅形成裂殖子包，还释放核苷酸、小脂、CX3CL1 等，这些信号会吸引中性粒细胞和单核细胞，这些吞噬细胞从血管进入肝脏的路径可被裂殖子包利用。吞噬细胞并不吞噬裂殖子包，可能是因为裂殖子吸收了大量钙离子，使得钙信号及磷脂酰丝氨酸翻转不足。吞噬细胞也不会引发适应性免疫，因为肝脏是一个免疫特区，可以抑制很多免疫应答，这也给肝期疫苗研究带来了困难。裂殖子包进入血管后，随血流离开肝脏，通过心脏后进入肺循环，流经肺泡毛细血管网时，裂殖子包破裂，释放裂殖子入血。

四、侵入红细胞

游离裂殖子很小，仅 1～2μm，其构造专门适合侵入红细胞，侵入的全过程在 2 分钟内完成。首先是裂殖子的外被黏附于红细胞膜，使红细胞变形。顶突与红细胞接触后，激活微线体和棒状体有序释放各种分子，介导裂殖子顶端先深入红细胞，在深入过程中脱去外被，最终虫体被包裹在纳虫泡内，而宿主红细胞经过棘缩期后又恢复常态。

恶性疟原虫侵入红细胞的分子机制很复杂，相关蛋白质的种类很多，包括 17 个外被蛋白（MSP），5 个连接蛋白（AMA 和 RON），2 个含凝血栓域蛋白（MTRAP 和 PTRAMP），4 个红细胞结合抗原（EBA），5 个幼红细胞结合蛋白（Rh），4 个其他微线体蛋白（Ripr），9 个其他棒状体蛋白（AARP、RhopH 等）和 5 个半胱氨酸蛋白（PfL2 等）。这些裂殖子蛋白质能识别结合多种红细胞受体，包括血型糖蛋白 GPA、GPB、GPC，补体受体 CR1，以及 GPI、BSG 和 CD55 等。另外，裂殖子会将其 RON 蛋白整合至红细胞膜，作为配体 AMA 的紧密结合受体。红细胞表面蛋白的多态性影响着侵入效率和疟疾症状，例如，非洲人缺少 Duffy 受体，使 pvEBP 不能结合网织红细胞。红细胞表面糖链的末端常为唾液酸，其缺失也会影响配体结合的亲和力。

裂殖子接触红细胞的初期，MSP1 与糖基磷脂酰肌醇（GPI 锚）结合，促使红细胞变形，裂殖子改变方向，使顶端接触到红细胞，触发微线体释放两类结合蛋白，即 EBL（DBL）和 Rh（RBL），使裂殖子顶端与红细胞结合牢固。恶性疟原虫的 EBL 包括 EBA175、EBL1、EBA181、EBA140 等，分别与红细胞表面的血型糖蛋白 GPA、GPB 和 GPC 等结合；Rh 蛋白包括与 CR1 结合的 pfRh1、pfRh2a、pfRh2b、pfRh4 和与 BSG 结合的 pfRh5。

初期接触引起的红细胞变形受肌动 - 肌球马达蛋白驱动，还触发了红细胞膜骨架的磷酸化重组和阳离子通道 TRPM7 的开放，而 EBA175 与 GPA 的结合可增加红细胞骨架的弹性和膜的弯曲度，有利于提高侵入效率。

侵入过程需要快速的信号调控，涉及钙和磷脂酰肌醇途径及磷酸化改变。EBL/Rh 与红细胞受体结合后激活了启动后续步骤的信号途径。裂殖子在低钾的血浆中通过磷脂酶 C 途径使胞质钙离子升高，触发释放 EBA175，并与 GPA 结合后启动棒状体分泌。pfRh1 参与钙信号转导，pfRh4 的胞质尾部被 pfCK2 磷酸化后与 CR1 结合。裂殖子附着还激活了钙调磷酸酶，其活性可稳定 EBL/Rh 与受体的结合。碳酸酐酶 pfCA 使碳酸水平升高，激活腺苷酸环化酶 pfACβ 产生 cAMP，激活 pfPKA 介导某些侵入过程；交换蛋白 pfEPAG

激活 PLC 释放钙离子，但恶性疟原虫似乎不编码 IP$_3$ 受体。

*pf*Rh5 并不是跨膜蛋白，它与 *pf*Ripr 和 CyRPA 形成复合物，再与 GPI 锚和 BSG 结合，并在红细胞膜上形成一个孔，使裂殖子的钙离子和蛋白质流入红细胞，导致裂殖子顶端陷入红细胞，进而棒状体释放物质完成侵入过程。*pf*Rh5 复合物与 BSG 结合后钙的流入导致红细胞皱缩，表面形成很多棘突。

裂殖子与红细胞的不可逆结合是由于 AMA1 与 RON 形成了紧密结合环。RON2 由棒状体分泌，是整合到红细胞膜的跨膜蛋白，与裂殖子跨膜蛋白 AMA1 形成类似于哺乳类紧密结合的环状结构。AMA1-RON 紧密结合环形成后，虫体被肌动 - 肌球马达蛋白推入红细胞内，棒状体分泌的富含脂质成分形成纳虫泡膜。裂殖子进入红细胞的滑动体相关蛋白 GAP 构成支架，提供 MyoA 的锚点，并通过 GAP45、GAP40、GAP50 和 GAPM 来稳定内膜复合体 IMC 的结构。Myo-MTIP-ELC 复合体则负责稳固颈区，并结合红细胞的 GAP 蛋白。滑动体中 GAC 负责连接黏附蛋白的胞质侧，连接机制是顶突信号激活 formin1 合成肌动蛋白丝并释放 GAC，使肌动蛋白丝连接于黏附蛋白。进入红细胞后，虫体后端的膜发生融合，将虫体封闭于纳虫泡和红细胞内。

裂殖子侵入的核心机制保守，但配体 - 受体相互作用却有丰富的多样性演化，使寄生虫可以适应不同生境及逃避免疫系统，而红细胞的突变则会抑制疟原虫的有效侵入，从而限制了感染和发病。感染人体的疟原虫很少感染其他灵长类动物。诺氏疟原虫的两个亚种分别感染短尾猴和长尾猴，可能是两型重组后才出现感染人的虫株。

恶性疟原虫和间日疟原虫都来自猿类，但侵入的配体已变得与猿类虫株不同。宿主的转换可能与 *pf*Rh5 有关。恶性疟原虫的前身是大猩猩的前恶性疟原虫，但 4 号染色体的 *pf*Rh5 和 *pf*Rh4 区发生了平行转移，可能带来新的红细胞专一性，与人 BSG 的结合增强。恶性疟原虫和间日疟原虫可感染一些新世界猴。

红细胞表面有随龄变化。间日疟原虫主要感染 1 ～ 2 天的网织红细胞（约占 1%），*pv*RBP2 主要结合网织红细胞，恶性疟原虫也更易感染网织红细胞，但其局限性更小，可高密度感染。

在裂殖子的表面蛋白中，有些可使裂殖子逃避免疫攻击，有些则是自然获得性免疫的靶点。裂殖子离开红细胞后暴露于补体攻击，*pf*92 可募集 FH，使补体活性下调，可防止裂殖子被补体裂解。另外，裂殖子表面蛋白为人类获得性天然抗体提供了丰富的靶点以防止疟原虫侵入。人类的 MSP1 和 MSP2 抗体可促进补体附着，通过 C1q 固化来抑制疟原虫侵入，这是抗体抑制疟原虫侵入红细胞的主要方式。

五、血期无性循环

裂殖子侵入红细胞后很快失去其侵入性细胞器，变为杯形，中间较薄，看起来像一个空洞，称为环状体阶段。环状体从胞口吸入含血红蛋白的胞质，将不能消化的血红素排入小泡内，形成棕褐色的疟色素。这些小泡融合成含疟色素的食物泡。环状体生长发育为大滋养体、未成熟裂殖体和含有一定数量裂殖子的成熟裂殖体。恶性疟原虫的裂殖体通常进行 4 ～ 5 轮分裂，产生 16 ～ 32 个核，各自进入裂殖子芽内，参与组装细胞器结构。裂殖子成熟后释放酶，启动一系列复杂的化学变化，导致裂殖子离开红细胞，可再侵入其他红细胞，重复其裂体增殖过程（图 2-5）。恶性疟的一轮生长繁殖需要 36 ～ 48 小时，间日疟和卵形疟 48 小时，三日疟 72 小时。间日疟原虫主要感染网织红细胞，三日疟原虫主要感染衰老红细胞。裂殖子成熟后，致密颗粒释入纳虫泡的蛋白酶 SUB1 负责加工几种疟原虫蛋白，使成熟裂殖子可以离开红细胞。

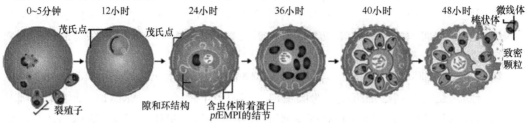

图 2-5　疟原虫在红细胞内的裂体增殖周期

图中依次为裂殖子侵入红细胞形成环状体，12 小时为小滋养体，24 小时为大滋养体，36 小时为未成熟裂殖体，40 小时正在芽生形成裂殖子，48 小时裂殖子成熟并离开红细胞

滋养体是疟原虫在红细胞内发育至分裂前的阶段。早期滋养体又称为环状体，胞质少，中间出现大空泡，胞质呈环状，核小而偏于一侧，颇似镶了宝石的戒指。晚期的大滋养体核增大，胞质增多，有时伸出伪足或出现空泡，开始有疟色素出现。间日疟和卵形疟的红细胞胀大，颜色变浅，出现红色的薛氏点；恶性疟的红细胞出现粗大紫褐色的茂氏点；三日疟的红细胞可有齐氏点。红细胞表面的这三种点均为凹窝小泡复合体，有疟原虫抗原和铁蛋白，小泡来自胞饮。

裂殖体为晚期滋养体启动核分裂之后的形态，虫体变圆，空泡消失。核分裂数轮后，胞质也出现分裂，每一个核被胞质包裹，形成裂殖子。此时疟色素渐趋集中，成熟裂殖体最终导致红细胞破裂，裂殖子侵入新的红细胞，开始下一轮的生长繁殖。恶性疟原虫的晚期滋养体和裂殖体均隐匿于毛细血管内，不易在外周血中查见。

恶性疟原虫发育至滋养体和裂殖体时，红细胞表面出现结节。这一变化是导致感染红细胞黏附于毛细血管内皮细胞，造成血管堵塞的病理基础。间日疟原虫感染的红细胞内则出现凹窝 - 小泡复合体，相当于光镜下的薛氏点。

血期疟原虫的细胞周期事件涉及复杂的全局和局部调控、检查点及 DNA 修复机制等，其调控与人类细胞周期有很大差异，包括顶质体和线粒体的增殖周期也很独特。每个侵入红细胞的裂殖子平均变为 16 个，侵入率约为 2/3，因此血期疟原虫每两天约增加 11 倍。环状体和早期滋养体只有 1 个核，处于 G_1 期。DNA 复制始于第 20 ～ 29 小时，形成 8 ～ 32 个核后停止复制并同步启动分裂。疟原虫基因组中已鉴定出 Cyclin 1、3、4 和 7 种 CDK 相关激酶，即 PK5、PK6、Mrk1，Crk1、3、4、5，但都很有个性。显然，疟原虫细胞周期的调控者不是 CDK 的周期活性。疟原虫中没有发现类似 Rb、p53、ATM、ATR 的检查点蛋白。

总之，红内期裂殖子先长成环状体，然后长成大滋养体，成熟为裂殖体，多次分裂形成大量裂殖子，在红细胞破裂后感染新的红细胞，如此反复循环。少数裂殖子分化为雌、雄配子细胞，等待被蚊吸入。

六、血期配子体发育

疟原虫经几代红内期裂体增殖，部分裂殖子侵入红细胞后，不再进行裂体增殖，核增大而不分裂，胞质增多而不形成伪足，最终发育为圆形、卵圆形或新月形的配子体，这是裂殖子启动有性发育后形成的虫体。雌配子体较大，胞质致密，疟色素多而粗大，核致密居中（恶性疟原虫）或偏于一侧（其他疟原虫）；雄配子体较小，胞质稀薄，疟色素少而细小，核疏松而位于中央。

配子体发生是在裂殖子释放前决定的，这是性成熟的第一步，因为蚊胃内的血液中虽然有各期疟原虫，但只有配子体能够继续发育。性分化的启动使裂殖子侵入红细胞后停止无性增殖并分化为配子体。性分化的启动是一个表观调控过程，导致基因表达分化，这些 DNA 和组蛋白的修饰可以传代。恶性疟原虫的配子体发育很慢，需要 10～12 天，经历 5 个形态期（Ⅰ～Ⅴ期），只有 Ⅴ 期配子体才能完成蚊期发育。

恶性疟原虫的配子体主要在肝、脾、骨髓等器官的血窦或微血管内发育，成熟后开始出现于外周血液中，虫血症出现后 7～10 天才能在外周血液中查见。间日疟原虫的配子体则是在红内期血症的 2～3 天后出现。配子体的进一步发育需在蚊胃中进行，否则在人体内经过 30～60 天即衰老变性，继而被宿主免疫系统清除。

大多数疟原虫的配子体诱导和成熟与血期无性繁殖同步，而恶性疟原虫的配子体峰值比无性虫体峰值晚 8～10 天，这期间的未成熟配子体驻留在骨髓，可能与其微管骨架及人 CD36 有关。此期宿主红细胞表面存在 pfEMP1、STEVOR 和 RIFIN。

在配子体发育的前 6 天对很多抗代谢药和抗裂殖体药最敏感，但成熟后变得不敏感。恶性疟原虫配子体发育延长的进化优势在于避开无性血期的宿主攻击。就医的有症状患者在服用抗疟药后，Ⅰ、Ⅱ 期配子体可被杀死，而Ⅲ、Ⅳ 期的配子体可能存活并在成熟后出现于外周血。新的干预措施应考虑这些存活配子体对蚊的感染性。2012 年开始提倡在青蒿素联合治疗中增加小剂量的伯氨喹来预防恶性疟传播。

成熟的雌配子体相当于卵，适于快速发育。核内有一个高度染色质化电子致密的类似核仁结构，核膜周围有很多疟色素。胞质重构以利于快速大量合成蛋白质，核糖体和内质网发达。单个网状线粒体和稍小的顶质体遍布胞质。P 粒有驻留的 mRNA，以 DOZI 介导机制驻留了 370 多种蛋白质，很多在蚊胃雌配 0～5 小时及合子阶段翻译，有些含免疫抗原。

雌、雄配子体的组成有很大差异。一项蛋白质组分析表明，雌配子体的 504 个蛋白质中有 101 个为雌性特有蛋白，雄配子体的 650 个蛋白质中有 236 个为雄性特有蛋白，包括大量 α 微管蛋白Ⅱ。雄核的染色体蛋白不同于无性期，染色也有差异。雄核明显大于雌核，并有多叶。有一个核孔特化为纺锤体极，内有电子致密的中心粒 / 动粒，14 条染色体的端粒不可见，但分布于核膜。成熟雌配子体的核糖体稀少，线粒体和顶质体很小，几乎没有内质网。

人体免疫系统可以吞噬或杀死外周血中的大量配子体，重复感染者可建立攻击配子体的适应性免疫机制，抗原可能感染红细胞膜上的 STEVOR 和 RIFIN 蛋白。恶性疟原虫配子体的半衰期为 3～6 天。青蒿素联合治疗 4 周后可出现抗恶性疟配子体的抗体。成熟配子体可能更多分布于皮下毛细血管，等待进入蚊胃。

性分化启动是疟原虫生活史中最重要的分支点，关键转录因子 AP2-G 属于 DNA 结合蛋白家族 apiAP2，有多个成员参与调控疟原虫发育。pfap2-g 在顶复虫保守，表达最为起伏。AP2-G 结合回文结构 GxGTAC/GTACxC，常位于配子体特异基因（包括 ap2-g）的上游区。当 AP2-G 超过阈值时就会形成正反馈，从而启动配子体的发生。

GDV1 是调控配子体发育的另一个转录因子，其控制表达的 11 个基因中有 7 个为配子体特异。另外，AP2-G2 在配子体发生中起到 AP2-G 下游的关键性补充作用，但不参与性分化启动，而是在启动后关闭形成环状体的某些无性表达程序和影响配子体成熟。血期敲除 *ap2-g2* 会下调表达孢子期、肝期和动合子期的基因，表明其转录抑制作用。有趣的是，当 *ap2-g* 和 *ap2-g2* 都不表达时，配子体特异基因的表达上调，但不能形成配子体。

pfap2-g 有标志性的 H3K9me3 甲基化沉默，异染色质蛋白 HP1 也参与抑制 *pfap2-g*，结合于 H3K9me3 位点后使核小体聚集。*pf*HP1 的基因组结合位有 40% 的配子体基因。抑制 *pf*HP1 表达后，配子体发生增加了 25 倍，配子体早期发育基因的表达增加。可见，性分化启动是 HP1 解除 AP2-G 抑制所引发的。HP1 可募集组蛋白甲基转移酶 HMT 和组蛋白脱乙酰酶 *pf*Hda2，参与形成异染色质，并作为核小体结合分子抑制组蛋白脱甲基酶。

疟原虫发育的默认路径是有性发育，需要有效抑制后才进行无性繁殖。无性期性分化启动的核心转录因子是 AP2-G。在无性期 *ap2-g* 保持沉默，因为 Hda2 移除了组蛋白的乙酰化修饰，使 HMT 完成 H3K9 甲基化后被 HP1 结合保护，并募集更多的 HMT 进行甲基化修饰，从而形成并传承异染色质结构，使 *ap2-g* 不能被转录。

配子体发育是维持疟疾传播的关键期，也是疟原虫生活史中的瓶颈期。当血期 *ap2-g* 抑制被克服时，超过阈值将正反馈增强自身表达，并激活性分化基因表达。随后 AP2-G2 抑制无性期基因表达程序，最终导致配子体形态分化。AP2-G 可能需要达到阈值才能竞争克服 AP2-G2 与某些配子体特异基因的结合。血期 *ap2-g* 激活可能是小概率随机事件，因而配子体比例很低。激活事件和配子体比例受到环境刺激、宿主免疫、激素、红细胞裂解产物和抗疟药等因素的影响。恶性疟原虫的未成熟配子体似乎集中于骨髓。恶性疟原虫的 *ap2-g* 和 *var* 似乎受同一表观机制调控，但表达互斥。配子体对蚊媒的感染性取决于虫的性比、数量、无性期同步性、人的抗体、细胞因子、抑制剂、蚊的易感性、胃微生物组、其他感染以及环境因素。恶性疟原虫配子体的雌雄比为（3～5）：1。导致配子体产量增加的因素包括药物治疗，药物抗性也涉及传播机会的增加，其他因素包括季节和蚊媒因子等。流行病学研究表明贫血也会触发配子体发生，但这也可能是感染时间更长所致。此外，网织红细胞会刺激配子体的发生。

七、蚊期有性过程

疟原虫的蚊期发育包括配子体激活、配子受精、动合子发育、穿过胃壁产生卵囊、孢子增殖、子孢子在唾液腺发育等不同阶段（图 2-6）。疟原虫的生物学瓶颈在于蚊期阶段，消除疟疾的关键是阻断传播，这可以有效降低疟原虫感染和防止有性重组引起的抗药性扩散。

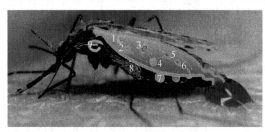

图 2-6 疟原虫的蚊期发育及各期虫体在感染后存在的时期

1. 雄配子体；2. 雌配子体（第 0～30 分钟）；3. 雄配子；4. 雌配子（第 15～60 分钟）；5. 合子（第 15 分钟至 9 小时）；6. 动合子（第 9～36 小时）；7. 卵囊（第 1～25 天）；8. 血淋巴中的子孢子（第 9～21 天）；9. 唾液腺子孢子（第 10 天以后）

疟原虫配子体被吸入蚊口后随血液进入蚊胃，在十几分钟内发育为配子。雌配子受精形成合子后 9～36 小时变为动合子，穿过蚊胃壁，植入肠外膜，发育为卵囊，蚊体内的卵囊数可有 1 个至数百个。卵囊分裂多次产生大量子孢子，进入蚊唾液腺后成熟，等待叮咬时被注入下一个宿主的血液中，继续完成生活史周期。

血液中的各期疟原虫进入雌性按蚊的胃腔后几乎全被消化，只有成熟的雌、雄配子体存活下来。雄配子体的体积缩小，经 2～3 次核分裂，形成 4～8 个核，移至胞体周围，随后胞体出芽，伸出 4～8 条细丝状雄配子，可在蚊胃内游动，这就是 Laveran 最早观察到的出丝现象。雌配子体在蚊胃内进行一次核分裂，发育为圆形不活动的雌配子。雌、雄配子结合后形成圆形或椭圆形的合子，进而发育为腊肠形的动合子，分泌几丁质酶，消化蚊胃围食膜的几丁质，帮助动合子穿过蚊胃壁上皮细胞间隙，停留于弹性纤维基底层与基底细胞层之间，不久虫体变圆，并分泌囊壁物质，形成球形的卵囊。

配子体进入蚊消化道后，蛋白酶介导雌、雄配子体离开红细胞，包括纳虫泡和红细胞膜解体。配子体识别新环境的特征包括温度降幅大于 5℃、黄尿酸、pH8.0 等，这些因素激活 cGMP 依赖蛋白激酶途径，雌配子的钙浓度变化激活了 P28 等蛋白质的 DOZI 驻留 mRNA 开始翻译。配子体的圆化是由于蛋白酶降解内膜骨架。雌配子不能移动，外被在 2 小时内出现 P25 和 P28 等新翻译的蛋白质。

雄配子发生过程仅有不可思议的 15 分钟，却完成了 3 轮 DNA 复制和核内有丝分裂，同时胞质中心粒也复制了 3 次，形成 8 个基体，组装发出 14 μm 长的鞭毛，最后出芽形成 8 个可游动的雄配子。雄配子发育启动后的第 1 轮 DNA 复制可在 1 分钟内完成，不到 10 kb 就有一个复制起点。研究表明，雄配子体的 CDPK4 激活导致 DNA 合成、鞭毛轴丝（又称为外线体）聚合及核分裂，随后 MAPK2 调节染色体浓缩，并启动雄配子鞭毛运动、胞质分裂和配子释放。雄配子没有线粒体和顶质体，因此这两种细胞器为严格母系遗传。雄配子游动的能量来自糖酵解，只能维持 40 分钟。

受精是由于雌配子表面的 P47 与雄配子表面的 P48/45 结合，这些分子再与 P230 结合。P47 在动合子持续表达，可能是抗恶性疟原虫的蚊种补体介导黑化的靶标。配子识别结合后，HAP2 介导质膜融合形成合子。通常只有 1‰ 的雌配子能够受精并发育为动合子，只有 1% 的动合子发育为卵囊，效率依赖于配子体密度。核融合在 12 小时内由 NEK2 和 NEK4 调控完成，形成二倍体核，并完成染色体片段交换和减数分裂。受精及减数分裂后，合子有 4 个单倍体核，而未受精的雌配子有 1 个单倍体核，不能发育为动合子。减数分裂和基因重组使后代具有大量新的基因型组合，有利于疟原虫的进化适应和抗药性扩散。

合子减数分裂后变形为动合子，其变形过程类似于裂殖子或子孢子的芽生过程。AP2-O 介导转录一系列新基因，这可能是父源基因首次参与合子发育。成熟动合子的硬化前端具有独特而复杂的细胞器，参与侵入蚊胃壁上皮和基底层等物理障碍。微线体向顶端开口分泌各种分子，包括外被蛋白 CTRP，防御性蛋白酶 P25 和 P28，分解基质层的几丁质酶，重组胃壁的酶类，识别胃上皮细胞的蛋白质，破坏胃上皮细胞的 POSH、SOAP、PSOP 及介导穿出胃上皮细胞的 CelTOS 等。

动合子表面有识别蚊胃上皮的蛋白质，胞内有滑行马达蛋白，使动合子可在 cGMP 和钙驱动下以每分钟 4μm 的速度从血餐移入胃壁。破坏蚊胃上皮细胞并获得胶原基底上的位置后，动合子停止移动，分化为静态的卵囊。动合子在穿越胃壁的过程中被大量裂解或黑化杀灭，少数成功者必须在血餐后 24 小时内形成卵囊，否则会被胃内的胰蛋白酶消化。

八、蚊期孢子增殖

卵囊朝着蚊血腔的方向生长，依靠蚊血淋巴提供营养。卵囊生长 2～3 天后启动核分裂，形成单个或多个成孢子细胞（sporoblast），进行孢子增殖，最后从成孢子细胞表面芽生形成子孢子。数以万计的子孢子随卵囊破裂释出，或由囊壁上的微孔逸出，随按蚊的血淋巴到达并侵入唾液腺内发育为成熟子孢子。当受染按蚊再叮人时，子孢子即可随唾液进入人体。

卵囊在基膜的生长和分化因温度和虫种而不同，通常需要 9～15 天。卵囊的直径可从 5 μm 增至 50 μm，每个卵囊的基因组拷贝数从 4N 增至 500～4000N。卵囊内的孢子增殖在形态上类似肝期和血期的裂体增殖，至少有 47 个基因上调。卵囊中的线粒体出现嵴，此期阿托伐醌可抑制复合体Ⅲ。

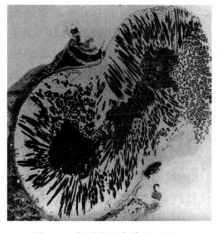

图 2-7　疟原虫的卵囊和子孢子

子孢子形成前，大量周边分布的子核完成最后的核分裂。子孢子胞质中的每个子纺锤极引导组装前端的微线体、棒状体、内膜复合体、滑行马达、顶端微管组织中心和极性微管骨架，最终形成长形的子孢子，从成孢子细胞表面芽出。胞质分裂后子孢子在卵囊内可动，加之蛋白酶 ECP1 和 CSP 的作用以及蚊胃肌层的蠕动，最终导致卵囊壁泄漏或破裂（图 2-7）。

卵囊的增大将原先难以穿透的蚊胃基膜撑开，使大多数子孢子可穿过基底层到达血淋巴，流入心，再被泵入喉，进入唾液腺的表面基底层。子孢子表面蛋白 CSP 的中区Ⅰ与基底层结合，TRAP-A 域与 sagalin 蛋白结合，UOS3、TREP、MAEBL 也与相应配体结合，PCRMP1 和 PCRMP2 则在侵入唾液腺中发挥重要作用。子孢子在唾液腺中主要寄生于几丁质较少的区域，富集在唾液腺的中叶和远侧叶，可侵入唾液腺细胞形成临时泡，然后再穿出细胞进入唾液导管。

侵入唾液腺可激发蚊表达免疫蛋白 defensin、GNBP、IGALE20 和 serpin6 等。子孢子可在唾液腺内存活数十天，并进一步分化，失去再进入唾液腺的能力，但更易感染人。此期表达上调 141 种新蛋白质，其中 UIS3 和 UIS4 调节 SAP1 并在肝细胞感染中发挥作用。进入血淋巴的子孢子有 10%～20% 到达唾液腺，数量依赖于密度。

子孢子在唾液腺中计数可至 6 万，最高 22 万，峰值出现在感染后 20～25 天，随后逐渐下降，可能随唾液注出。感染蚊多次感染疟原虫可增加子孢子数量。但每次蚊叮人时注入人体的子孢子常少于 25 个。通常注入的子孢子平均 123 个，中位数 18 个，范围 0～1297 个，与唾液腺负荷的关系很弱。蚊注射唾液之后，吸血时可能又会将上千个子孢子吞回去。子孢子进入人体后，可在 1 小时之内随血液到达肝脏，在鸟类和蜥类则是感染血管内皮细胞和巨噬细胞。

疟原虫蚊期发育的影响因素很多，包括配子体成熟程度（感染性与活性）、密度、性比、蚊体生化条件、蚊体免疫、外界温度、湿度等。在最适条件下，蚊期发育时间为：间日疟原虫 9～10 天，恶性疟原虫 10～12 天，卵形疟原虫 16 天，三日疟原虫 25～28 天。

疟原虫随血液进入蚊胃后，可使蚊变得更谨慎，这样既减少了蚊再次吸血带来的风险，又为疟原虫的发育繁殖赢得了时间。一旦发育完成，疟原虫又能在蚊的唾液中分泌抗凝酶，刺激蚊的叮咬行为，并使每次叮咬持续更长时间，以便更充分地释放唾液腺中令蚊感到不适的疟原虫抗凝酶。遗传工程蚊抗疟疾感染的机制是使蚊的媒介能力变弱。

疟疾感染会改变人的行为，这可能对疟原虫更有利。疟疾使人虚弱、倦怠、消极，增加了再次被蚊叮咬的可能性。人吸引蚊的因素包括脚的气味、呼出气体的成分、体表温度等。疟疾感染者会在这些方面发生微妙的化学变化，从而对蚊更有吸引力。

第四节 疟原虫的代谢

代谢是疟原虫各期生命活动的基础。21 世纪以来，由于各种疟原虫的基因组序列和功能信息的出现，大大丰富了疟原虫的代谢研究。本节介绍疟原虫的糖代谢、脂代谢、氨基酸代谢、核苷酸代谢、辅因子代谢和氧化还原代谢等方面的基本内容和研究进展。

一、糖 代 谢

葡萄糖代谢：红细胞内期疟原虫的糖原储存很少，葡萄糖是疟原虫红细胞内期主要的能量来源。疟原虫的寄生使红细胞膜发生变化，增强了葡萄糖通过膜的主动转运，或者除去某些抑制转运的因子，从而使疟原虫可源源不断地从宿主的血浆获得葡萄糖以供代谢之用。葡萄糖 -6- 磷酸脱氢酶（G6PD）是戊糖磷酸途径所需要的酶，受染疟原虫的红细胞内 G6PD 缺乏时，影响疟原虫分解葡萄糖，导致虫体发育障碍。缺乏 G6PD 的患者对恶性疟原虫有选择抗性是否与此有关尚待进一步研究。葡萄糖是红内期主要能量来源。感染红细胞增加了葡萄糖的主动转运。糖酵解主要见于滋养体期。

糖酵解：恶性疟原虫红内期的产能依靠糖酵解偶联全乳酸酵解，无巴斯德效应。糖酵解途径的 10 个酶将葡萄糖转变为丙酮酸，但疟原虫的柠檬酸循环几乎不利用丙酮酸，而其终产物是乳酸。释放的自由能用于形成 2ATP/ 葡萄糖和 NADH。乳酸排出胞外，在重症疟疾可致酸中毒。疟原虫比宿主红细胞的糖酵解活跃百倍。疟原虫的磷酸果糖激酶可能是限速酶。多数寄生虫酶的结构不同于宿主酶，为抗疟药设计带来了希望。LDH 回收 NADH，为糖酵解提供持续的 NAD，其抑制剂可抑制糖酵解和 ATP 生成。

糖酵解中间物可进入戊糖磷酸途径以及嘧啶、莽草酸、吡哆醛磷酸、磷脂、丙酮酸等代谢途径。糖酵解应产生 2 个乳酸 / 葡萄糖，但实测为 1/1.3，表明摄入的葡萄糖只有 50% ～ 60% 用于 ATP 生成。葡萄糖和糖代谢中间物的其他用途似乎达不到这个比例，一个解答是疟原虫合成甘油，以适应氧少二氧化碳多的环境。恶性疟患者血清中丙酮酸和丙氨酸升高。宿主红细胞钾浓度降低可影响糖酵解，而疟原虫可为宿主红细胞提供 ATP。

戊糖磷酸途径（PPP）的主要作用是将 NADP 还原为 NADPH，用于抗氧化防御机制、核苷酸变为脱氧核苷酸、PRPP 核苷酸合成等过程。感染红细胞的 PPP 活性提高了 78 倍，其中疟原虫 PPP 占 82%。PPP 的头 2 个酶在疟原虫合并为 1 个双功能酶，可作药靶。G6PD 是戊糖磷酸途径的第 1 个酶。

丙酮酸代谢在胞质和顶质体进行。胞质磷酸烯醇式丙酮酸羧激酶 [恶性疟原虫为 PEP 羧化酶（PEPC）] 类似植物 PEPCK，可固定 CO_2 生成草酰乙酸，被苹果酸脱氢酶 MDH 用于生成苹果酸和协助 LDH 生成 NAD。MDH 也可反向催化，将线粒体 TCA 循环产生的苹果酸氧化为草酰乙酸，供天冬氨酸转氨酶生成 2- 酮戊二酸，经苹果酸 /2- 酮戊二酸对向转运进入线粒体，从而为线粒体提供 NADH。糖酵解也可直接为 TCA 循环提供丙酮酸。

丙酮酸代谢是顶质体的主要能量来源。糖酵解产生的 PEP 进入顶质体后用于合成 ATP 和 GTP，产生的丙酮酸被 PDH 生成乙酰辅酶 A，用于 II 型脂肪酸合成，也可输出顶质体用于组蛋白和氨基糖的乙酰化。顶质体用 PEP 合成类异戊二烯。顶质体可能对乙二醛等有解毒功能。

氨糖代谢：糖的某些羟基被氨基取代后就成为氨糖，如葡糖胺。氨糖参与形成糖蛋白和分子识别。疟原虫的 UDP-*N*-乙酰-葡糖胺参与合成甘油磷脂酰肌醇（GPI），但细节不明，因为疟原虫似乎缺乏所有的糖基转移酶。

二、脂 代 谢

脂肪酸合成的 FAS Ⅰ途径见于哺乳类，FAS Ⅱ途径见于细菌、植物和寄生虫。恶性疟原虫的 FAS Ⅱ主要在顶质体进行。PEP 生成的乙酰辅酶 A 被乙酰辅酶 A 羧化酶转变为丙二酰辅酶 A，用于延长脂肪酸链的缩化—还原—脱氢—还原的循环反应。疟原虫也直接摄入二酰甘油酯和三酰甘油酯，晚红内期储存于消化泡内直径上百纳米的脂滴中。疟原虫不编码脂过氧化酶类，但可有血红素催化的过氧化，与疟色素形成有关。

磷脂酰胆碱（PC）：疟原虫的红内期生长繁殖需要膜合成和回收利用。PC 是恶性疟原虫生物膜的主要磷脂，占 57%，而感染后红细胞膜的 PC 从 32% 升至 39%。感染细胞可从胞外获得 PC。PC 从头合成为 CDP-胆碱（Kennedy）途径。感染红细胞的胆碱摄取增加，并输入疟原虫，被胆碱激酶磷酸化后与 CDP 结合，最后被二酰甘油胆碱磷酸转移酶合成为 PC。PC 合成的第二条途径是丝氨酸脱羧酶磷脂酰乙醇胺甲基转移酶途径（SDPM）。磷脂酰乙醇胺的三次甲基化由高尔基体上的 *S*-腺苷甲硫氨酸依赖的甲基转移酶 *pf*PMT 完成。*pf*PMT 参与配子体发生和疟疾传播。疟原虫的 PC 有 63% 来自第一途径，9% 来自第二途径，28% 来自宿主细胞。

磷脂酰丝氨酸（PS）和磷脂酰乙醇胺（PE）：疟原虫膜的 27% 为 PE，6% 为 PS。PE 可以来自磷脂酰丝氨酸脱羧酶途径和 CDP-乙醇胺异生途径。胞质中的乙醇胺激酶和胆碱激酶随疟原虫的成熟而增加表达。PS 占疟原虫磷脂的 4% 和正常红细胞的 12%，提示 PS 可能转化为其他代谢物，如 PE 和 PC。疟原虫可能也合成甘油磷脂（PG）和心磷脂，后者为线粒体特有，占疟原虫脂类的 5.5%。磷脂翻转酶属于 P4-ATP 酶家族，恶性疟原虫有 4～5 个基因，存在于质膜、高尔基体和内体系统，参与膜生成，可增加膜的胞质面 PS 和 PE，并协助膜泡转运。

磷脂酰肌醇（PI）：PI 占疟原虫膜的 2.7%，头部磷酸化可形成多种分子，参与信号转导、细胞骨架重构、细胞移动、膜运输、DNA 合成、细胞周期调控、黏附等。PI3P 含量较多，主要位于食物泡膜和顶质体。PI-3-激酶参与胞吞和 Hb-laden 泡运输至食物泡输出。恶性疟原虫还有 PI-4-激酶。内质网糖基转移酶用 PI 合成 GPI，可锚定疟原虫表面蛋白。GPI 在内质网合成并转移至蛋白质，再通过高尔基体分泌至质膜。

鞘磷脂（SM）：SM 占疟原虫膜的 5.7% 和感染红细胞总脂的 14.6%，而正常红细胞有 28% 的 SM。SM 在高尔基顺面合成。胞外裂殖子质膜含有 SM 合成酶，但在随后的胞内环状体和滋养体阶段，26% 的 SM 合成酶输出至宿主细胞的管泡膜（TVM）。SM 参与纳虫泡膜（PVM）出芽至 TVM。TVM 可能协助疟原虫获得营养和宿主蛋白。裂殖子侵入时释放的 SM 可能决定哪些宿主蛋白进入纳虫泡膜。疟原虫的 SM 磷脂酶类似于磷脂酶 C，参与 SM 降解和再合成。疟原虫还合成鞘糖脂。

类异戊二烯：这是多个异戊二烯单元的特定组合，涉及甾体、固醇、类视黄醇、类胡萝卜素、泛醌、蛋白质异戊二烯化修饰等。恶性疟原虫顶质体中有甲基红醇磷酸途径，但所有酶来自核基因组。DOXP 途径不同于脊椎动物的类异戊二烯合成途径，可作为潜在药靶。类异戊二烯代谢产生多种萜类和醇。

三、氨基酸代谢

疟原虫可以获取游离氨基酸，也可从胞口吞食血红蛋白。疟原虫有 11 种蛋白酶参与消化血红蛋白。在胞口基部的食物泡内，酸性肽链内切酶、氨基肽酶、羧基蛋白酶（carboxyl protease）协同分解血红蛋白。血红素形成疟色素复合物，不被溶解和吸收而留在食物泡壁上，逐渐融合成团，裂体增殖完成后被排入血液内。

疟原虫可消化红细胞 65% 的胞质，主要是血红蛋白，但只用 15% 来合成蛋白质。血红蛋白缺乏异亮氨酸，疟原虫需要从其他途径获取。疟原虫有多种氨基酸转运蛋白。感染红细胞输出大量氨基酸。数学模型揭示，多余的氨基酸用于降低宿主细胞内的胶体渗透压，也用于疟原虫的某些代谢过程。

甲硫氨酸和聚胺代谢：甲硫氨酸产生的 S- 腺苷甲硫氨酸（SAM）是甲基化和合成聚胺的供体，疟原虫有多种 SAM 转移酶，产生的 S- 腺苷同型半胱氨酸被回收为甲硫氨酸。甲硫氨酸代谢生成的聚胺参与调控细胞生长、分化和增殖。快速增殖细胞的聚胺水平升高。聚胺合成使 SAM 变为 S- 腺苷甲硫氨酸胺，再变为亚精胺、腐胺和精胺。疟原虫的聚胺水平可达 10 mmol/L，占所有代谢物的 14%。亚精胺合成酶抑制剂可在早期完全抑制滋养体发育。

精氨酸和脯氨酸代谢：精氨酸被精氨酸酶转变为鸟氨酸，参与合成聚胺。感染红细胞内的大多数脯氨酸被排出。精氨酸可合成一氧化氮（NO），用于下调感染红细胞的聚集和血管粘连，以及降低细胞因子合成。减少感染红细胞的精氨酸产生 NO 或抑制精氨酸转化为鸟氨酸都将有利于疟原虫的生存繁衍，这可能是临床上精氨酸疗法的依据。精氨酸酶是含锰三聚体。脯氨酸也可转变为鸟氨酸。硫氧还蛋白调控鸟氨酸转氨酶，从而调控鸟氨酸平衡和聚胺合成。脯氨酸羟化酶合成胶原中的羟脯氨酸并消耗 O_2，但疟原虫体内似乎没有这种酶。

天冬氨酸和天冬酰胺代谢：天冬酰胺酶可转换这两者。天冬氨酸氨甲酰转移酶参与嘧啶合成。肌苷—磷酸 IMP 与天冬氨酸结合为腺苷琥珀酸。天冬氨酸转氨酶将天冬氨酸和 α- 酮戊二酸变为草酰乙酸和谷氨酸，参与能量代谢和嘧啶合成。天冬氨酸转氨酶的底物还包括 NFWY。pfAspAT 产生的草酰乙酸被 pfMDH 转变为苹果酸，再被苹果酸 / 草酰乙酸对向转运入线粒体，用于还原泛醌，使之从 bc1 复合体进入电子传递链。

谷氨酸和谷氨酰胺代谢：两者在疟原虫体内有 8 条代谢途径。谷氨酸是氨基受体，谷氨酰胺则是氨基供体。谷氨酸脱氢酶（GDH）和谷氨酸合成酶可能在顶质体中利用 NADP 或 NAD 完成谷氨酸与 α- 酮戊二酸的转化。胞质 GDH 对 FAD 更亲和，反应倾向于 2- 酮戊二酸，可能为谷胱甘肽还原酶提供 NADPH，从而参与疟原虫抗氧化。

甘氨酸和丝氨酸代谢：丝氨酸可被羟甲基转移酶转变为甘氨酸，再变为卟啉合成所需的氨酮戊酸，或用于线粒体甘氨酸裂解系统（含甘氨酸脱氢酶 P、氨甲基转移酶 T、二氢脂脱氢酶 L 和结构蛋白 H，合成二甲四氢叶酸）。

亮氨酸、异亮氨酸和缬氨酸代谢：珠蛋白中不含异亮氨酸。疟原虫可在只有异亮氨酸的培养介质中生长。感染后的红细胞摄入异亮氨酸增加 5 倍，因为被疟原虫增加了透过性。支链氨基酸被特定氨基转移酶转变为酮酸，再转变为脂酰辅酶 A，但后面的代谢过程及三种氨基酸的降解不明。

其他氨基酸代谢：苯丙氨酸和酪氨酸可被天冬氨酸转氨酶和芳香族氨转移酶降解，生成苯丙酮酸和 4- 羟苯丙酮酸，然后进一步降解，产物中的草酰乙酸可供给线粒体 TCA 循环。赖氨酸可脱羧降解。赖氨酸可抑制血红素聚合。恶性疟原虫有硒代半胱氨酸的 Sec-tRNA，密码子是 UGA，并有 4 种独特的 Sec 插入基因，且全程表达，还有相应的其他酶类。

血红蛋白消化和疟色素形成：血红蛋白在食物泡中被降解。疟原虫多磷酸化的磷脂酰肌醇（PIPs）和 pfPI3K 参与胞吞和 Hb 运输，PIP3 主要位于食物泡和顶质体膜。食物泡有两个质子泵将 pH 降至 5.5，各种内肽酶包括天冬氨酸蛋白酶，疟肽酶 Ⅰ、Ⅱ、Ⅳ，组天蛋白酶及半胱氨酸蛋白酶 falcipain-2、falcipain-2′、falcipain-3 和 falcilysin 等，其主要底物为血红蛋白，主要消化时期是晚环状体和滋养体阶段。疟原虫可消化 70% 的宿主细胞质，但只利用其中 16% 的氨基酸，因而消化血红蛋白的主要目的是维持宿主细胞的胶体渗透压和改变阳离子组成。

消化血红蛋白产生的高铁原卟啉Ⅳ（FPIX）对疟原虫有毒性，因而被矿化为疟色素，矿化过程可被某些抗疟药扰乱。参与疟色素形成的有多组氨酸蛋白 HRP Ⅱ 和Ⅲ以及脂类。氯喹使少数 FPIX 离开食物泡，但被疟原虫胞质的谷胱甘肽降解。一种血红素脱毒蛋白可促进血红素转变为疟色素。

四、核苷酸代谢

疟原虫没有从头合成嘌呤的途径，仅依靠一个补救途径利用现成的嘌呤碱基和核苷。参与嘌呤补救途径的酶有腺苷酸脱氢酶、嘌呤 - 核苷磷酸化酶等。疟原虫利用对氨基苯甲酸和谷氨酸合成二氢叶酸，再被二氢叶酸还原酶还原成辅酶——四氢叶酸。在疟原虫的多种合成途径中，对氨基苯甲酸和四氢叶酸都是重要的辅助因子。如果宿主食物中缺乏对氨基苯甲酸，可影响四氢叶酸的生成，使疟原虫的生长繁殖发生障碍，感染因此而被抑制。

嘌呤合成：恶性疟原虫不能合成嘌呤，需要宿主的大量嘌呤来合成辅因子和核酸。pfNT1 可转运多种核苷酸。pfNT2 位于内质网。嘌呤核苷酸途径利用戊糖磷酸途径产生的磷酸核苷焦磷酸最终合成 IMP，再转化为 GMP 和 AMP，再由激酶变为 GDP 和 ADP，以及 dGDP 和 dADP（硫氧还蛋白 Trx 提供还原力），进一步磷酸化成为各种（脱氧）核苷三磷酸，参与 DNA 和 RNA 合成。疟原虫有 AMP、IMP、XMP、GMP 的全套转化酶和一些分解酶类。嘌呤补救途径会产生延胡索酸，可进入线粒体转化为苹果酸、草酰乙酸、天冬氨酸等，或参与维持线粒体膜电位。

嘧啶合成：恶性疟原虫通过从头合成嘧啶来供给核酸合成。谷氨酰胺和碳酸生成氨甲酰磷酸，再加入天冬氨酸生成氨甲酰天冬氨酸，再变为二氢乳清酸。线粒体内膜将二氢乳清酸变为乳清酸，并释放一个电子至电子传递链。黄素酶二氢乳清酸脱氢酶是一个重要的药靶。乳清酸与磷酸核苷焦磷酸反应生成乳清核苷 -5′- 磷酸，脱羧后成为 UMP，进而产生其他的嘧啶核苷酸。途径中的多种酶以多酶复合体形式存在，可能是原核生物起源。UMP 被两种激酶变为 UTP，再变为 CTP，参与 RNA 合成。UDP 和 CDP 变为 dUDP 和 dCDP 后再变为 dUTP 和 dCTP。dUMP 变为 dTMP 需要叶酸作为辅因子。

五、辅因子代谢

辅酶 A 合成：辅酶 A 是脂肪酸合成、丙酮酸氧化及 4% 酶类的辅基。摄入的泛酸和半胱氨酸经五步合成辅酶 A。辅酶 A 与羧酸结合为硫酯，可作为（乙）酰基运载体，参与蛋白质和氨糖乙酰化修饰、顶质体脂肪酸合成、线粒体丙酮酸代谢、三羧酸循环等。感染红细胞的辅酶 A 合成增加。

烟酸和烟碱：这类嘌呤衍生物为维生素 PP 或维生素 B_5，人体缺乏时易患糙皮病。烟酸是合成 NAD 和 NADP 的底物，分别是 15 种和 13 种疟原虫酶的辅因子。烟酰胺酶是参与烟酸和烟碱代谢的水解酶。NAD 和 NADP 在顶质体和线粒体的转移机制不明。

核黄素（维生素 B_2）合成：核黄素是 FAD 和 FMN 的核心成分。核黄素缺乏可抑制疟原虫生长。感染红细胞的核黄素摄入与血症呈正相关，在裂殖体期最高。FAD 由 FMN 合成，不仅以 $FADH_2$ 供给电子传递链产生 1.5 个 ATP，而且在三羧酸循环中将琥珀酸氧化为延胡索酸，还参与线粒体 3- 磷酸甘油醛（G3P）脱氢。恶性疟原虫似乎没有这些过程，但有 24 个黄素蛋白，还有琥珀酸脱氢酶复合体、α- 酮戊二酸脱氢酶、丙酮酸脱氢酶成分 E_1 和谷胱甘肽还原酶。

硫胺素：维生素 B_1 的活性形式是硫胺素焦磷酸（TPP），是顶质体丙酮酸脱氢酶和三羧酸循环琥珀酸脱氢酶以及丙酮酸至乙酰辅酶 A 的 BCKDH 复合体的关键辅基。嘧啶和噻唑代谢结合产生硫胺素。人不能合成硫胺素。疟原虫有 TPP 合成机制，但不足以供给生长而需要摄入。相应的疟原虫酶可作为药靶。

吡哆醛磷酸：维生素 B_6 中的 6 种分子是吡哆醛、吡哆醇、吡哆胺及其磷酸形式，只有吡哆醛 5 磷酸（PLP）是 150 多种酶的活性辅因子，参与氨基酸代谢的脱羧和转氨反应。PLP 从头合成的底物来自糖酵解和戊糖磷酸途径。Pdx1/Pdx2 过表达可提高对单质氧的耐受。某些 PLP 相关酶是研发抑制剂的靶标。

泛醌合成：泛醌存在于线粒体内膜、内质网、高尔基膜泡、溶酶体和过氧化物酶体，但在疟原虫中定位不明。恶性疟原虫合成泛醌和辅酶 Q 涉及莽草酸途径（合成苯醌）和异戊二烯途径，虽未找到关键的两个酶，但 Q8 合成途径明确存在。

卟啉合成：疟原虫不能利用血红蛋白中的血红素，需要自己合成卟啉和血红素，用于线粒体电子传递链中的细胞色素。疟原虫拥有合成血红素的全套酶，亚细胞定位也已查明。合成四吡咯是将线粒体中的甘氨酸和琥珀酰辅酶 A 合成 δ- 氨基乙酰丙酸 ALA，再由输入的宿主酶 ALAD 转变为胆色素原（pfALAD 只占 10%，且位于顶质体）。疟原虫血红素合成需要顶质体、胞质、线粒体的协同。外源血红素可能有补充作用。

莽草酸代谢：莽草酸途径提供分支酸，合成氨基苯甲酸（PABA）参与叶酸的代谢。恶性疟原虫基因组中能找到莽草酸途径中的 3 种酶，提示除草剂草甘膦可抑制疟原虫生长。

叶酸代谢：四氢叶酸（THF）是核苷酸合成和甲硫氨酸途径中单碳转移反应的关键辅因子。人依赖于食物叶酸，疟原虫可从头合成叶酸，底物是 GTP、蝶啶、PABA 和谷氨酸。抗叶酸酶类药物已用于治疗恶性疟。单碳转移见于 dTMP 合成和甲硫氨酰 tRNA 形成等过程。疟原虫有叶酸载体，可从宿主获取现成的叶酸和氨基苯甲酸。叶酸途径涉及药物抗性机制。磺胺 - 乙胺嘧啶复方用于消除疟疾的间歇性预防性治疗。

六、氧化还原代谢

红内期食物泡中消化氧合血红蛋白产生超氧族，这可解释疟原虫的末梢血管亲和性,因为末梢血液中的氧合血红蛋白较少。在疟原虫的食物泡内,超氧阴离子被歧化为 H_2O_2,部分被宿主氧化酶解毒,但还是有一部分进入疟原虫,被其抗氧化防御系统处理掉,也有一部分进入宿主细胞引起损伤。活性氧还来自于线粒体等途径。

疟原虫合成谷胱甘肽(GSH),甚至可供给宿主细胞。GSH 合成抑制剂可抑制疟原虫生长。疟原虫体内没有 GSH 过氧化酶,而是依靠 GSH 合成,提升 GSH 还有其他作用。GSH 不仅解毒血红素和为脱氧核苷酸合成提供电子,还参与抗疟药解毒。产生的 GSSG 被谷胱甘肽还原酶用 NADPH 回收。谷胱甘肽还原酶参与氯喹抗性。某些 GSSG 被疟原虫的多药抗性蛋白 MRP 或 GSSG 泵输出。

GSH 可逆修饰数百种疟原虫蛋白,很多具有抗氧化防御功能。谷氧还蛋白 1、硫氧还蛋白 1、疟氧还蛋白均能催化蛋白脱谷胱甘肽。各种硫氧还蛋白是主要的抗氧化系统,含活性二硫模体,可还原蛋白质的二硫键。疟原虫的 Trx 系统包括 NADPH、Trx 还原酶、多种硫氧还蛋白、Trx 依赖过氧化氢酶和疟氧还蛋白。顶质体含有植物型氧化还原系统,主要是铁氧还蛋白及其 NADP 还原酶。线粒体也有类似系统,顶质体和线粒体参与铁硫簇合成。

血期线粒体几乎无嵴,因而可能缺乏 ATP 合成功能,但复合体Ⅲ的电子渗漏支持着线粒体内膜外侧的嘧啶从头合成,且质子梯度被用于蛋白质输入。恶性疟原虫的线粒体基质中缺少丙酮酸脱氢酶复合体,但三羧酸循环仍有功能。疟原虫血红素的从头合成需要线粒体、顶质体和胞质的协作。进化中线粒体的最基础功能是在基质中合成铁硫簇。

线粒体三羧酸循环:疟原虫有 TCA 循环的全部酶和 ATP 合成酶的多个亚基,但还未检测到氧化磷酸化。疟原虫线粒体还参与氨基酸合成、脂肪酸氧化等过程。恶性疟原虫三羧酸循环的作用似乎是产生琥珀酰辅酶 A 用于从头合成血红素,产生 NADH 用于电子传递链,以及产生乙酰辅酶 A。线粒体中没有丙酮酸脱氢酶,但乙酰辅酶 A 可来自 α-酮酸脱氢酶(BCKDH)复合体催化的丙酮酸反应。苹果酸脱氢酶位于胞质,其功能被线粒体的苹果酸-醌氧化还原酶取代。无性和有性血期都可将葡萄糖和谷氨酰胺的碳骨架用 TCA 循环氧化降解,并在配子体中显著增加。相比顶质体 PDH,血期线粒体 BCKDH 和胞质 ACS 将丙酮酸变为乙酰辅酶 A 的贡献更大。线粒体中来自谷氨酰胺和胞质中来自葡萄糖的乙酰辅酶 A 共同供给组蛋白乙酰化。在转氨酶催化下,丙酮酸变为丙氨酸,同时谷氨酸变为 2-酮戊二酸。

线粒体电子流:多数真核生物用线粒体电子传递链(ETC)来产生质子驱动力,用于氧化磷酸化合成 ATP。红内期疟原虫主要是糖酵解,ETC 作用降低,甚至可能是 ATP 的消费者。疟原虫线粒体存在膜电位和底物依赖的氧消耗,并有 5 种呼吸链酶,即复合体Ⅰ~Ⅴ,也有泛醌和细胞色素 c 传递电子,复合体Ⅰ、Ⅲ、Ⅳ也可产生质子驱动力。疟原虫的复合体Ⅰ丢失了很多亚基,但仍有 NADH 脱氢酶活性,可能更多地依赖复合体Ⅱ,缺氧时电子从醌传至延胡索酸。复合体Ⅲ对阿托伐醌、粘噻唑和抗霉素敏感,可去除线粒体膜电位和抑制呼吸,但不能诱导凋亡,而是处于静止态。疟原虫 ETC 可产生膜电位,但质子梯度不明。疟原虫复合体Ⅴ的多数亚基已经鉴定,总分子质量超过百万 Da。ATP 合酶复合体以二聚体形式存在,在红内期具有不能被敲除的重要作用。红内期还有其他 UbQ 类脱氢酶,如琥珀酸脱氢酶、NADH 脱氢酶、G3P 脱氢酶、苹果酸-醌氧化还原酶等,其重要性因虫株而异。

第三章　疟疾医学

医学实践每年要诊治数以亿计的疟疾患者，挽救了无数人的生命。疟疾医学已在人类抗疟斗争的前线做出了重要的贡献，并将继续为战胜疟疾发挥主要作用。本章从临床医学角度介绍疟疾的病理、诊断、治疗和预防等方面的基本内容和近期进展。

第一节　疟疾的病理

疟疾的临床表现、病理改变及致病机制因患者而不同，这与疟原虫的种类、虫株毒力及宿主的遗传特性和免疫状态都有关系。本节介绍疟疾的发病机制、典型临床表现、特殊类型、并发症和重症疟疾等方面的病理学内容。

一、疟疾的发病机制

疟疾是由于疟原虫在红细胞内进行裂体增殖，破坏红细胞，释出裂殖子及其代谢产物，对机体产生强烈的刺激，引起宿主产生免疫应答，破坏内环境的平衡，从而出现疟疾的各种临床症状。疟疾发作是疟原虫成熟裂殖体崩解红细胞，释放出裂殖子及代谢产物等内源性热源，共同作用于人体的体温调节中枢，并刺激机体产生强烈的免疫反应，引起临床症状发作。成熟后释放的裂殖子中一部分被单核细胞、巨噬细胞、中性粒细胞等吞噬，一部分侵入新的红细胞进行裂体增殖，如此不断循环，导致周期性临床发作。

红内期成熟裂殖体胀破红细胞后，大量的裂殖子、原虫代谢产物、变性的血红蛋白及红细胞碎片进入血液循环，其中一部分被巨噬细胞、中性粒细胞吞噬，并刺激这些细胞产生内源性热源物质，与疟原虫的代谢产物共同作用于宿主下丘脑的体温调节中枢，引起发热等一系列临床症状。

疟疾的周期性发作与疟原虫红内期裂体增殖周期一致。典型的间日疟和卵形疟隔日发作一次；三日疟隔2天发作一次；恶性疟隔36～48小时发作一次。由于恶性疟原虫在红细胞内繁殖时，可使受感染的红细胞彼此黏附成团，并黏附于微血管，使微血管变窄或堵塞，因而使相应的组织细胞发生缺血、缺氧而致其变性坏死，从而引起重型疟疾。疟疾发作次数主要取决于患者治疗适当与否及机体免疫力增强的速度。若无重复感染，多数患者经10～20天，在多次发作后，随着机体对疟原虫产生的免疫力逐渐增强，大量原虫被消灭，发作可自行停止。

贫血是各型疟疾中较常见的血液病理现象。疟疾发作数次后，大量被疟原虫寄生的红细胞被破坏，可出现贫血，尤以恶性疟为甚。疟疾患者的贫血程度常超过疟原虫直接破坏红细胞的程度，与下列因素有关：①脾功能亢进，吞噬正常红细胞。②免疫病理损害，疟原虫寄生于红细胞时，使红细胞隐蔽的抗原暴露，刺激机体产生自身抗体，导致红细胞破坏。此外，宿主产生特异性抗体后，形成的抗原-抗体复合物附着在红细胞膜表面，与补体结合后使红细胞膜发生显著改变而具有自身免疫性，由此引起红细胞溶解或被巨噬细胞吞噬。③骨髓造血功能受抑制，疟原虫感染后出现严重的骨髓抑制现象和红细胞生成障碍是导致严重贫血的主要原因。严重贫血的疟疾患者末梢血中网织红细胞增多，并能检测出具有对抗红细胞生成素功能的免疫抑制物。

脑型疟是恶性疟原虫感染后出现的最严重的并发症，少数可由间日疟原虫引起，是儿童和无免疫力成年患者的主要死亡原因。脑型疟是多因素参与的免疫病理改变，主要是脑部微血管内皮细胞被感染了疟原虫的红细胞黏附，造成局部血管阻塞，使组织缺氧和营养耗竭，出现脑细胞变性、坏死。恶性疟原虫分泌的 pfEMP1 和 KAHRP 等出现在感染红细胞的结节上，然后与脑血管内皮细胞的相关受体结合。疟疾患者体内产生过量的 TNF-α，与 INF-γ 协同作用，激活内皮细胞受体 CD36、细胞间黏附因子 -1 等膜蛋白，也促进了内皮细胞和感染红细胞的黏附，影响脑组织的营养代谢，造成严重的脑并发症。此外，TNF 还激活免疫细胞产生过量的 NO，可扩散到神经元周围，干扰神经传导，引发一系列中枢神经症状，如出现抽搐、昏迷等。NO 还能舒张血管平滑肌，增加颅内压，这与脑型疟疾所致的颅内高压有关。恶性疟原虫通过在脏器的大量聚集，逃避了宿主免疫系统的攻击，如脾脏对感染红细胞的破坏和处理，从而有利于其发育繁殖。由于早期环状体和配子体的红细胞膜上无结节，恶性疟患者外周血中仅见早期环状体和配子体，这种现象在其他疟原虫感染时不会出现。

脾脏在宿主抗疟原虫感染的过程中发挥重要作用。造成脾大的主要原因是脾充血，受感染的红细胞在脾脏的毛细血管和血窦中沉积，以及单核 - 巨噬细胞因大量吞噬疟原虫和疟色素而增生。脾大可出现于初发患者发病后的 3 ～ 4 天。由于疟色素在脾内大量沉积，使脾变黑。在某些热带疟疾流行区，由于反复感染，尤其是感染三日疟原虫，可因脾充血和单核 - 巨噬细胞增生而导致持续性脾大，最后出现热带巨脾综合征。

黑尿主要是由于大量红细胞在血管内溶解破坏，加之疟原虫本身及其释放的毒素直接造成血管病变或引起寒战、腰痛、酱油色尿，严重者出现贫血、黄疸，甚至急性肾衰竭，称为溶血尿毒综合征，也称黑尿热。这是抗红细胞抗体增加导致的自身免疫现象，常由奎宁和伯氨喹所诱发，患者常死于肝、肾衰竭。

严重的恶性疟常伴有肾损害，系Ⅲ型变态反应所致的免疫病理变化。肾脏可出现点状出血，病变红细胞淤积和肾组织缺氧可导致肾小管硬化，出现肾衰竭。随着感染的控制，肾损害可以得到缓解。

感染恶性疟原虫的红细胞可以黏附于小静脉和毛细血管内皮细胞，也可以黏附于未被感染的红细胞形成玫瑰花结，黏附于其他被感染红细胞出现凝集反应。其结果是重要器官内有恶性疟原虫隐居，导致检测外周血原虫血症会低估体内疟原虫的数量。隐居是恶性疟致病的关键。

在未经免疫的个体，疟原虫感染会激发宿主的非特异性防御机制，如脾脏的过滤清除功能。重复发作后，特异性免疫反应不断增强并限制原虫血症的程度。一段时间后，患者获得对疟疾的免疫，但仍然易于受到感染。地方性流行区较为常见的遗传性疾病（如镰状细胞病、珠蛋白生成障碍性贫血和 G6PD 缺乏症）对疟疾引起的死亡具有保护作用。

二、疟疾的典型临床表现

疟疾以周期性发冷、发热、出汗等症状和脾大、贫血等体征为临床特点。由于患者感染疟原虫的种、株差异以及感染程度的高低、个体免疫状态的强弱等不同，使得疟疾患者的临床表现轻重不一，轻者可仅有低热、头痛、不适，重者可出现谵妄、昏迷，甚至死亡。各种人体疟疾典型的临床表现大致相似，可分为潜伏期、前趋期、发作期和间歇期，发作期又分为发冷（寒战）期、发热期和出汗期，此外还有再燃和复发等现象（表3-1）。

表3-1　疟疾各期的特点

发育期	恶性疟	间日疟	卵形疟	三日疟
潜伏期	11～16 天	12～30 天	12～30 天	18～40 天
红外期	5～7 天	6～8 天	9 天	14～16 天
症状出现期	9～14 天	12～17 天或 6～12 个月	16～18 天或更长	18～40 天或更长
高热期	16～36 小时	8～12 小时	8～12 小时	8～10 小时
裂体增殖期	36～48 小时	48 小时	50 小时	72 小时
再燃	很短	变异大	变异大	很长
复发	无	有	有	无
人体存活期	1～2 年	1.5～5 年	1.5～5 年	3～50 年
蚊内期	9～10 天	8～10 天	14～16 天	12～14 天

潜伏期是指从人体感染疟原虫到发病（口腔温度超过 37.8℃）的间隔时间，包括红外期以及红内期裂殖子达到一定数量所需的时间。潜伏期的长短与进入人体的疟原虫种株、子孢子数量和机体免疫力有密切关系。通常，恶性疟为 11～16 天，间日疟和卵形疟为 12～30 天，三日疟为 18～40 天。温带地区有所谓长潜伏期虫株，可长达 8～14个月。输血感染诱发的疟疾，不经过疟原虫的红外期发育，因此潜伏期一般较短（7～10天），与输入血内的红内期疟原虫数量呈正相关。胎传疟疾的潜伏期更短。有一定免疫力的人或服过预防药的人，潜伏期可延长。

潜伏期的长短主要取决于疟原虫种、株的生物学特性。疟原虫在有免疫力的患者体内不易大量繁殖，潜伏期往往延长，甚至成为带虫者。婴幼儿由于缺乏免疫力，疟原虫繁殖迅速，发作出现较早，病情亦较重。经输血、血制品或受污染的手术器械等感染疟原虫者，由于进入人体的疟原虫无须经肝细胞发育，发作比按蚊叮咬者早。此外，预防服药或混合感染等亦可影响潜伏期的长短。我国兼有间日疟长、短潜伏期两种类型，而且有由北向南短潜伏期比例增高的趋势。

前驱期是指发作前数天，患者有疲乏、头痛、不适、厌食、畏寒和低热。此期相当于肝细胞内的疟原虫裂殖体发育为成熟裂殖子释入血流，但因外周血虫密度太低，显微检查结果多为阴性。

发作期包括周期性的发冷、发热和出汗热退 3 个连续的阶段。发作的基本动因是患者血液中的疟原虫达到了一定的数量，即超过了发热阈值。

发冷期患者开始感到四肢和背部发冷，继而出现周身寒战、面色苍白、口唇和指甲发绀，同时伴有剧烈头痛、肌肉和关节酸痛，恶心、呕吐常见，体温开始迅速上升。发冷期常持续数分钟至 2 小时不等。

发热期为冷感消失以后，面色潮红，周身燥热，结膜充血，口渴，头痛加剧，常伴有恶心、呕吐，呼吸急促，脉洪而速，体温常可达 40℃以上。儿童，尤其是 5 岁以下的患儿，甚至出现谵妄、惊厥等症状。发热期一般持续 2～4 小时，此期所见的原虫以小滋养体为主。

出汗期始为面颊部和双手微汗，继而波及全身，患者出现大汗淋漓，衣被湿透，体温迅速下降，甚至降至 35℃，发热时的各种症状随之消失。患者感觉舒适，但十分困倦，常安然入睡。出汗期一般持续 2～4 小时。

间歇期是从前一次发作结束至后一次发作开始，其长短主要取决于所感染疟原虫完成一次裂体增殖周期所需的时间，此外还受多重感染、患者免疫力等的影响。恶性疟的发作周期可为数小时至 48 小时，间日疟和卵形疟约为 48 小时，三日疟为 72 小时。间歇期镜检所见以大滋养体为主（恶性疟除外）。发作数次后唇鼻常见疱疹。疟疾发作次数主要取决于患者治疗适当与否以及机体免疫力增强的速度。若无重复感染，多数患者在多次发作后，随着机体对疟原虫产生的免疫力逐渐增强，大量原虫被消灭，发作可自行停止，此过程经 10～20 天。

再燃（recrudescence）是指患者经抗疟治疗或在机体免疫力等作用下，发作停止，但体内尚存少量红细胞内疟原虫，在无新感染的条件下，残存的疟原虫再次大量繁殖，一旦原虫数量超过发热阈值，又可出现疟疾发作。各种疟疾均可出现再燃。

复发（relapse）是指患者经抗疟治疗后，停止发作，症状消失，并在外周血中不能查见原虫，且在无新感染的情况下，肝细胞内的休眠子经过一段休眠后复苏，裂体增殖产生裂殖子进入红细胞行周期性裂体增殖，当达到发热阈值后，再次出现的疟疾发作。复发见于间日疟和卵形疟患者。

贫血可在疟疾发作数次后出现，尤以恶性疟原虫为甚。疟疾患者的贫血程度常超过疟原虫直接破坏红细胞的程度。贫血的原因除了疟原虫直接破坏红细胞外，还与下列因素有关。①脾功能亢进：吞噬正常红细胞。②免疫病理损害：疟原虫寄生于红细胞时，使红细胞隐蔽的抗原暴露，刺激机体产生自身抗体，导致红细胞的破坏。此外宿主产生特异性抗体后，形成的抗原抗体复合物附着在红细胞膜表面，与补体结合后使红细胞膜发生显著改变，从而引起红细胞溶解。③骨髓造血功能受抑制：疟原虫感染后出现严重的骨髓抑制现象和红细胞生成障碍是导致重度贫血的主要原因。2015～2017 年，在 16 个高负担非洲国家进行的住户调查数据显示，5 岁以下儿童轻度贫血占 25%，中度贫血占 33%，严重贫血占 3%，总计贫血症患病率为 61%。疟疾检测阳性儿童的贫血症患病率为 79%，轻度贫血为 21%，中度贫血为 50%，严重贫血为 8%。

三、重 症 疟 疾

重症疟疾是指临床出现严重并发症，疾病进展迅速，病情严重，病死率较高，临床上以脑型、胃肠型、肺型、肝炎型和肾型等多见。

脑型疟患者出现意识障碍或昏迷，绝大部分由恶性疟发展而来，是恶性疟原虫感染后出现的最严重并发症，少数由间日疟原虫和诺氏疟原虫引起，以幼儿及无免疫力的患者多见。是儿童和无免疫力成人患者的主要死亡原因。临床以高热、昏迷为主，常有惊厥、僵直等症状，40% 的患儿出现呼吸异常（如呼吸加深、过度换气等），70% 的患儿出现视网膜病变（如出血、水肿等）。脑型疟病情复杂危重，病死率达 20%。部分患者留有后遗症（偏瘫 42%，语言障碍 28%，行为失常 24%，癫痫 24%，失明 8%，一般性抽搐 6%）。

脑型疟的发病机制尚未完全明了，一般认为是多因素参与的免疫病理性改变，主要原因是脑部微血管内皮细胞被感染了疟原虫的红细胞黏附，造成局部血管阻塞，组织缺氧和营养耗竭。目前认为血管黏附的分子基础包括两个方面：一方面是疟原虫分泌的黏附相关蛋白 pfEMP1 和 KAHRP 等浓集在被感染红细胞膜的结节上，然后再与脑血管内皮细胞膜的相关受体结合；另一方面则是疟疾患者体内产生过量的 TNF-α，其与 IFN-γ 协同作用，激活内皮细胞受体 CD36、细胞间黏附因子 ICAM1 等膜蛋白，也促进了内皮细胞和感染红细胞的黏附。黏附的发生将成熟期的虫体集聚在脑、心、肾等重要脏器内，影响这些组织的营养代谢，造成严重的并发症。此外，疟原虫感染所导致的 TNF 等细胞因子增加，激活免疫细胞产生过量 NO，NO 可扩散到神经元周围，干扰神经传导，引发一系列中枢神经症状，如出现昏迷。NO 还能舒张血管平滑肌，增加颅内压，与脑型疟疾所致的颅内高压有关。恶性疟原虫通过在心脑等器官中的大量集聚，逃避了宿主免疫系统的攻击，如脾脏对感染红细胞的破坏和处理，从而有利于疟原虫自身的发育繁殖。由于早期环状体和配子体的红细胞膜上没有"结节"，恶性疟原虫感染时在患者外周血中仅可查见早期环状体和配子体。

四、孕期疟疾和婴幼儿疟疾

孕期疟疾可导致母亲严重贫血、流产、死胎、早产，胎儿宫内生长抑制、出生体重降低等。孕期疟疾在非洲每年造成约 1 万母亲死亡和 20 万围生期婴儿死亡。孕妇对疟原虫更易感，病情也比非怀孕妇女更严重，发展为重症疟疾的概率提高了 3 倍，并发症包括严重贫血、脑型疟和各种孕期疾病。孕期疟疾易感性增加的因素包括：激素变化会抑制某些免疫反应，体温升高更容易吸引蚊虫，胎盘容易滞留恶性疟原虫。感染红细胞表面的 VAR2CSA 可与胎盘滋养层的硫酸软骨素 A（CSA）结合，滞留红细胞可引起胎盘绒毛炎症，影响胎盘的血管生成、血流、自噬和营养输送，进而影响胎儿发育。

有多种方法和药物可以预防和治疗孕期疟疾，但安全性、有效性和药物动力学都还有待进一步研究，关键是使用药浸蚊帐和早诊断早治疗，世界卫生组织推荐在孕期 4～6 个月用磺胺多辛 - 伯氨喹进行预防性治疗。约有 3500 万孕妇适合于这种预防性治疗，2017 年约 22% 的患者得到 3 次及 3 次以上用药，还需要扩大覆盖范围。孕早期疟疾的治疗曾推荐使用奎宁和克林霉素。动物实验中青蒿素联合用药（ACT）有一定的胚胎毒性，但在人类可能毒性更小（胎盘差异），越来越多的证据表明青蒿素类用于治疗孕早期疟疾并不会增加流产、死胎或畸形的发生率，但其安全性还需要进一步评估。需要通过研究 VAR2CSA 的抗原表位来研发针对孕期的疟疾疫苗。

2007 年估计疟区有 8530 万孕妇，其中 2/3 生活在稳定疟区，那里约有 1/4 的孕妇在分娩时发现胎盘感染疟原虫。2015 年估计非洲的胎盘疟疾导致 90 万名新生儿体重不足。稳定疟区的妇女往往已经获得了疟疾免疫力，感染经常无症状，极少出现高热、脑型疟、低血糖、肺水肿等严重症状，但如果是初次怀孕，缺乏抗胎盘感染的保护，则无症状的持续胎盘感染会导致母亲贫血和胎儿体重不足的严重后果。胎盘疟疾引起的体重不足常导致婴儿出生后 1 个月内夭折，非洲每年可能有 10 万案例。非洲每年有 20 万～50 万孕妇患疟疾相关的严重贫血，容易导致分娩期死亡、心力衰竭和肺水肿。贫血的原因还包括缺铁、缺乏维生素和其他感染等。疟疾导致贫血的原因较复杂，包括红细胞溶血和被吞噬，骨髓中的疟色素使红细胞不能发育成熟，慢性炎症反应抑制造血等。

先天性疟疾多发生于母亲妊娠期初次感染者。胎盘通常能阻止疟原虫侵入胎儿体内，因此先天性疟疾并不多见，可为宫内感染或产时感染，前者可致死胎、早产、宫内发育迟缓、肝脾大等, 后者潜伏期为 7 ～ 30 天。

婴幼儿疟疾通常指 5 岁以下的疟疾患儿, 起病多呈渐进型, 主要表现为行为迟钝, 间或不宁, 厌食, 呕吐。绝大部分患儿出现发热, 但热型欠规则, 畏寒多于寒战, 50% 患儿高热后出汗。由于婴幼儿免疫系统发育尚未健全, 免疫力低, 因而病程较长。婴幼儿恶性疟易发展成重症疟疾, 甚至死亡。

第二节 疟疾的诊断

疟疾属于临床急症, 快速诊断和及时治疗可以降低患者死亡率, 并防止疟疾进一步蔓延。在症状体征等初步怀疑为疟疾的基础上, 确诊疟疾和鉴别虫种的依据是在外周血红细胞内发现疟原虫。疟色素是疟原虫的环形体以后各期虫体消化分解血红蛋白后的终产物, 吉姆萨染色后呈棕黄色、棕褐色或黑褐色。4 种人体疟原虫虽然基本结构相同, 但不同发育时期的形态特征不同, 被寄生的红细胞在形态上也发生变化。在疟疾病例治疗中, 显微检查和快速诊断测试 (RDT) 是推荐的诊断技术, 而在实验室条件下, 常用高灵敏RDT、PCR、LAMP 等方法进行检查。及时诊断和治疗是防止疟疾轻症发展为严重疾病和死亡的最有效手段。所有到过疟区的人如果发热, 都应诊断排查, 疟疾显微检查厚血膜和薄血膜是诊断的参照标准。

一、显微检查

诊断疟疾的可靠方法是由受过训练的医师对患者的染色血涂片进行显微检查。虽然骨髓涂片的阳性率明显高于外周血, 但骨髓穿刺法一般不作为疟疾常规的诊断方法, 仅在特殊情况下用于鉴别诊断。疟疾显微检查需要专门训练、认真仔细、规范操作、视力良好等条件。

制备血涂片应使用高品质的清洁载玻片, 能在湿热地区防雾。血涂片记录要完整清楚, 内容应包括: 制作地、患者居住地, 患者联系方式, 患者姓名、性别、年龄, 患者编号用作血涂片编号, 患者症状、体温、体重等细节, 血涂片检查结果 (疟原虫阳性或阴性、虫种、虫期、是否观察到恶性疟配子体等), 检查前的任何抗疟治疗, 其他临床说明、观察、评价等。血涂片记录应当成为一种日常规范。

医务人员意外沾染了患者的血液可能会导致很多种疾病。防范措施包括: 戴手套操作; 不要用手直接去拿血液或干血块; 用防水材料覆盖划口和擦伤处; 注意不要被接触过血液的尖锐物扎破; 完成任务后用肥皂彻底洗手; 如果血液进入了皮肤, 迅速用蘸了酒精的棉球挤出, 然后尽快用肥皂水清洗沾染处。沾染过血液的手术刀、破损玻片、棉球等要妥善处置。

一般从患者的环指指尖或婴儿的踇趾采血, 也可从耳垂采血。在患者寒战、发热时采血可提高阳性检出率。对症状酷似疟疾而血检阴性者, 应坚持一天查血 2 次, 连续数天。厚血膜上有多层血细胞, 染色时血红蛋白溶解 (脱血红蛋白处理), 漏检率低。薄血膜用于在厚血涂片上不能确认的情况下确认虫种。好的薄血膜只有一层血细胞覆盖一小半玻片, 另一端用于贴标签, 但现在已不推荐贴标签。用软铅笔直接写标签时, 不要舔铅笔头。厚血膜的检出率比薄血膜高出很多倍。

采血的典型操作是在记录患者信息后, 带上防护性乳胶手套, 持患者左手, 掌心向上,从患者的环指或婴儿的踇趾采血。无论成人还是儿童都不要从拇指上采血。用酒精棉球清除手指油污，用棉布擦干并促进血循环。用针尖迅速旋转刺破指尖球部，轻挤后用干棉球擦掉第一滴血，注意不要在伤口处留下棉纤维。手持玻片，轻挤后在玻片正中取直径 2 mm 的小血点，用于制备薄血涂片。再在间隔 1 cm 处取 2 ～ 3 个更大一些的血点。用棉球擦掉指尖剩余血液。

用另一片干净且边缘平整的玻片来推制薄血膜和厚血膜（图 3-1）。厚血膜可制成圆形或矩形，圆形直径 1 cm 左右，尽量均匀，血涂片晾干时注意避免倾斜、灰尘、强光和过热。用铅笔在玻片上做必要的标记，注意不要用钢笔或圆珠笔。血膜干透后，用记录纸包住玻片后尽快送实验室，或暂时存放于干燥盒中，注意不要使干燥盒沾染血液，做好的血涂片和干净的玻片要放在不同的

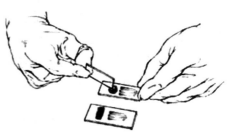

图 3-1　在一张玻片上制备薄血膜和厚血膜，厚血膜推成均匀的圆形或矩形

干燥盒内。注意避免血涂片制备的一些常见问题，包括血膜位置不佳、血太多或太少、玻片不干净、血膜不匀、血膜晾干时被飞虫等污染、血涂片放置时间过长或受潮、血涂片互相粘连。

吉姆萨染液含伊红和甲基蓝，伊红将疟原虫染色体染成红色或粉色，甲基蓝将疟原虫细胞质染成蓝色。各种白细胞核会被染成蓝色至黑色。吉姆萨染液应避免光照、氧化、加水稀释等。用时不要摇晃，否则会增加玻片上的沉淀物。

快染法（10%）用于出诊和需要快速诊断时，特点是快速，但比较费染料，适于染 1 ～ 15 片。厚血膜干透后，固定薄血膜可用棉布蘸甲醇或玻片浸入甲醇，注意避免厚血膜粘到甲醇，因为这种快速固定会使厚血膜染色不佳。10% 吉姆萨染液的制备方法是将 1ml 原液加入 9 ml 磷酸缓冲液（pH 7.2），每个血涂片约需要 3 ml 染液来覆盖，根据经验染色 8 ～ 10 分钟，清水轻轻洗去染液，干燥后即可镜检。

大量血涂片的染色，两片血涂片背对背贴放，厚血膜在同一侧。2% 吉姆萨染液的制备方法是 2 ml 原液加入 98 ml 磷酸缓冲液（pH 7.2）。在染槽中根据经验染色约 30 分钟，用水轻轻洗去染色渣，干燥后即可镜检。

油镜下经吉姆萨染色血涂片中红细胞呈双凹圆盘形，直径 7.5 μm，浅灰色或浅粉红色，无核。某些红细胞稍大一些，或呈卵形。白细胞稀少，个体差异大，类型多，一般分为单核的和多形核的白细胞。中性粒细胞占健康人白细胞的 65%，胞质有很多颗粒，核染成深紫色，疟疾患者的中性粒细胞可含有疟色素（棕黄色至黑色，不被吉姆萨染色）。嗜酸性粒细胞占 1% ～ 4%，染成粉红色时是染色良好的标志，超过 8% 则需要记录和报告。嗜碱性粒细胞极少，为看似蓝色或淡紫色的大颗粒。单核细胞最大（12 ～ 18 μm），占 2% ～ 10%，核肾形，胞质中有少量粉红色颗粒，也可吞噬疟原虫。淋巴细胞有大小两型，共占 20% ～ 45%，大淋巴细胞的圆核染成深紫色，胞质水蓝色，可含紫色颗粒。小淋巴细胞只比红细胞略大，胞质很少，核呈暗蓝色。血小板形状不规则，蓝色背景中有红色颗粒，血小板易与疟原虫混淆。

疟疾的诊断需要在外周血涂片上找到疟原虫的无性繁殖型。吉姆萨染色最为常用，其他染色方法如瑞氏染色也可使用。应检查厚薄两种血涂片，与薄片相比，厚血涂片可以多富集 20 ～ 40 倍从而增加诊断的敏感性。如果临床高度怀疑疟疾而首次血涂片阴性，

则应该连续两天每 12 ～ 24 小时重复一次。镜检厚血膜，计数每个视野中的疟原虫数和白细胞数，计数 200 个白细胞以上，疟原虫密度很低时计数 1000 个，以原虫数 /μl 表示密度。如果无法进行白细胞计数，则以 8000 个白细胞每微升血计算。

薄血膜中疟原虫的形态结构完整、清晰，易于确诊，但虫数较少，容易漏检；厚血膜中原虫较集中，可提高检出率，但染色过程致使红细胞溶解且原虫皱缩变形，鉴别需要一定的经验。厚血膜检出率是薄血膜的 15 ～ 25 倍，但由于原虫形态有所改变，虫种鉴别比较困难。最好是一张玻片上同时制作厚、薄两种血膜。在疟原虫环状体以后的各期均可见到疟色素，待原虫完成裂体增殖后才被排出虫体外。吉姆萨染色后，疟原虫的核为紫红色，细胞质为蓝色，疟色素不受染色的影响为棕黄色、黑褐色。

检测特异性 DNA 的实验室诊断方法灵敏度较高，显微检查通常能达到每微升 100 虫。当待检查的量很大时，显微检查可能是成本最高和最耗时的方法。另外，很多疟区不能完全满足显微检查的要求，如合格的显微镜、试剂、工作环境、血片质量、设备和技术的维持等。

二、快速诊断测试

快速诊断测试（quick diagnostic test，RDT）是指对疟原虫抗原进行显色的试纸、试剂盒或测试卡。RDT 的优点是易用、成本低、快速、便携、条件要求低、易培训；缺点是假阴性率较高、无症状检测灵敏度低、热不稳定、不能分辨当前感染与既往感染、不能定量虫密度等。一种免疫浸条可用于检测血浆中的特异抗原，简便快捷，在 2 ～ 15 分钟即出结果，常可替代显微检查，但在灵敏度、成本、可靠性等方面仍有一些问题有待解决。

快速诊断测试出现于 20 世纪 90 年代，目前已有 200 多种产品，能满足准确、快速、低成本的疟疾诊断，无须特殊的设备和技术人员。某些 RDT 已达到每微升血 100 虫的灵敏度。大多数 RDT 都是检测指尖 5 μl 全血中的疟原虫可溶性抗原，包括恶性疟原虫组氨酸丰富蛋白 HRP2、疟原虫乳酸脱氢酶 pLDH 和疟原虫醛缩酶，这三种抗原都是从环状体至滋养体逐渐升高，裂殖体又有所下降，配子体也有表达。虫体所处阶段对 RDT 的灵敏度有一定影响。虽然 pLDH 和醛缩酶可用于检测所有疟原虫，但最敏感的是 HRP2 测试。某些恶性疟原虫种株发生了 HRP2 缺失，因而不能被测试 HRP2 的 RDT 检出。

世界卫生组织从 2010 年开始倡导广泛使用 RDT。2017 年全球共销售 2.76 亿份 RDT，通过各国疟疾项目免费分发了 2.45 亿份 RDT，大多数（66%）是专门检测恶性疟原虫的试剂盒，供应给撒哈拉以南非洲地区。在撒哈拉以南非洲地区公共卫生系统中，RDT 日益成为诊断疑似疟疾病例的最常用方法。2017 年全球有 75% 的疟疾检测使用 RDT，而 2010 年仅为 40%。RDT 的推广大大提高了经济不发达地区的疟疾诊断率，2015 ～ 2017 年，非洲发热儿童到医院后，已有 74% 进行了疟疾诊断，私人诊所的这一诊断比例也达到 63%。

三、分子诊断技术

显微检查和 RDT 都难以检出密度很低的带虫者，而分子诊断方法可显著提高灵敏度。常用的分子方法包括巢式聚合酶链反应（PCR）、定量 PCR、核酸基序扩增 NASBA 等，灵敏度都很高，即便只有几个疟原虫也可能被检出，正在发展的 RNA 检测方法还可进一步提高灵敏度。每个疟原虫细胞有数千拷贝的 18S rRNA，这是目前最灵敏的分子标记。在疟区普查中，分子检查的检出率大约是显微检查的 2 倍，在低度疟区常有 80% 的带虫者不能显微检出，而在某些极端情况下，人群中所有的感染者都不能被显微检出，只能用 PCR 检出。

我国已进入消除疟疾阶段，对诊断的要求已不同于病例控制阶段，需要新的诊断技术来弥补常规临床诊断的不足。临床诊断的目的是检查出所有导致临床疾病的感染，疟区的常规诊断方法是显微检查和 RDT。但在消除疟疾阶段，诊断不再局限于有症状的感染者，而是要检查所有可能的感染者，不论虫密度高低和有无症状。这对诊断的可靠性、灵敏度和普查方法都是新的挑战。

已经发展了针对配子体 *pf*s25 mRNA 的 PCR 方法，可检出显微检查难以发现的低密度配子体。一项实验还发现低密度虫血感染蚊的概率比高密度虫血的感染率降低 80%，但由于低度感染者在人群中的比例更大，他们对蚊感染的贡献可能为 20% ～ 50%。消除疟疾阶段需要发展针对配子体的分子检测方法。分子检查研究表明，很多无症状感染者不能被常规方法检出，却长期带虫，成为重要的传染源，维持着疟疾的传播。目前临床上主要采用 RDT 和显微检查方法，而高灵敏和高特异的分子诊断技术主要用于研究和监测，为消除疟疾发挥着越来越大的作用。

环介导等温扩增（LAMP）比 PCR 的设备更简单，检测时间更短（只需 60 ～ 90 分钟），灵敏度和特异性接近 PCR 方法，但对技术和电力的要求较高，还不适于推广到临床。在消除疟疾阶段，LAMP 可作为鉴定无症状带虫者的一种备选方法。

四种疟疾检查方法的比较见表 3-2。

表 3-2　四种疟疾检查方法的比较

诊断方法	测试费用（美元）	测试时间	灵敏度	特异性	所需条件
显微检查	0.12 ～ 0.40	1 小时	不定	不定	专业人员、设备、染色
RDT	0.55 ～ 1.50	20 分钟	> 85%	> 99%	试剂盒、储存条件
PCR	1.5 ～ 4.0	> 6 小时	100%	> 99%	设备、试剂
LAMP	0.4 ～ 0.7	1 小时	97.3%	> 85%	DNA 提取

核酸探针和 PCR 也应用于疟疾诊断，但 DNA 探针操作烦琐费时，实验室条件较高。国内已建立同时检测间日疟和恶性疟的复合 PCR 系统，可扩增出这两种疟原虫的 DNA 片段，有助于诊断混合感染，区分交叉反应，是有广泛应用前景的检测手段。显微检查的灵敏度比分子方法低。

四、诊断与鉴别

疟疾的诊断结果分为带虫者（无临床症状但查见疟原虫）、疑似病例（有病史及典型症状）、临床诊断病例（疑似且假定性治疗有效，并有一定的检查支持）和确诊病例（病史、症状且镜检疟原虫阳性）。疟疾诊断的依据包括流行病学史（疟区停留史、输血史）、临床表现（周期性发冷、发热、出汗、脾大、贫血等）、实验室检查（病原学、免疫学、分子检查）、治疗性诊断等。

流行病学史：有在疟疾流行区居住或旅行史，近年有疟疾发作史或近期曾接受过输血的发热患者都应被怀疑。

临床表现：典型的周期性寒战、发热、出汗可初步诊断。不规律发热，而伴肝、脾大及贫血，应想到疟疾的可能。凶险型多发生在流行期中，多起病急、高热寒战、昏迷与抽搐等。流行区婴幼儿突然高热、寒战、昏迷，也应考虑本病。血常规常见白细胞总数和中性粒细胞基本正常，嗜酸性粒细胞稍高，血红蛋白降低，多次发作后更明显，少数血小板下降。影像学检查腹部超声示脾大，少数患者肝大。

血清学检查：抗疟抗体一般在感染后 2 ~ 3 周出现，4 ~ 8 周达高峰，以后逐渐下降。现已应用的有间接免疫荧光、间接血凝与酶联免疫吸附试验等，阳性率可达 90%。一般用于流行病学调查。

实验室检查：主要是查找疟原虫，通常找到即可确诊。血涂片找疟原虫应当在寒战发作时采血，此时原虫数多、易找。需要时应多次重复查找。并一定要做厚血涂片寻找。如临床高度怀疑而血涂片多次阴性可做骨髓穿刺涂片查找疟原虫。

分子生物学技术诊断：PCR 检测的灵敏性和特异性均较高。有多种 PCR 检测方法，如巢式 PCR、反转录酶 PCR、PCR-ELISA 等，除可以直接检测血样中的疟原虫外，还可以检测滤纸干血滴上的疟原虫。DNA 探针检测具有良好的特异性和稳定性。

治疗性诊断：临床表现类似疟疾，但经多次检查未找到疟原虫。可试用杀灭红内期原虫的药物，治疗 48 小时发热控制者，可能为疟疾。

临床表现典型的疟疾，诊断不难。但对于非典型病例（占 1/3 以上），须与其他疾病相鉴别，包括急性上呼吸道感染、假性急腹症、附红细胞体病、巴贝虫病、急性血吸虫病、丝虫病、黑热病、阿米巴肝脓肿、伤寒、败血症、布鲁氏菌病、钩端螺旋体病、急性肾盂肾炎、粟粒性结核、胆道感染等。脑型疟易与日本脑炎、中毒性痢疾、中暑等相混淆，通常需要仔细反复查找疟原虫。对于症状不明显的疟疾，或疑似疟疾的其他疾病，应进行鉴别。疟疾有发热和肝脾大症状，应与有此特征性症状的其他疾病相鉴别。

第三节 疟疾的治疗

控制疟疾的重要环节是有效的药物治疗。世界卫生组织于 2006 年、2010 年和 2015 年三次发布了《疟疾治疗指南》，促使疟区国家的治疗政策逐步转向推荐的青蒿素联合治疗，从而有效降低了全球疟疾的发病率和死亡率。根据 2015 年版的《疟疾治疗指南》及一些新的趋势，本节对疟疾的治疗做一简要介绍。

一、疟疾诊疗的趋势

在 21 世纪，疟疾治疗在个人和人群水平上都发生了显著变化，并显著减少了疟疾在全球的传播。ACT 被广泛推广，通用于所有疟疾。除了病媒控制措施和社区诊治设施，大量针对性的 ACT 服药加伯氨喹有利于快速消除恶性疟。在非洲，孕期妇女和婴儿的预防性治疗和儿童的季节性化学预防已经展开，但抗性威胁也在增加。杀虫剂抗性也影响着药浸蚊帐（ITN）和室内滞留喷洒（IRS）的效果。安全使用伯氨喹的问题是 G6PD 测试不足。为防止疟疾发病率和死亡率的增加，世界卫生组织呼吁全球进一步增加经费，用于疟疾的治疗、控制和研究。

世界卫生组织给出了治疗疟疾的 4 条核心原则：①早诊断早治疗，恶性疟可能很快进展为重症疟疾，尤其是对缺乏免疫力的人群。不经治疗的重症疟疾几乎总是导致死亡。应保证疟疾症状发作后 24 ~ 48 小时得到早期诊断和有效治疗。所有疑似疟疾的病例都应使用 RDT 或显微检查来进行确诊。②合理使用抗疟药，为减少药物抗性的扩散，应限制不必要的抗疟药使用，并注意区分疟疾与其他热病。抗疟药只应用于真正的疟疾患者，并应保证疗程的完整。应将快速诊断测试 RDT 推广到社区初级医疗机构。③联合治疗，防止和延缓抗性是控制和消除疟疾取得成功的关键。为保护现有的和将来的抗疟药，所有疟疾病例都应当使用至少两种机制不同的有效抗疟药（联合治疗）。④根据体重决定剂量，治疗用的抗疟药必须保证质量，并为患者确定最优剂量，尽量做到快速治愈和避免感染者传播疟疾。治疗应该使感染后的临床症状和寄生虫学治愈的似然率最大化。剂量应基于患者的体重，并应在充足的时间内提供有效浓度，足以消灭感染的所有目标虫体。

在世界卫生组织 2015 年发布的《疟疾治疗指南》中给出了疟疾临床诊疗的 4 个主要建议：①对疑似疟疾的患者要先进行寄生虫学诊断，即显微检查或快速诊断测试，确诊后才开始抗疟治疗。如果无法在患者到达后的 2 小时内获得诊断，也可考虑先给予临床治疗。②所有非复杂型恶性疟都用 ACT 进行治疗。低传播区的抗疟治疗还应增加单次低剂量的伯氨喹，以降低感染的传播风险，用药前可不进行 G6PD 检查。③间日疟用 ACT 进行治疗。在未发现氯喹抗性株的地区，也可用氯喹进行间日疟治疗；在已发现氯喹抗性株的地区，用 ACT 进行间日疟治疗。为防止间日疟的复发，应增加一个完整疗程的伯氨喹治疗，应根据 G6PD 活性来制定患者的服用剂量和服药频率。④重症疟疾要用青蒿琥酯注射剂（肌内或静脉）进行至少 24 小时治疗，然后，如果患者能够耐受口服药，就要进行 3 天完整疗程的 ACT 治疗。

疟疾治疗的一些新趋势包括：①各种疟疾的一线治疗方案是重症疟疾用青蒿琥酯静脉注射剂，非重症的各种疟疾用口服 ACT 治疗。②虫种诊断技术已用于指导伯氨喹杀灭恶性疟原虫配子体，以减少疫区传播，并可根治间日疟和卵形疟以避免复发。③青蒿琥酯治疗后，由于脾清除固缩的环状体，会出现延迟发生的感染红细胞溶血。④ACT 抗性恶性疟正在大湄公河地区扩散，ACT 治疗失败的病例正在增加。

二、疟疾治疗药物

抗疟药可分为治疗药、病因性预防药和根治药。治疗药为红内期疟原虫抑制剂，用于控制症状、治疗现症疟疾患者。目前常用青蒿素类药物的复方联合用药，也用磷酸氯喹、磷酸哌喹、磷酸咯萘啶等。青蒿素类抗疟药在临床上只用其衍生物，包括蒿甲醚、青蒿琥酯和双氢青蒿素，这类药物作用于疟原虫的膜系结构，具有吸收快、分布广、代谢及排泄迅速的特点，所以治疗时需要多次给药。

蒿甲醚有肌内注射和口服两种剂型，临床以注射剂为主。口服不良反应较轻，主要有呕吐、皮肤烧灼感、心动过缓或窦性心动过速、网织红细胞数下降等。少数病例在疟疾热退后仍有体温短暂上升现象。孕妇慎用，妊娠期 3 个月以内的孕妇禁用。

青蒿琥酯有口服片剂和针剂，临床以口服为主，也可静脉或肌内注射，但不宜做静脉滴注。主要不良反应包括外周血液中出现中性粒细胞减少、网织红细胞数下降、尿素氮及谷丙转氨酶升高等。孕妇慎用，妊娠期 3 个月以内的孕妇禁用。

双氢青蒿素有口服剂和栓剂，主要不良反应包括腹痛、恶心、腹泻等，偶见皮疹、网织红细胞下降、尿素氮及谷丙转氨酶升高、窦性心动过缓、心律不齐或室性期前收缩等，14 天后可消失。孕妇慎用，妊娠期 3 个月以内的孕妇禁用。

通常将青蒿类药物制成复方或与其他抗疟药联合用药，以延缓疟原虫对这类药物产生抗性，或缩短其疗程、降低治疗费用。复方制剂蒿甲醚为蒿甲醚与本芴醇组成的复方片，疗效明显优于单用蒿甲醚或本芴醇。双氢青蒿素 - 哌喹复方制剂用于治疗抗药性恶性疟。三种青蒿素衍生物分别与咯萘啶同时口服联用，对抗药性恶性疟的治愈率高，耐受性好，无明显不良反应。国内还注册了青蒿琥酯片加阿莫地喹片、复方磷酸萘酚喹片、复方青蒿素片等。

病因性预防药如乙胺嘧啶等，能抑制配子体在蚊体内的发育和增殖，也称为孢子增殖抑制剂或孢子杀灭剂，主要用于控制或阻断疟疾传播。口服乙胺嘧啶在胃肠道吸收较快且完全，能与血浆蛋白质广泛结合，主要分布于体液中，排泄缓慢。口服不良反应较轻，但长期服用可引起积蓄中毒，出现食欲减退、呕吐、腹痛、腹泻、贫血、白细胞和血小板减少等反应。疟原虫对乙胺嘧啶的敏感性已经下降。

根治药如伯氨喹，能杀灭肝内休眠子和红细胞内配子体，临床上与红内期疟原虫抑制剂配合，用于根治间日疟和控制疟疾复发。伯氨喹对红内期疟原虫几乎无作用。口服伯氨喹吸收迅速而完全，药物分布广泛，在肝脏中浓度最高，血药浓度在体内维持时间不长，代谢和排泄快，需多次给药方能奏效。伯氨喹不良反应较大，一般为胃肠道反应，如厌食、上腹部不适、呕吐、腹痛、痉挛，还可发生头晕等，偶有腹绞痛，也会出现中性粒细胞减少等。G6PD 缺乏的患者口服伯氨喹后可发生溶血反应，临床上出现口唇和皮肤发绀、胸闷等缺氧症状。若不及时停药和采取急救措施，可造成死亡。故在 G6PD 缺乏人群中使用伯氨喹应在医护人员的监护下进行。孕妇禁用。

抗疟药的治疗剂量都比较安全，治疗中常见的头晕、头痛、恶心、呕吐、轻度腹泻或胃部不适等均为一般反应，无须停药，一般可自行消失。但服用过量抗疟药引起中毒时，应立即停药，并根据情况进行催吐、洗胃、导泻、卧床休息、输液等处理。

三、非复合型疟疾的治疗

非复合型疟疾（uncomplicated malaria）是指出现了疟疾症状和虫血症，但无重症信号，也无重要器官的功能紊乱。下面的治疗方案主要来自世界卫生组织 2015 年出版的《疟疾治疗指南》，翻译可能有各方面的误差，仅供参考。

目前非复合型恶性疟的治疗方案是：儿童和成人患者（怀孕 3 个月内妇女除外）可选用推荐的 5 种青蒿素复方之一：蒿甲醚 + 本芴醇；青蒿琥酯 + 阿莫地喹；青蒿琥酯 + 甲氟喹；双氢青蒿素 + 哌喹；青蒿琥酯 + 磺胺多辛 + 乙胺嘧啶。青蒿素复方必须含有青蒿素衍生物，并要用足 3 天。选用双氢青蒿素 + 哌喹治疗体重不足 25 kg 的儿童时，应保证 3 天内双氢青蒿素不低于 2.5 mg/kg，哌喹不低于 20 mg/kg。在低传播区，除了用青蒿素复方进行治疗外，为减少传播，还应单次服用 0.25 mg/kg 剂量的伯氨喹（不包括孕妇、半岁以内婴儿及其哺乳妇女），一般不需要进行 G6PD 检测。

妊娠 3 个月内患非复合型恶性疟的患者，可使用 7 天的奎宁 + 克林霉素。非复合型恶性疟的艾滋病患者若已经在使用复方增效磺胺，应避免使用青蒿琥酯 + 磺胺多辛 + 乙胺嘧啶；若已经在使用依法韦仑或齐多夫定，应避免使用青蒿琥酯 + 阿莫地喹。恶性疟原虫高虫血症者易发生治疗失败、重症疟疾和死亡，因此除青蒿素复方治疗外，还应密切监护。

非复合型间日疟、卵形疟、三日疟和诺氏疟的治疗方案是：如果疟原虫种类不明，按非复合型恶性疟的疗法进行治疗。在氯喹敏感地区，可考虑用青蒿素复方（早期孕妇患者除外）或氯喹进行治疗。在氯喹抗性地区，仅考虑青蒿素复方（早期孕妇患者用奎宁治疗）。

预防间日疟或卵形疟的复发：使用伯氨喹治疗时应检查患者的 G6PD 状态。为预防复发，应使用 0.25～0.5 mg/kg 剂量和 14 天的伯氨喹。对 G6PD 缺乏症者，为防止复发，可使用 0.75 mg/kg 伯氨喹每周 1 次，连续 8 周，并检测伯氨喹可能引起的溶血。当 G6PD 状态不明时，使用伯氨喹应注意权衡风险和益处。妊娠和哺乳的妇女如果要进行每周的化学预防复发，可考虑使用氯喹直至妊娠期和哺乳期结束，可根据 G6PD 状态进行伯氨喹治疗。

疟疾的护理评估包括病史、身体评估、实验室及其他检查。常见的疟疾护理问题包括体温过高、潜在并发症、活动无耐力等。疟疾护理措施包括隔离（病室防蚊灭蚊）、病情观察、休息、饮食、用药护理、降温措施、心理护理、安全护理、对症护理、并发症护理等方面，并进行疟疾预防和疟疾相关知识的指导。

去疟疾流行区旅行后出现发冷、发热、出汗等不适症状应及时就医，入境和就医时应主动告知其旅行史。疟疾确诊后，应按照医嘱全程、足量服药，避免出现复发和耐药现象。医务人员对确诊的疟疾病例应按照《抗疟药使用规范》给予足量规范的抗疟治疗。此外需要注意的是充分的休息和水分的补给，对食欲不佳者给予流质或半流质饮食，至恢复期给予高蛋白饮食；吐泻不能进食者，则适当补液；有贫血者可辅以铁剂。寒战时注意保暖；大汗时应及时用干毛巾或温湿毛巾擦干，并随时更换汗湿的衣被，以免受凉；高热时采用物理降温，过高热患者因高热难忍可使用药物降温；凶险发热者应严密观察病情，及时发现生命体征的变化，详细记录出入量，做好基础护理。

四、重症疟疾的治疗

重症疟疾的诊断包括临床判据和实验室判据。临床判据为：虚脱，一天 2 次以上惊厥，昏迷，呼吸窘迫（酸中毒性呼吸），休克，肺水肿（影像学检查确认），异常出血，黄疸，无尿，血红蛋白尿（黑水），反复呕吐。实验室判据：贫血（成人血红蛋白 < 70 g/L，儿童 < 50 g/L）；酸中毒（缺碱 > 8 mEq/L 或碳酸氢盐 < 15 mmol/L 或静脉乳酸 > 5 mmol/L）；低血糖（< 2.2 mmol/L 或 40 mg/dl）；肾损伤（肌酐 > 265 mmol/L 或 3 mg/dl 或血尿 > 20 mmol/L）；黄疸和疟原虫计数大于 10 万个 /μl；高虫血症大于 10%。

重症疟疾的治疗应包括抗疟治疗、支持治疗、对症处理、并发症治疗以及加强护理、防止合并感染。抗疟治疗必须采用杀虫作用迅速的抗疟药进行肌内注射或静脉给药。支持治疗要适量输液，补充足量的葡萄糖，纠正代谢性酸中毒和维持水电解质平衡，必要时给予输血。第一天使用肾上腺皮质激素（地塞米松或氢化可的松）控制高热和促进病情恢复，以尽快控制高热和抽搐，促使患者清醒。

对所有重症疟疾患者应静脉或肌内给药青蒿琥酯至少 24 小时，直至能耐受口服药物，然后进行 3 天的青蒿素复方治疗，低疟区增加单剂量伯氨喹。对体重低于 20kg 的儿童应适当加大剂量，以保证体内剂量与成年患者相当。没有青蒿琥酯时，蒿甲醚疗效优于奎宁。

重症疟疾的抗疟治疗对成人、孕妇和儿童同样适用，视情况略有差别。一个推荐的抗疟治疗方案是 0、12、24 小时静脉注射青蒿琥酯，然后每隔 24 小时注射一次，剂量为 2.4 mg/kg，如果体重小于 20 kg，剂量为 3.0 mg/kg。其他两个抗疟治疗方案是：①二盐酸奎宁静脉滴注 20 mg/kg 起始 4 小时，然后 10 mg/kg，每 8 小时滴注 2 小时。②蒿甲醚肌内注射 3.2 mg/kg 起始，然后每 24 小时注射 1.6 mg/kg。经过 24 小时治疗后，如果患者可以进食，可口服 ACT 治疗 3 天。对于到过青蒿素抗性区的患者，推荐青蒿琥酯静脉注射＋奎宁静脉给药。

第四节　疟疾的预防

本节从预防医学角度简要介绍疟疾的流行病学、筛查、预防性治疗和控制措施。关于疟疾蚊媒控制的更多内容详见第四章。

一、疟疾流行病学

疟疾的发生和流行必须具备传染源、传播媒介和易感人群三个条件。疟疾的传染源是外周血有配子体的现症患者和带虫者。血液中配子体的数量、成熟程度及雌雄配子体的比例等因素均能影响配子体的感染性。红内期疟原虫可经输血感染受血者。现症患者和无症状带虫者的末梢血液中存在配子体时即具有传染性，成为传染源。疟原虫在人体内的生存期为恶性疟原虫 1～3 年，间日疟原虫 2～10 年，三日疟原虫 3～50 年。血液中出现无性虫体后，末梢血中出现配子体的时间为恶性疟原虫 7～10 天，间日疟原虫 2～3 天。疟疾诱导人体产生不完全免疫类型中的带虫免疫，可随体内疟原虫的消失而消退。

气温条件决定疟原虫蚊期发育的长短，在 16～30℃，气温越高，疟原虫的蚊期发育越快，低于 16℃和高于 30℃，其发育均变慢。湿度影响按蚊的发育，以相对湿度 60%～85% 最为适宜。

疟原虫对所有人普遍易感，例外包括因某些遗传因素对某种疟原虫不易感、高疟区婴儿在 6～9 个月可从母体获得一定的抵抗力。反复感染可使机体产生一定的保护性免疫力，因此疫区成人发病率低于儿童，而外来的无免疫力人群常可引起疟疾暴发。

疟疾的流行除具备传染源、传疟媒介、易感人群这三个基本环节外，传播强度还受到自然因素和社会因素的影响。最重要的自然因素是气候变化引起温度和雨量的改变，从而直接影响按蚊的数量、吸血活动、原虫发育等。主要的社会因素是流动人口增多、居住条件差、忽视防护措施等。云南省和缅甸、越南、老挝等高疟区接壤处，可因境外输入传染源，引起局部疟疾暴发流行。

疟疾的传播密度依赖于疟原虫、媒介、人类宿主和环境的多种因素。传播密度较高的地区往往蚊的寿命较长，且雌性按蚊更喜欢叮人而不是叮咬其他动物。雌雄按蚊的存活和寿命对于疟疾传播很重要，因为疟原虫通常需要 7～10 天才能在蚊体内发育至可以感染人。雌性按蚊的寿命依赖于内在的遗传因素及温度、湿度等环境因素。非洲媒介种类有很强的嗜人习性，这就是为什么 90% 的世界疟疾发生在非洲的原因之一。

特定地理区域内的疟疾传播密度对临床疾病的模式和分布有重要影响，也影响到媒介控制措施的选择。在疟疾稳定传播的条件下，人群持续暴露于高频的疟疾感染，并在儿童早期获得临床疾病的部分免疫力，使年龄较大的儿童减少了发展为重症疟疾的风险。稳定传播地区的临床病例主要是获得部分免疫力之前的幼儿，疟原虫密度可能发展至很高，并很快进展为重症疟疾，而青少年和成人由于部分免疫，极少发生临床症状，但血液中可能持续带有低密度虫体，可感染蚊。撒哈拉以南的非洲很多地区都是这种情形。免疫力在孕期会发生变化，因此孕妇，尤其是头胎孕妇的感染风险和严重程度都会增加。离开疟区多年的人会逐渐丧失免疫力。疟疾不稳定传播区包括亚洲、拉美和世界上仍有疫情的其他地区。疟疾传播密度随季节和年份而在较小区域内大幅波动。这些地区主要是间日疟，低水平传播延迟了免疫力的获得，所有年龄的感染者都可能发展为急性临床疟疾，若不治疗，有发展为重症疟疾的风险。疟区的无免疫力旅行者，如果感染后不及时给予有效治疗，发展为重症疟疾的风险特别高。

二、疟疾筛查

血库筛查是为了确保献血中不含任何可传播病原，筛查方法包括献血者选择和实验室检查。世界卫生组织建议至少要筛查 HIV、HBV、HCV 和梅毒，在特定情况下还应筛查疟原虫和锥虫。献血包括全血和加工成分，一般在 4℃ 条件下保存 42 天，冷藏 5 天可使一些病原失活，但疟原虫可在冷藏血中存活 20 天。由于全球性的供血短缺，献血通常不会冷藏较长时间。带有疟原虫的血液输给有免疫力的人通常问题不大，但无免疫力者受血后可引起严重病症。献血者筛查在各疟区有各种差异，包括临床病史和发热等症状的筛查。疟区血库的实验室检查常用显微检查和 RDT，而分子生物学方法还有待普及。

非血采样包括采集骨髓、尿液、唾液等，可避免出血和避开一些宗教禁忌，并适用于某些大规模疟疾筛查项目。2006 年报道聚合酶链式反应（PCR）可从患者的唾液和尿液中检出疟原虫的 DNA 特征。2008 年报道了从患者的唾液样品中检出恶性疟原虫抗原的方法。非血采样主要考虑唾液、尿液和汗液。

唾液成分复杂，包括唾液腺分泌物、牙龈液、鼻腔和支气管分泌物，以及口腔内的伤口血清物质、上皮脱落物、食物成分、细胞和微生物等。唾液中含有近 40% 的疾病标志分子，可用于检查癌症、卒中、心血管病等。唾液持续可得且容易收集，因而具有明显的采样优势。

尿液是肾小球过滤血浆后产生的废物。人体平均每天过滤 150 L 血，产生 1.5 L 尿液。尿检常用于分析疾病进程和肾功能。

汗液由皮肤汗腺分泌，成人平均有 300 万个汗腺，每天最多可出汗 14 L。出汗可调节人体体温，人在运动、过热、疾病和情绪受迫时出汗。情绪性出汗往往在手心、脚掌、腋下和额头，体质性出汗则是全身冒汗。出汗受性别、遗传、环境、年龄、适应性等因素影响。疟疾的临床症状之一是发热引起的出汗。汗液浓度为 0.2% ~ 1%，含有盐分、乳酸、尿素及皮肤微生物分泌的有机物。与唾液和尿液相比，汗液成分不够稳定。

实验表明，用于血液分析的 RDT 在分析唾液和尿液时也可能有效。PCR 和 LAMP 高度灵敏，可在唾液、尿液和汗液中检出疟原虫 DNA。非血采样的优点包括非侵入性、安全、量大，无须专业人员，患者自己就可以收集样品。非血采样不触及禁忌，可覆盖的人群很广。

三、预防性治疗

疟疾的个体预防是指疟区居民或短期进入疟区的个人，为防蚊叮咬、不发病或减轻临床症状而采取的防护措施。个人防蚊叮咬措施包括驱蚊、避免皮肤暴露、涂抹防蚊剂、使用溴氰菊酯浸泡蚊帐、户外活动时使用防蚊剂及防蚊设备等。初次进入疟区者要提前预防性服药。

疟疾的群体预防是针对高疟区、暴发流行区或大批进入疟区较长期居住的人群，除进行个体预防外，还要防止传播。群体预防包括对来自高疟区人员加强监测，发现病例及时规范治疗，重点消除积水，根除蚊孳生场所，在特定情况下进行集体预防服药等。

为保护非洲疟疾中度和高度传播地区的妇女，世界卫生组织建议使用抗疟药磺胺多辛-乙胺嘧啶进行"孕期间歇性预防性治疗"。据估计，在2017年报道怀孕期间间歇性预防性治疗覆盖情况的33个非洲国家中，22%符合条件的孕妇接受了建议的3剂以上磺胺多辛-乙胺嘧啶预防治疗，该比例在2015年和2010年分别为17%和0%。2017年，非洲萨赫勒地区12个国家的1570万名儿童通过季节性疟疾化学预防规划得到保护。然而，仍有约1360万名本可受益于此干预措施的儿童未被覆盖，其主要原因是缺乏资金。

四、控制、消除和消灭疟疾

从20世纪初开始的全球灭疟运动，在杀虫剂DDT的广泛应用和奎宁类药物的有效控制下，20世纪50～60年代出现过疟疾发病的下降趋势。但随后疫情转趋上升，20世纪70年代末一些国家出现过疟疾暴发流行，迄今为止，疟疾仍然没有得到有效控制。虽然欧洲、北美、澳大利亚、日本等发达国家已无疟疾的地区性传播，但多数国家还不同程度地存在疟疾流行区。

造成全世界疟疾流行形势恶化，全球灭疟运动受挫的主要原因包括：①疫区蚊媒对杀虫剂逐渐产生抗药性，传播途径无法被控制；②耐药性虫株迅速在疫区传播，使人类面对大量疟疾患者拿不出有效的治疗手段；③社会经济问题、管理、技术、卫生、生态学问题，以及灌溉和工程建设带来的媒介孳生地；④研发不足和投入不足。

20世纪50年代已发现磺胺类药物可以抑制卵囊形成。在这个局域消除疟疾和全球消灭疟疾时期，需要研发杀灭配子体、配子、动合子和卵囊的新药。从疟原虫各期的数量看，裂殖子为千亿级，配子体十亿级，配子百万级，动合子千数，卵囊仅几个。数量越少，越不容易产生药物抗性。因此提倡在使用裂殖子杀灭药物时，合并使用针对蚊期的抗疟药。如果在现阶段不及时开发和使用阻断配子体和配子感染蚊的药物，将是一个不可原谅的错误。野外施药和细菌抑制疟原虫的研究同样应注意避免药物滥用和新型生物引入带来的各种灾难性后果。

传播阻断干预的目的是在长期内减少群体中的疟疾新病例，但这方面的数据一直未得到直接监测，而往往只是监测与传播阻断干预没有确定联系的最终结果。需要新的方法来监测配子体、雄配子、雌配子、动合子和卵囊的产率，以及唾液腺的子孢子负荷，这些都是影响疟原虫传播和评价传播阻断干预效果的重要指标。为消灭人体疟原虫，我们还需要设计收集更多的数据来指导制定和实施更有效的传播阻断干预策略。

五、相关培训

消除疟疾已成为很多国家的目标并采取了相应的行动。消除疟疾是从控制疾病流行到趋于零感染和无本地传播的一个连续过程，需要经过培训的强有力的工作队伍，培训对象包括疟疾相关的前线工作人员、昆虫学家、研究人员和卫生管理人员，培训目标是可以快速评估成功和失败，进而采取相应措施来调整对疟疾的控制。

前线工作人员应参与消除疟疾的各个方面，包括控制蚊媒、预防感染蚊接触人、提供疟疾诊断工具、治疗疟疾感染者。在低疟区需要培训如何通过各种方法来改变疟疾流行状况，包括长效药浸蚊帐、室内滞留喷洒、如何在蚊孳生地使用杀蚴剂、如何诊断疟疾、如何正确使用抗疟药等。

昆虫学家懂得蚊的生物学和行为习性，培训内容包括蚊的杀虫剂抗性以及蚊如何应对各种媒介干预措施。需要了解特定蚊种在特定时间地点对喷洒的敏感性，如何应对遗传修饰蚊，以及蚊种之间的各种差异（干预应答、吸血习性、杀虫剂敏感性、媒介效能等）。全球变暖在一定程度上改变了蚊类的生活环境和疟疾的易感性。需要将昆虫学家的基础知识转变为实用信息，用于在特定环境下调整消除疟疾的策略。

疟疾培训对象还包括研究人员，生物学基础研究，数据科学方法，药物、疫苗、诊断、流行病学等工具的研发，以及政策研究等。国家需要研究者来做出基础性的发现和新信息的快速整合，为短期决策和长期政策提供必要信息。全球需要发展一个疟疾研究网来产生和传播疟疾知识。当不同领域的研究者共同解决一个复杂问题时，往往最能体现出创新的潜力。疟疾消除研究组织 malERA 已经提供了疟疾研究培训的一个框架。

疟区国家卫生部门的领导者和管理者也应参与疟疾培训，因为他们需要跟踪疟疾消除的进展来调整相应的控制策略。智能手机的相关应用可为管理者提供信息收集、定位、分析、作图、总结等工具。决策者需要懂得如何监测和评估进展，如何根据变化来调整疟疾干预措施，以及如何设计有效机制来协调政府各个部门，以共同激励和督导前线工作人员，并为前线提供可靠的技术供应链，包括蚊帐、杀虫剂、诊断盒和医药。疟区管理者所面对的问题往往极其复杂，涉及疫情变化、技术更新、市场变化、政局变化等。

总之，消除疟疾行动的影响因素包括人、蚊、机构三个方面的行为。人的行为涉及心理学和经济学对蚊帐、医疗设施和诊断治疗的影响；蚊的行为涉及蚊种的杀虫剂敏感性、蚊种变迁和吸血习性变化等；机构的行为涉及公私各部门的管理、措施的成本分析、资金筹集和投放管理等。培训不是简单的知识传递，需要针对疟区的公共卫生人员并吸引年轻人的加入。

第四章 蚊 媒

疟疾由蚊媒传播,消除疟疾的关键是防治蚊媒和避免蚊虫叮咬。雌性按蚊是人体疟原虫的终宿主,也是疟疾的传播媒介。蚊类分布广泛,不仅是疟疾的传播媒介,还传播其他一些重要的疾病,包括某些丝虫病、登革热、黄热病、日本脑炎、寨卡病毒感染等。本章以传播人类疟疾的蚊媒为主,介绍蚊类的生物学基本知识和遗传学研究进展。

第一节 蚊 的 分 类

蚊(mosquito)是对人类健康威胁最大的一类昆虫。本节先简要描述蚊的分类和一些主要的生物阶元类群,然后讨论蚊科的分类学概况,再简要介绍吸血昆虫和一些重要的医学相关蚊种,最后描述蚊的形态特征。

一、蚊的分类阶元

参照 Ruggiero 等 2015 年提出的生物分类阶元系统,按蚊的生物学分类地位是:真核生物总界,动物界,两侧对称亚界,原口动物下界,蜕皮动物总门,节肢动物门,六足亚门,昆虫纲,有翅亚纲,新翅下纲,全变态总目,双翅目,长角亚目,蚊总科,蚊科,按蚊亚科,按蚊属。这些阶元的拉丁学名依次为 Eukaryota;Animalia;Bilateria;Protostomia;Ecdysozoa;Arthropoda;Hexapoda;Insecta;Pterygota;Neoptera;Holometabola;Diptera;Nematocera;Culicoidea;Culicidae;Anophelinae;*Anopheles*。下面简要介绍其中的一些生物阶元类群。

在生物七界中,动物界(Animalia)的物种最为丰富,约占全部已知物种的3/4,而动物界中又有82%的物种属于节肢动物门。据2019年的数据显示,已知的全部生物约有200万种,其中动物约有153万种,在动物界的30多个门中,节肢动物门(如昆虫、蜘蛛、虾蟹、多足虫、三叶虫等)约有126万种。据估计,地球上节肢动物的生物量约为人类生物量的20倍。

昆虫纲(Insecta)是地球上最具多样性的一纲,约有100万种,占全部已知物种的50%。昆虫纲分为30多目,其中最大的5个目是鞘翅目(甲虫类,39万种)、鳞翅目(蛾蝶类,16万种)、双翅目(蚊蝇类,16万种)、膜翅目(蜂蚁类,12万种)和半翅目(蝉蚜类,10万种)。据2018年的一项估计,地球上现生昆虫的个体总数高达10^{19},相当于人均拥有10亿只昆虫。

双翅目(Diptera)即蚊蝇类,占据了"四害"的前两位,常骚扰人畜,传播疾病,多数种类为人们试图消灭的害虫。但蚊蝇类的生命力、繁殖力和适应能力都异常强,不仅种类繁多,而且数量巨大,分布广泛。双翅目的分类学特征包括生活史为全变态;幼虫(蛆或孑孓)为蠕虫型,细长无足,咀嚼式口器;蛹为弱被蛹或裸蛹,常无茧;成虫微小至中型,复眼大,口器适于刺吸或舐吸,典型成虫有1对发达的膜质前翅,后翅退化为短小的平衡棒。双翅目分为芒角亚目(蝇)、短角亚目(虻)和长角亚目(蚊、蠓、蚋、蛉)。

蚊(mosquito)是长角亚目中较大的类群,主要是指蚊科(Culicidae),约有3600种。

蚊科分为按蚊和库蚊两个亚科，按蚊亚科（Anophelinae）包括 3 属近 500 种，库蚊亚科（Culicinae）有 38 属 3100 多种。据研究，蚊可能起源于 2.5 亿年前的新热带区（现在的南美），扩散至澳洲区、热带非洲区和东洋区，最后到达新北区和古北区。蚊在约 2.2 亿年前发生了按蚊和库蚊的分化。蚊的最早化石记录约为 0.9 亿年前，此后相继出现库蚊、伊蚊、曼蚊、巨蚊和按蚊的化石。蚊科的形态分类特征较为明显，成蚊的身体和附肢都很细长，具刺吸式口器，雄蚊只能吸食花蜜等植物汁液，雌蚊吸食动物血液和植物汁液，但通常需要吸血后体内的卵才能成熟。蚊的飞行和感觉功能比较进化，是双翅目中的高等类群，但其幼虫仍保持着摇蚊祖型的水生原始性状。

蚊科的 41 属中，与医学关系最密切的是按蚊属（Anopheles）、库蚊属（Culex）和伊蚊属（Aedes）。按蚊约有 480 种，是人类疟疾的媒介，也是本章讨论的主要对象。按蚊多为灰色，翅有黑白花斑，停立时身体与立面成一角度。库蚊有 1000 多种，某些库蚊传播西尼病毒、多种脑炎病毒、丝虫和鸟类疟原虫。库蚊体多呈黄棕色，无花斑，停立时身体与立面平行。伊蚊有 700 多种，主要分布于热带和亚热带，并已扩展到温带，某些伊蚊传播登革热病毒、黄热病毒、寨卡病毒、基孔肯雅病毒、西尼罗病毒、脑炎病毒和丝虫。伊蚊体呈黑色或棕色，多有白斑，停立时身体与立面平行。

二、吸血昆虫

昆虫在生物圈中扮演着多种角色，其身影遍及空中、地表、土壤、水体和其他生物体表。昆虫常以植物为食，也为花朵传粉，这使得昆虫和有花植物在最近 1 亿年里共同繁盛起来。昆虫与脊椎动物经常是敌对关系，一些脊椎动物以昆虫为食，很多昆虫用毒素对抗，而一些寄生昆虫则以脊椎动物的血液为食。吸血昆虫多具刺吸式口器，可刺吮动物血液，造成动物骚扰和皮肤损伤，还在两个脊椎动物宿主之间架起一座机械桥梁，造成病原微生物的传播。

吸血昆虫的种类有很多，主要分布于半翅目、虱目、蚤目和双翅目。半翅目臭虫科 74 种的幼虫和成虫均吸血，其中 51 种吸蝙蝠血，21 种吸鸟血，只有温带臭虫和热带臭虫这 2 种吸人血，臭虫的异味来自第 2、3 对足的基部臭腺挥发区和臭腺孔。虱目 500 多种全部吸血，如阴虱、头虱、体虱，其刺吸式口器侧面带有一圈 15～16 个可伸缩的弯钩，虱是斑疹伤寒、回归热和战壕热的病媒。蚤目有 2300 多种，成虫以吸血为唯一营养方式，蚤的体型最小，体表披髦，无翅善跳，全变态，雄蚤多为游离型，在皮肤表面活动；雌蚤固定型钻入皮下，蚤传播的黑死病、鼠疫等疾病曾给人类带来巨大灾难。

双翅目中有众多的吸血昆虫，就像是种类繁多的飞行注射器，在血源动物之间传播病原。双翅目的吸血种类涉及 9 个科。蠓科有 4000 多种，俗称墨蚊，部分雌虫吸血。白蛉科有 600 多种，雌虫吸血。蚋科有 2000 多种，俗称黑蚊，隆背，全部吸血。虻科有 3800 多种，如牛虻和马蝇，其口器可锯开皮肤，导致大量出血。舌蝇科有 21 种，分布在非洲，又称采采蝇或睡眠蝇，吸人畜血并传播睡眠病。蝇科有 3000 多种，其中螫蝇亚科的雌雄成虫全部吸血。虱蝇科微小似虱，全部吸血。蛛蝇科的雌雄成虫吸蝙蝠血。蚊科有 3600 多种，多数种类的雌蚊吸血。

口器是着生于节肢动物口两侧的附肢，有摄食、分泌和感觉等功能。昆虫的口器包括唇、颚和舌 3 类附肢。昆虫食性复杂，口器变化极大，分为咀嚼式（如蝗）、咀舐式（如蜜蜂）、刺吸式（如蚊、虱、蚤）、舐吸式（如蝇）及吸管式（如蛾、蝶）5 个类型。咀嚼式最原始，其他类型均由咀嚼式口器演化而来。刺吸式口器是吸血昆虫口器的基本型，口器外观变成一条长管，通称为喙。喙的外鞘由下唇演变而成，内有上颚、下颚、舌及上唇等刺器，末端为尖针形或刀状，具有刺割皮肤并从毛细血管吸取血液的功能。具有这种口器的昆虫，在刺叮宿主吸血的同时，可以吸取或注入病原体，从而传播疾病。刺吸式口器分为刀刺式（如白蛉、蠓、蚋、虻）、喙刺式（如吸血蝇类）和针刺式（如蚊）。

三、主要蚊媒

按蚊属又称疟蚊，约有 480 种，但只有 100 多种按蚊可传播人类疟疾，重要的传疟按蚊约 60 种，在中国主要有 8～10 种。目前按蚊属的分类复杂而不稳定，常分为 7 个亚属，再分为部（section）、系（series）、群（group）、亚群（subgroup）和种群（species complex）等各阶类群，种下还分隐种、亚种、株系等。按蚊分布于世界各地，多呈灰色，翅有黑白花斑。静止时腹部翘起，与停落面成一角度。幼虫多喜在有水草、阳光照射的天然清水中孳生。

哺乳类疟原虫的媒介是按蚊，鸟类疟原虫的媒介还包括一些库蚊，爬行类疟原虫的媒介还包括一些白蛉。全球传播人类疟疾的按蚊媒介主要有 60 多种，下面列出世界卫生组织 2019 年公布的各大洲区域传播疟疾的主要按蚊，注中文名称的表示在中国有分布。

非洲：*An. melas*，*An. gambiae s.s.*，*An. coluzzii*，*An. arabiensis*，*An. funestus s.s.*，*An. nili*，*An. moucheti*，*An. merus*

美洲：*An. albimanus*，*An. albitarsis s.l.*，*An. aquasalis*，*An. braziliensis*，*An. darlingi*，*An. freeborni*，*An. marajoara*，*An. nuneztovari s.l.*，*An. pseudopunctipennis s.l.*，*An. quadrimaculatus* subgroup

欧洲：*An. atroparvus*，*An. labranchiae*，*An. maculipennis s.s.*，*An. melanoon*，*An. messeae*，*An. sacharovi*，*An. subalpinus*

东南亚和西太平洋区域：乌头按蚊 *An. aconitus*，*An. annularis*，贝曼按蚊 *An. baimaii*，*An. balabacensis*，*An. barbirostris*，*An. cracens*，*An. culicifacies*，大劣按蚊 *An. dirus*，*An. donaldi*，*An. epiroticus*，*An. farauti*，*An. flavirostris*，*An. fluviatilis*，*An. harrisoni*，*An. introlatus*，*An. koliensis*，*An. latens*，雷氏按蚊 *An. lesteri*，*An. letifer*，*An. leucosphyrus*，多斑按蚊 *An. maculatus s.l.*，微小按蚊 *An. minimus s.l.*，*An. punctulatus* group，*An. punctulatus* complex，*An. scanloni*，中华按蚊 *An. sinensis*，*An. subpictus*，*An. stephensi*，*An. sundaicus*，*An. yatsushiroensis*

东地中海区域：*An. arabiensis*，*An. atroparvus*，*An. culicifacies*，*An. d'thali*，*An. fluviatilis*，*An. labranchiae*，*An. maculipennis s.s.*，*An. messeae*，*An. pharoensis*，*An. pulcherrimus*，*An. sacharovi*，*An. sergentii*，*An. stephensi*，*An. superpictus*

蚊不仅传播疟疾，还传播其他很多疾病，下面介绍一些主要的病媒蚊种。

冈比亚按蚊（*Anopheles gambiae*）是传播恶性疟的最有效媒介，分布于非洲大部分地区，是由 8 种按蚊隐种组成的复合种。2002 年发表了冈比亚按蚊的基因组序列。这族按蚊有了专门叮人的习惯。在人的居住地，它们生活得很好，甚至不需要很长的喙和敏捷的飞行技巧。不同于其他按蚊的是，冈比亚按蚊专门叮人，几乎从不叮其他动物，而班图人也不养什么牲畜，因为在中非，牛马会带来睡眠病感染。这为疟原虫带来了极好的机遇。在其他地方，疟原虫的蚊媒都不甚理想，因为它们除了叮人，还会叮其他动物，这对疟原虫来说就意味着死亡。此外，蚊还要冬眠，醒来后的叮咬也较为稀少。所有这些问题对冈比亚按蚊来说都解决了，因此冈比亚按蚊成了最可靠、最高效的蚊媒。

大劣按蚊（*Anopheles dirus*）蚊体中型，灰褐色，雌蚊触须具 4 个白环，顶端白环最宽。

翅前缘脉具 6 个白斑，第 6 纵脉有 6 个黑斑。各足股节和胫节都有白斑，后足胫节和第 1 跗节关节处有一明显的宽白环。大劣按蚊的习性为野栖，嗜吸人血，腺感染率达 1%～11%，是东南亚丛林地区重要的传疟媒介，在缅甸和孟加拉国有重要的传疟作用，在中国主要分布于海南、云南西部和广西南部，是海南疟疾媒介防制的主要对象。大劣按蚊 D 种在 2005 年定名为贝曼按蚊（*An. baimaii*），此外，*dirus* B 为 *cracens*，*dirus* C 为 *scanloni*，*dirus* E 为 *elegans*。

微小按蚊（*Anopheles minimus*）蚊体小型至中型，棕褐色，雌蚊触须具 3 个白环，末端两个白环等长并夹一约等长的黑环；触须后半部有一较窄白环，上述黑、白环也可有变化；翅前缘具 4 个白斑；各足跗节一致暗色。微小按蚊是东南亚和东亚地区重要的传疟媒介，在我国主要分布于华南和西南。微小按蚊 C 种在 2007 年被定名为哈里森按蚊（*An. harrisoni*），用分子方法可明确鉴别。

中华按蚊（*Anopheles sinensis*）蚊体中型，灰褐色，雌蚊触须具 4 个白环，顶端 2 个宽，另 2 个窄；翅前缘具 2 个白斑，尖端白斑大；腹侧膜上有 "T" 形暗斑；后足 1～4 跗节具窄端白环。幼虫主要孳生于缓流清水中。中华按蚊是疟疾和马来丝虫病的重要传播媒介，虽然媒介能量不高，但分布广泛，种群数量大，通常维持疟疾低度流行，也可引起暴发流行。中华按蚊复合体包含 17 个隐种，其中最重要的是中华按蚊和雷氏按蚊。

雷氏按蚊（*Anopheles lesteri*）分布在我国 18 个省区及日本、韩国、越南、菲律宾等地，过去，在我国长期被视作中华按蚊，但 20 世纪 60 年代发现可明确分为 2 个蚊种，且嗜人血习性和传疟作用有明显差异。分子鉴别确认雷氏按蚊的同物异名包括嗜人按蚊（*An. anthropophagus*）、江苏按蚊（*An. kiangsuensis*）、大窄按蚊（*An. dazhaius*）。嗜人按蚊成虫灰褐色，雌蚊触须较细，末端两白环宽，常相互连接；翅前缘基部一致暗色；后足跗节仅有窄端白环；腹侧膜上无 "T" 形暗斑。该蚊是我国独有蚊种，分布在北纬 34° 以南地区，主要孳生于植物遮阴较好、水质清凉的静水或缓流小积水中，如稻田、茭白田、水坑、灌溉沟等地，是疟疾和马来丝虫病的重要媒介，传疟作用高于中华按蚊。

多斑按蚊（*Anopheles maculatus*）蚊体中型，灰褐色，是东南亚地区重要的传疟媒介，在云南与疟疾关系密切。已知 8 种，包括 *dravidicus*、*sawadwongporni*、威氏按蚊 *willmori* 和伪威氏按蚊 *pseudowillmori* 等。伪威氏按蚊在西藏墨脱县为优势蚊种，在云南边境恶性疟原虫子孢子阳性率为 1/101。

乌头按蚊（*Anopheles aconitus*）蚊体小型，棕褐色，是东南亚的传疟媒介，2011 年报道云南边境自然感染恶性疟原虫子孢子阳性率 1/125，流行病学意义尚待阐明。

致倦库蚊（*Culex pipiens quinquefasciatus*）蚊体中型，棕褐或红棕色，喙无白环；各足跗节无淡色环；腹部背面有基白带。致倦库蚊分布广泛，是人类住区最常见的吸血蚊种。致倦库蚊和淡色库蚊都是室内常见的家蚊，是班氏丝虫病的主要媒介，但不传播登革热和人类疟疾。

白纹伊蚊（*Aedes albopictus*）俗称花蚊子，蚊体小型至中型，深褐色或黑色，在中胸盾片上有一正中白色纵纹，从前端向后伸达翅基水平的小盾片前而分叉。后跗 1～4 节有基白环，末节全白。腹部背面 2～6 节有基白带。广泛分布于热带和亚热带，延伸至温带，白昼活动，刺吸人血凶猛，白纹伊蚊和埃及伊蚊是传播登革热和乙型脑炎的主要媒介。

埃及伊蚊（*Aedes aegypti*）是深褐色或黑色而具银白色或白色斑纹的中型蚊种。中胸背面两肩侧有一对由白宽弯鳞形成的长柄镰刀状斑，两白斑之间有一对金黄色纵线，形成一弦琴状斑纹。在我国，分布在限于北纬 22° 以南的海南、两广部分地区和台湾南部。

主要孳生在室内及其周围容器积水中。雌蚊偏吸人血，而且在一个生殖营养周期中有多重吸血的习性，因而增加了传播疾病的机会。

四、蚊 的 形 态

蚊是一类小型昆虫，呈灰褐色、棕褐色或黑色，形态特征是身体细长，覆盖鳞片，足细长，外观脆弱，口器在长吻内。成蚊体长 2 ~ 12 mm，分头、胸、腹三部分。

蚊的头部似半球形，有复眼、触角和触须各 1 对。按蚊的触须与喙等长，雄蚊的触须末端膨大。触角分 15 节，第 1 节称柄节，第 2 节称梗节，第 3 节以后各节均细长称鞭节。各鞭节具轮毛，雌蚊的轮毛短而稀，雄蚊的轮毛长而密。在雌蚊触角上，除轮毛外，还有另一类短毛，分布在每一鞭节上，这些短毛对空气中化学物质的变化有反应，对二氧化碳和湿度尤其敏感，在雌蚊寻觅吸血对象时起重要作用。

蚊的胸部发达，分前胸、中胸、后胸三节，每胸节各有 1 对足，中胸有 1 对翅，后胸有 1 对平衡棒。中胸、后胸各有 1 对气门。中胸的背板几乎占据全胸背，由前而后依次为盾片、小盾片及后背片。库蚊和伊蚊的小盾片呈三叶状，按蚊的小盾片后缘呈弧形。蚊翅窄长，膜质。翅脉简单，上有鳞片覆盖。翅的后缘有较长的鳞片。鳞片可形成麻点、斑点或条纹，是按蚊分类的重要依据。蚊足细长，自前而后分别称前足、中足和后足。足上常有鳞片形成的黑白斑点和环纹。

蚊的腹部细长，分为 11 节，第 1 节不易察见，第 2 ~ 8 节背面常有由鳞片组成的淡色横带、纵条或斑，第 9 ~ 11 节变为外生殖器，雌蚊腹部末端有尾须 1 对，雄蚊则为钳状的抱器。

蚊的刺吸式口器常称为喙或口针，由上内唇、舌、上颚和下颚共同组成细长的针状结构，包藏在鞘状下唇之内。上内唇细长，腹面凹陷构成食物管的内壁，舌位于上内唇之下，和上颚共同把开放的底面封闭起来，组成食管，以吸取液体食物。舌的中央有一条唾液管。上颚末端较宽如刀状，内有细锯齿，是蚊吸血时用以切割皮肤的工具。下颚末端较窄呈细刀状，末端有锯齿，在吸血时随皮肤切开之后，起锯刺皮肤的功用。下唇末端裂为二片唇瓣，吸血可在皮肤外挟住所有刺吸器官，下唇则向后弯曲而留在皮外，具有保护与支持刺吸器的作用。雄蚊的上、下颚退化或几乎消失，不能刺入皮肤，因而不适于吸血。

蚊的消化系统分为前肠、中肠、后肠。前肠和后肠均由外胚层内陷形成，作用是辅助消化和排泄。中肠（蚊胃）来自内胚层，具有分泌、消化和吸收功能，是消化系统的主体。中肠前端与食管相接，后端在马氏管的着生处与后肠分界。中肠前端的上皮细胞可分泌黏液，形成一层几丁质的薄膜，包围食液向中肠后方推移，称为围食膜基质，允许消化酶类和消化产物渗透通过，但可阻挡某些病原体穿出。如果围食基质破裂，病原体即可能被释放出来，并移行发育传播，否则封闭的围食膜连同食物残渣和病原体一起由肛门排出。

蚊的前脑内有 1 对唾液腺，各分 3 叶，每叶有一小腺管，最后汇合成总唾液腺管，通入舌内。雌蚊的唾液中含有多种酶，包括抗血凝素、溶血素和凝集素等。疟原虫子孢子仅能进入少数几种按蚊的唾液腺，涉及循环系统的复杂机制。

蚊的体腔亦称血腔，各器官组织都浸浴在血淋巴内。血淋巴仅在背部体壁和消化道之间的背血管内有一段流通。背血管前部稍细为主动脉，后部膨大为心脏，分为多个心室，具有搏动功能。每个心室均有 1 对心门起阀门作用，心脏末端呈封闭状态。血淋巴由后向前经主动脉流入体腔，保持一定的流向，且呈持续循环。

蚊的生殖系统很复杂。雄蚊有睾丸 1 对，输精管远端膨大为储精囊，汇成射精管，远端为两侧有抱器的阴茎。雌蚊有卵巢 1 对，输卵管远端膨大为壶腹，汇成总输卵管，与阴道相连，开口于第 8、9 腹节交界处的腹面。每个卵巢由 100 ～ 200 条卵小管构成，内有发育程度不同的卵泡，顶端为增殖卵泡，中间为幼小卵泡，靠近输卵管为成卵卵泡，依次发育成熟。每排出一次卵，在卵小管上就留下一个膨大部。阴道远端连有 1 对副腺和 1 个受精囊。受精囊储存精子，当卵经总输卵管到达阴道时，精子进入受精孔完成授精。

第二节 蚊 的 习 性

防治蚊媒需要了解蚊的发育特点和行为习性。本节介绍蚊的发育、感觉、摄食、交配、产卵等生命活动，这些生物学知识是蚊媒控制的基础。

一、蚊 的 发 育

蚊的发育为完全变态，生活史分为卵期、蚴期、蛹期和成虫期，其中前三期生活于水中，成蚊后可以飞翔，转为陆上生活。按蚊将卵产在水中，卵孵化出孑孓，经 4 次蜕皮后进入蛹期，随后羽化为成蚊。在夏季，从产卵至成蚊需要 10 ～ 15 天，其中卵期 2 ～ 3 天，蚴期约 1 周，蛹期 2 ～ 3 天。在适宜条件下，成蚊的寿命为 10 ～ 30 天，可繁殖 7 ～ 8 代。

1. 卵期 按蚊的卵产出后单个浮在水面，其长不足 1 mm，褐色或黑色，呈舟形，上面略凹，底部略凸，两侧有浮囊，卵正面中央有不被外卵壳包绕的间隙部分，称为甲板。库蚊卵呈圆锥形，无浮囊，产出后粘在一起形成卵筏。伊蚊卵一般呈橄榄形，无浮囊，产出后多为单个沉在水底。

蚊卵产出后几乎立即开始胚胎发育。中华按蚊的卵期长短主要取决于温度，25℃条件时孵化需要 2.66 天，27℃条件需 2.21 天，28℃条件仅需 1.77 天。尖音库蚊的卵在 30℃条件时 1 天即可孵化，20℃条件时需要 3 天，10℃条件时需要 10 天，4℃条件时卵完全不发育。蚊的胚胎不进食也没有自主运动，但需要感应温度等环境因素来决定是否延迟孵化。嗜人按蚊以卵的形式越冬，胚胎发育可以停滞在孵化前的阶段。

蚊卵需在有水环境中才能孵化，一般在结冰或超过 40℃即死亡。孵化条件除水温外，还包括光照周期和溶解氧的浓度。很多蚊种仅当水质变浑和氧浓度因细菌消耗快速下降时才会孵化，这些因素可能提示孵化后不会被水冲走，而且细菌分解活动已经为幼虫准备了充足的食物。孵化过程一旦启动只需几分钟即可完成。

2. 蚴期 蚊类幼虫称为孑孓，孵出时长约 1.5 mm，经 4 次蜕皮，分为 4 龄。1 龄和 2 龄幼虫很小，肉眼勉强可见，3 龄幼虫容易看见，4 龄幼虫长约 8 mm，体表密布毛丛，形态特征较为稳定。

孑孓的头部近似半圆形而略扁，可 180°旋转，口器面向水面取食。头部有触角、复眼、单眼各 1 对，口器为咀嚼式，两侧有细长密集的口刷，可以迅速摆动以摄取水中的食物。胸部较宽，略呈方形、不分节。腹部细长，可见 9 节，各腹节背面有掌状毛，有漂浮定位作用。前 7 节形状相似，第 8 节背面有气孔器与气门或细长的呼吸管，是蚴期分类的重要依据。库蚊呼吸管细长，伊蚊呼吸管粗短；按蚊缺少呼吸管，但有气门。气孔周围有油质，可以阻止水的进入。蚴期发育在 25℃环境下为 6 ～ 10 天，更冷时可持续数周至数月。微小按蚊产滞育卵或以幼虫的形式越冬。

孑孓的感觉神经遍布全身，在头部更为密集。眼产生视觉，口器有力觉和味觉，触角的感觉锥可产生嗅觉和味觉。摄食需要感受和整合化学、力学、温度、视觉等方面的刺激。

孑孓的食物包括细菌、藻类、原虫、微型无脊椎动物及食物碎屑等。摄食方式可分为滤食、流食和捕食。滤食通常浮在水面，头刷摆动使水滤过口腔，滤食时能在水中缓慢移动。伊蚊幼虫可搅起浅水底部的食物颗粒和菌膜并进行切削。某些巨蚊、伊蚊和库蚊的孑孓还能捕食其他昆虫的幼虫。孑孓的发育依赖于水温，每次蜕皮后，生长方式是头部先充满外壳，然后身体逐渐长大，经 4 次蜕皮后变为蛹。

3. 蛹 蚊蛹形似逗点，不摄食，以幼虫期储存的营养来维持发育。蛹期经历了剧烈的发育变化，原来幼虫的组织器官分解，形成成虫的组织器官。头胸部膨大，外有盾片，两侧依次有 1 个喙鞘、1 对复眼、1 对单眼、1 对漏斗状呼吸角和 1 对鞘翅，背中脊在羽化时开裂，成蚊从缝隙中孵出。腹部 10 节，有 1 对尾鳍，雌蛹较大，腹面生殖叶短小，雄蛹略小，生殖叶发达，内含发育中的抱肢。

蛹皮较厚，蛹不能利用水中的氧，因而不能长时间在水底停留，常停息于水面，靠胸背侧的 1 对呼吸角呼吸，遇惊扰时迅速潜入水中，或敏捷地上下游动，但不久即上浮。蚊蛹的抵抗力强，在天热无水的情况下，只要保持一定湿润，蛹只需 2 天左右就能羽化为成蚊，但在天气较冷时，蛹期需要 9～12 天或更长。

4. 成蚊 成虫出蛹的过程约 15 分钟，胸部先从裂缝处突出，随之整个身体从蛹皮中逸出。羽化后 10 分钟内，成蚊在水面上停留至翅膀充分伸展变硬，然后做短距离飞行，最后飞走。雌蚊和雄蚊出蛹后都需要一天时间才能完全发育成熟。雄蚊的第 9、10、11 腹节反转 180° 完成交配姿势。雌性按蚊的首餐是植物蜜汁，然后就开始寻觅雄蚊和血源。中华按蚊等多数按蚊以成蚊形式越冬，隐匿于阴暗、温暖、潮湿、不通风的地方，不食不动，新陈代谢降至最低点；到次年春暖时，蚊开始复苏，飞出后吸血并产卵。

成蚊羽化后仍停在水面，直到翅充分伸展变硬，才去觅食植物浆汁，然后雌蚊才开始寻找血源，为卵的发育提供蛋白质。多数种类的雌性按蚊寻找温血动物，通常为哺乳类。不同蚊种有嗜动物血和嗜人血的区别，但并不绝对，区域内的非偏好动物也可能被叮咬。血餐可能在室内或户外，有蚊种差异。

二、蚊 的 感 觉

蚊进化了一系列感觉来处理复杂的环境刺激和生物线索，各种感觉细胞将信号传给周围神经，然后由中枢神经系统对这些感觉信息进行收集、整合和处理，供蚊做出行为决定，以利于完成生活史不同阶段的各种任务。蚊的感觉器官和神经系统可以形成视觉、听觉、热感应、力感应、嗅觉和味觉（图 4-1）。

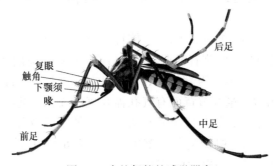

图 4-1 白纹伊蚊的感觉器官

视觉来自复眼，听觉和热感应来自触角，嗅觉来自触角、下颚须和唇的嗅毛，味觉来自三对附肢和喙的味毛

视觉使蚊可以看见 5～15 m 的人。蚊的复眼有 200～300 个小眼，每个小眼有 8 个

感光细胞，细胞上的晶锥突起负责感光。埃及伊蚊和冈比亚按蚊的 1～7 个感光细胞位于小眼周边，第 8 感光细胞位于小眼中央。感光神经感杆束汇集 8 个感光细胞的视觉信息，经视觉传导级联后打开 TRP 和 TRPL 离子通道，传导机制类似哺乳类。蚊编码 10～11 种视蛋白基因，可产生色觉。雌蚊的视觉导向运动整合了二氧化碳嗅觉信息和温度刺激，使蚊可以更准确地飞到人的皮肤。

听觉使得蚊可以高度精确地分辨飞行角度的差异。听觉也是蚊交配的关键，因为雄蚊是被雌蚊飞行时发出的特殊声音（频率为 230 Hz）所吸引。蚊的触角也是耳，因为触角柄上有听毛。雄蚊的触角像一棵树，随风飘荡的大量听毛发挥耳鼓的作用。雌蚊和雄蚊相距只有几厘米时都改变飞行方式，达到和谐后，突然尾部对接实现交尾，这个过程主要由听觉引导。雄蚊触角内的听觉神经元多达 15 000 个，雌蚊减半，果蝇仅 500 个。

热感应也来自蚊的触角，因为触角内还有冷热激活的神经元。热感应是雌蚊寻找血源的一种引导，可以帮助雌蚊识别皮肤以及皮肤上的温度差异。蚊的温度感应还影响幼虫和成蚊的发育，并使之趋向于更温暖的生境。温度感应与 TRPA1 蛋白有关，因为埃及伊蚊敲除 TRPA1 的基因后似乎不能感受皮肤温度。

嗅觉帮助蚊觅食、交配、产卵和躲避捕食者。嗅毛规则分布于触角、下颚须和唇，因蚊种、发育阶段和性别而异，并随环境而演化。嗅觉受体途径很复杂。嗅剂往往不溶于水，由可溶的嗅剂结合蛋白带入嗅毛穿过嗅毛淋巴至化学感应受体。嗅剂降解酶可终止嗅觉信号传递。蚊嗅觉受体是离子通道、辅助受体和各种嗅剂识别蛋白的复合体。

蚊的味觉与哺乳类大不相同。哺乳类的味觉感受细胞分布于舌的味蕾，而昆虫的味觉受体细胞分布于腿和喙的味毛，以及雌雄虫体的生殖器和肠分泌细胞。哺乳类动物的甜味和鲜味受体是 T1R 家族的 G 蛋白偶联受体，由代谢型受体衍生而来，苦味受体是 T2R 家族，而咸味和酸味则是来自特定离子通道激活了味觉感受细胞。蚊的嗅觉来自 G 蛋白偶联受体，但味觉并不是 G 蛋白偶联受体，而是代表了一个原始的动物化学感受器家族，此外还有特殊的上皮钠通道和瞬时受体电位通道。冈比亚按蚊和埃及伊蚊对挥发出来的二氧化碳特别敏感。

三、蚊的摄食行为

所有雄蚊和大多数雌蚊都需要摄入来自花蜜、烂果等的植物糖类作为能源物质。蚊寻觅植物性食物时主要依靠视觉、嗅觉和味觉。植物释放各种挥发性物质，蚊能感觉植物的气味而被某些植物吸引。雌性冈比亚按蚊的触角可以持续感受 6 种不同的气味成分。雌蚊在无血源时也吸含糖物质来获得能量飞行，但不能繁殖，仅少数库蚊和伊蚊可以自育。

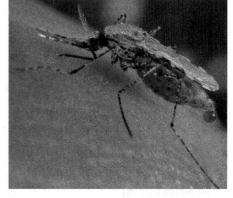

雄蚊不能吸血，而吸血是雌蚊一生中最重要、最危险的一件事。冒险吸来的血液中含有丰富的营养，这对于卵的发育非常重要。雌蚊一般在羽化 1 天后开始吸血，3～5 天达到高峰。中华按蚊吸人血需 3 分钟，吸牛血需 4～5 分钟。蚊体重常不足 2 mg，但吸入的血量可超过体重数倍。按蚊吸血的同时常排出液滴，血餐浓缩会增加病原感染的机会（图 4-2）。

图 4-2 斯氏按蚊（*Anopheles stephensi*）在吸血过程中从尾部挤出红色液滴以浓缩血液，从而可以吸更多的血

为了能够吸血，雌蚊拥有一整套寻觅行为来定位和选择血餐宿主。雌性按蚊的触角能感应人呼出的乳酸和二氧化碳，而且对空气温度很敏感。宿主定位主要依靠嗅觉、视觉和温度刺激。雌蚊的宿主搜寻行为因蚊种、季节等因素而不同，一般有5个阶段：①不定向巡飞，可增加雌蚊感受宿主气味信号刺激的机会。②宿主定向飞行，这是远距离宿主气味刺激的结果，通常是气味浓度引导"Z"形飞行接近宿主。③选择宿主部位，视觉和温度觉等开始发挥作用。蚊的复眼可辨别形状、运动、光密度、反差和颜色，对蓝、黑、红色敏感，对白色和黄色不敏感，另外，蚊可辨别0.2℃的差异，水蒸气（湿气）对蚊也有定向吸引作用。④降落于宿主，低敏嗅觉受体和味觉开始协同热觉和视觉信息。⑤下针，雌性按蚊的唇瓣、口针等口器部位直接接触宿主，激活力觉和味觉途径完成血餐。

雌蚊的吸血频率多为3～4天。注入果蝇血腔的鸡疟原虫动合子能够形成卵囊并释放子孢子，可人工感染鸡。不同蚊种吸血习性的差异很大，包括吸血的时间（昼夜）、地点（室内/室外）、血源（物种）、吸吮部位偏好等。蚊从远处飞向人主要是通过感应人呼出的二氧化碳而逆浓度飞行。蚊飞近人以后，人体周围的温度、湿度和气味均可指引蚊的飞行方向。人体挥发的氨、乳酸、肉豆蔻酸及皮肤角质细菌生成的二甲基二硫醚等挥发成分都会吸引嗜人血的冈比亚按蚊（激活AgOR和AgIR受体）。

雌性按蚊吸血前，先注入唾液，其中含有抗凝酶和刺激血管扩张的成分，可使皮下组织产生局部血肿，便于随后吸血。吸了数倍于体重的血液以后，雌蚊几乎飞不起来了，需要找一个垂直面休息约45分钟，排出所吸血液中的水分，然后才能飞走。

大多数雌性按蚊喜欢叮吸哺乳动物的温血，有些按蚊嗜吸人血，但这些习性是可变的。雌性按蚊被宿主吸引的因素包括宿主呼出的二氧化碳、乳酸、气味、温度、湿度等。雌性按蚊主要在夜间觅食，也有一些蚊种白天在遮阴处叮咬，或主要在晨昏之时叮咬。蚊媒防治措施在制订时应考虑蚊媒叮咬峰值时间、人群活动和睡眠规律等因素对疟疾传播的影响。雌蚊吸血后休息，使血餐得以消化和卵得以发育，选择控制措施应考虑蚊吸血后的休息场所。

对血源的选择性因蚊种而异。大劣按蚊、嗜人按蚊、白纹伊蚊、埃及伊蚊、致倦库蚊、淡色库蚊等偏嗜人血；中华按蚊、三带喙库蚊等偏嗜家畜血。即使是同一蚊种，其吸血习性也可发生变化，如在海南岛的微小按蚊主吸人血并内栖，而大陆的微小按蚊则不同程度地吸取家畜血液并外栖。偏嗜人血的蚊，传播人体疾病的机会较多，往往是蚊媒疾病的主要媒介。因蚊能兼吸人和动物的血，故能传播人畜共患性疾病，如流行性乙型脑炎和黄热病。

四、交配和产卵

雄蚊羽化后1天内，第9～11腹节反转180°完成交配姿势，交配动作因种类不同而有不同。有的黄昏时刻在田野广旷之处形成蚊柱做群舞。蚊柱不一定单纯由一种雄蚊聚集而成，往往由几个不同蚊种集合而成。雌蚊飞入蚊柱与同种雄蚊交配后离去，交配过程通常需要10～25秒。雌蚊通常一生只交配一次，交配时雄蚊副腺分泌液体形成雌蚊交配孔内的交配栓，约1天后溶解消失。有实验表明，雌蚊在交配和冬眠100多天后产下的卵尚可受精。

雌蚊羽化后不久即进行交配，精子进入雌蚊的受精囊，足够使所有的虫卵受精。多数蚊交配有群舞现象，需要大的空间，雄蚊选择树木等大的突出物上空作飞舞的示标，可随示标物体（如人和动物）移动。当雌蚊飞入舞群，雄蚊借翅震频率和信息激素识别，抱握雌蚊飞出群舞，完成交配。群舞常在一定的光线和低风速下进行，如日落和日出前后，实验室用蓝光诱导群舞常易成功。

雌蚊的听觉、嗅觉、视觉等多种感觉可以探察何时何地发生雄蚊的群舞。多数种类的雌蚊羽化后不久就进入雄蚊的群舞中寻觅配偶。交配时雌、雄蚊之间有精确的听觉互动。雄蚊的触角有很多分节，对雌蚊的声音特别敏感，雄蚊的聚集和交配还受外激素调节，舞柱的形成需要雄蚊飞行时用视觉寻找地面的突出物。

交尾是雌雄蚊尾部生殖结构的复杂融合过程，雄蚊在30秒内即可将精子排入雌蚊，然后精子移入受精囊。雄蚊可多次交配，而雌蚊产卵只需要一次交配。蚊表达多种气味受体，可感受多种气味，可能激活休眠的精子，或使精子在趋化性诱导下进入雌蚊的受精囊。雄蚊的生活周期就是进食和交配。雌蚊通常在受精后进入搜索血源的阶段。

蚊常在血餐后的休息阶段完成消化和卵的发育，不同蚊种的感觉适应和行为方式不同，有家栖、半家栖、野栖等类型。有些雌蚊嗜吸鸟血，有些嗜吸畜血，有些嗜吸人血。消化血餐的时间在热带需要2～3天，较冷地区则需要7～14天，中华按蚊在30℃为2.5天，23℃为3.5天，17℃为4天。有些按蚊的第一批卵成熟需要吸两次血。血液完全消化后，孕蚊开始寻找产卵场所，产卵后再次寻找血源，吸血2～3天后形成另一批虫卵。雌蚊一生中可重复数次生殖营养周期。血餐的消化为卵的发育提供了机会，雌蚊也从静息转为寻找适合的产卵水面，信息来自湿度、质感和其他视觉线索。

蚊的生殖营养周期是指寻找宿主吸血、胃血消化、卵巢发育和寻找孳生地产卵所需的时间，主要决定于胃血消化和卵巢发育的速度，并受栖息场所内的温度和湿度影响。两次吸血的间隔时间常与卵巢发育周期相一致，通常约为2天，但个别蚊种需吸血2次才使卵巢发育成熟。蚊一生中有3～7次生殖营养周期，产卵总数几十个至几百个不等。雌蚊生殖营养周期的次数称为生理龄期。蚊每排卵一次，在卵巢小管上就留有一个膨大部，所以根据卵巢小管上膨大部的数目多少，可判断雌蚊的生理龄期。

雌蚊的内分泌系统调控吸血、消化、卵巢发育及虫卵形成等过程。控制卵黄蛋白原生成的激素依次为保幼激素（JH）、促卵巢分泌蜕皮激素（OEH）、OEH释放因子（CCSP）、蜕皮激素等，主要靶器官是脂肪体和卵巢。大量吸血后，中肠后端的牵张受体抑制寻找宿主行为，加速脂肪体合成卵黄蛋白原，卵母细胞生长，称为营养相。血餐4～6小时后，头部神经分泌细胞释放OEH，持续10余小时。血餐30～36小时后，脂肪体停止合成卵黄蛋白原，卵泡内通道关闭，内卵壳斑融合，卵形成。蚊产卵30个至300个不等。

第三节 蚊 的 免 疫

微生物组影响着蚊的整个生活史，包括发育、繁殖、营养和病原易感性。很多微生物天然寄居于蚊的胃、脂肪体、唾液腺、生殖器等部位，有些使蚊致病。微生物组与蚊和病原的相互作用影响着媒介效能。蚊的媒介效能受蚊内源微生物、病原、蚊之间相互作用的影响。蚊胃内的天然菌群可改变蚊的固有免疫应答，包括增加免疫效应物的基础表达和增强对各种微生物的免疫应答效能。内源微生物与病原竞争生存资源也会降低媒介能量，某些内源微生物能分泌物质来降低病原的存活率和感染力。某些微生物会增加蚊的死亡率并影响其寿命，使得病原没有足够的时间感染新宿主。由于蚊微生物组在调控媒介效能方面发挥着多方面的作用，有人提出了基于微生物组的疾病控制策略。

一、蚊内源微生物

蚊的生态系统中有很多相关物种，包括雌蚊体内和血餐内的共生、共栖和寄生微生物（病毒、细菌、原虫、微孢子虫、藻类、真菌、线虫、拟寄生物等）。蚊微生物组对疟疾传播有4个方面的影响。第一，微生物组会竞争有限的营养；第二，微生物组可使血餐后的雌蚊减寿和降低产卵力；第三，微生物组通过 PGRP-LC 途径调高蚊的抗疟免疫；第四，微生物组会产生活性氧等毒素直接杀死疟原虫。血餐中的肠杆菌 *Enterobacter*、假单胞菌 *Pseudomonas*、沙雷菌 *Serratia* 和一些藻类在进入蚊胃后迅速繁殖，有的抑制疟原虫发育，有的在血餐4天后致蚊死亡。某些真菌感染也会缩短蚊的寿命，但似乎不影响其产卵传代。微孢子虫与疟原虫共同感染后，蚊选择性黑化微孢子虫，但不黑化疟原虫卵囊和子孢子。血餐中的藻类繁殖不仅会抑制疟原虫，还会破坏蚊的消化道上皮。

蚊微生物组来自一生的很多阶段。幼虫生活的水中有各种微生物群落，其滤食的有机质包含多种病毒、细菌和真核微生物，幼虫需要依靠消化微生物来生长发育。除了来自水中的微生物外，还有雌蚊垂直传递下来的细菌和真菌等。这种代际传递可以是卵细胞质感染、卵表面寄居或来自产卵时的哺育水，哺育水中的微生物可在孵化幼虫时被消化。

蛹期胃上皮发生反转，蜕皮后胃被围食膜基质包围。蛹期不进食，胃中不会引入微生物。蛹羽化为成蚊时，又形成了第二层围食膜基质，然后两层都被排泄掉，使得成蚊的胃基本上无菌。但成蚊在出蛹后立即吸水，于是胃内又开始形成菌落。成蚊的菌落还来自花蜜和性传播。

宏基因组方法揭示了多种蚊媒生活各期的微生物组。这些微生物虽然种类繁多，但常有一些优势菌群构成核心微生物组，其中变形菌门（Proteobacteria）是最优势的菌群，其他优势菌群还包括拟杆菌门（Bacteroidetes）、厚壁菌门（Firmicutes）和放线菌门（Actinobacteria），有蚊种差异。蚊体内最多的菌属包括不动杆菌属（*Acinetobacter*）、肠杆菌属（*Enterobacter*）、芽孢杆菌属（*Bacillus*）、沙雷菌属（*Serratia*）、假单胞菌属（*Pseudomonas*）、泛菌属（*Pantoea*）和亚细亚菌属（*Asaia*）。蚊对某些微生物可能有半选择性或倾向性，因为幼虫体内微生物的种类明显少于水中微生物。

成蚊吞入的病原先进入蚊胃，防御屏障包括围食膜基质、消化酶、免疫效应物、血餐成分和内源性微生物，这些因素使病原的数量大幅减少。蚊胃的这个瓶颈环境是控制所有病原感染胃上皮的关键。一旦病原进入蚊胃上皮细胞，固有免疫途径激活，补体系统、内源性微生物竞争等感染应答均可限制病原的繁殖和扩散。在感染晚期，免疫应答仍是决定媒介效能的关键，但早期应答影响着随后的感染控制。

血餐后蚊体内的细菌得到繁殖，但多样性降低，胃中只存活着少数种类的细菌，说明蚊对细菌有一定的选择性。蚊胃内通常只有1～2种优势菌，其他菌种的数量极少。影响优势菌种的因素包括幼虫习性、性别、食性和遗传因素。

蚊是多种病毒的媒介，包括登革热病毒、寨卡病毒和黄热病毒。进入蚊胃的病毒只有少数具有感染性，因为病毒需要克服蚊的层层感染屏障后才能进入胃上皮细胞。细胞内的病毒还要能够利用细胞机制和干扰宿主的免疫应答和凋亡、自噬等细胞应答，然后才能实现病毒复制，释放入血淋巴，再感染其他组织细胞，直至进入唾液。有效媒介必须能支持病毒的整个生活史，然后再将病毒传给人。蚊媒传播病毒性病原的影响因素包括免疫应答、温度、幼虫环境和蚊微生物组。

二、蚊 的 免 疫

蚊的免疫涉及多种免疫活性因子，包括免疫活性肽、蛋白酶、抗体、补体、细胞因子、氧中间体反应 ROI、氮中间体反应 RNI、血淋巴细胞吞噬、结节形成因子、卵囊包被黑色素、酚氧化酶等。下面主要介绍蚊的固有免疫机制。

蚊的固有免疫应答机制主要包括 3 条途径，即 Toll 途径、IMD 免疫缺陷途径和 JAK/STAT（Janus 激酶 / 信号转导激活转录）途径。不同途径由不同抗原激活，有一定交叉。这 3 条途径的共同机制是受体识别病原分子模式，引导下游的信号级联，导致转录因子进入核内，调节受体、效应分子等参与免疫应答。内源微生物组参与调节蚊的固有免疫系统，从而减少病原引起的反应。

Toll 途径类似于人的白细胞介素 -1 受体途径，参与调节病毒、革兰氏阳性菌和鼠疟原虫引起的免疫应答，主要激活黑化和吞噬作用。IMD 途径类似于肿瘤坏死因子途径，参与应答革兰氏阳性菌和恶性疟原虫，主要是通过 NF-κB 样转录因子 Rel2 调节消化和裂解作用，以及通过 Jun 末端激酶分支途径引起细胞骨架重排和凋亡等细胞应答。JAK/STAT 途径类似于人干扰素途径，主要介导抗病毒和抗真菌应答，也参与抗疟原虫和抗细菌应答。暴露于细菌时，所有途径都导致转录因子转移入核，但各途径的效应不同。此外，外源 RNAi 途径参与病毒防御，并通过 IMD 免疫缺陷途径和 JAK/STAT 途径影响细菌应答。内源 RNAi 途径也调控蚊及其菌落的 mRNA 表达状态。

蚊的这些固有免疫途径可调节微生物组的构成。RNAi 可使 3 条途径的下游 NF-κB 样转录因子 Rel1 和 Rel2 以及补体样蛋白 TEP1 的沉默，导致内源微生物组繁殖。Rel1 和 Rel2 都控制 *TEP1* 的表达。内源微生物组还受病原识别受体 AgDscam 和 PGRP-LC 调控。

细菌也可调节蚊免疫相关基因的表达。埃及伊蚊经抗生素处理后，抗菌肽表达下调。抗菌肽受 Rel1 和 Rel2 调控，可抑制病毒、真菌、细菌和疟原虫生长，其机制是破坏病原的质膜而不影响蚊的细胞。蚊的菌落还可上调其他抗菌效应因子和免疫调节基因，以及调节丝氨酸蛋白酶及其抑制剂介导的黑化作用。

雌蚊血餐后，内源微生物增多。胃内血液中的血红素可降低血红素过氧化氢酶 IMPer 的表达，从而减少活性氧的生成，还导致双氧化酶 DUOX 和 IMPer 网的瓦解，从而增加了抗菌肽的透过性。由几丁质纤维和几丁质结合蛋白组成围食膜基质在血餐周围形成，但某些细菌的增长仍能激活蚊的固有免疫途径，尤其是在活性氧下调的情况下。内源真核微生物也以类似机制调节固有免疫途径。总之，蚊的固有免疫系统包括 3 条途径，参与调控细菌应答，而内源微生物组影响着蚊免疫效应物的基础表达。这种相互作用影响到蚊的媒介效能。

三、蚊对疟原虫的免疫

疟原虫不能在大多数蚊种体内生存，因为蚊的免疫系统非常有效，但一些按蚊的免疫机制并不能完全防住疟原虫。轻度感染的按蚊可能在疟疾传播中起主要作用。蚊的免疫状态不仅决定于基因型，还受很多地理环境因素的影响。至少有 3 条免疫途径可抑制疟原虫感染，不同虫种可激发不同途径，代价也不同。

疟原虫在蚊体内完成有性生殖并形成动合子，动合子需要突破围食膜等感染屏障，才能侵入胃壁的柱状上皮细胞。侵入过程激活细胞应急和一氧化氮合成酶，氧化损伤可导致感染细胞凋亡，还可引导内源微生物进入损伤部位而引起抗菌应答，从而增强抗疟应答。少数动合子成功侵入上皮细胞后又穿出感染细胞后到达基质，在那里成熟为卵囊。动合子穿出上皮细胞时也会遭受免疫攻击，包括黑化和血淋巴细胞介导的其他效应。极少数存活至卵囊期的疟原虫进行无性增殖，释放成千上万个子孢子。子孢子进入血淋巴后必须逃避更多的免疫挑战才能侵入唾液腺。当子孢子到达唾液腺并侵入唾液导管时，按蚊才具备了媒介效能。

蚊胃微生物组可影响疟原虫传播的媒介效能。用抗生素清除蚊胃细菌后，卵囊负担加重，疟原虫繁殖增多。重新导入活细菌，尤其是革兰氏阴性菌可降低疟原虫的感染密度，表明胃内细菌可限制疟原虫感染，可能是因为细菌激活免疫或直接作用于疟原虫。例如，动合子侵入胃上皮时，损伤处的细菌可增强蚊的免疫应答，有利于控制疟原虫。细菌还影响着抗疟原虫免疫途径的选择。

Toll 途径和 IMD 途径参与对不同种疟原虫的应答，但涉及共同的病原识别受体、效应物和免疫调节因子来介导黑化、裂解和吞噬应答。过表达这些免疫基因可使蚊的应答更迅速。肽聚糖识别蛋白 PGRP-LC 是 IMD 途径的一种病原识别受体，参与抗疟原虫和抗菌应答。肽聚糖识别蛋白沉默后，内源细菌增长，蚊更易受到外源细菌和疟原虫的影响。细菌对肽聚糖识别蛋白的激活作用比动合子更强。蚊在肽聚糖识别蛋白沉默后感染疟原虫时，对动合子的黑化作用增强，表明 Toll 应答增强，而 IMD 途径对黑化有负调控作用。

蚊的抗原识别蛋白还包括革兰氏阴性菌结合蛋白 GNBPB4、纤联蛋白相关蛋白 FBN9、免疫球蛋白家族蛋白 IRID6 和可变剪接超变免疫球蛋白 AgDscam，均可抑制细菌和疟原虫。疟原虫侵入冈比亚按蚊还可导致细菌激活血淋巴细胞分化因子，使血淋巴细胞分化为粒细胞，参与抗疟和抗菌。这种基底应答还可增强 *TEP1* 和 *LRIM1* 的表达，参与血淋巴细胞介导的抗菌和抗疟应答。经抗生素处理后的蚊不能被疟原虫诱导表达血淋巴细胞分化因子、*TEP1* 和 *LRIM1*。蚊的免疫应答存在种间差异。引入某些细菌可增加蚊的抗菌肽表达，抗菌肽抗疟的利弊还不明确，但至少可以上调 PGRP-LC、TEP1、Rel2、FBN9 和 ROS，从而抑制疟原虫发育。也有报道少数细菌可增强蚊的媒介效能，如抑制黑化途径。黑化作用是蚊免疫系统将疟原虫装入黑色素囊中进行化学毒性攻击，因此疟原虫必须大量繁殖，提高蚊的攻击代价，才有可能少量存活下来。

某些细菌直接作用于疟原虫。革兰氏阴性菌与子孢子共同培养时可抑制动合子形成和损伤疟原虫。蚊胃菌属 *Comamonas*、*Acinetobacter*、*Pseudomonas*、*Pantoea*、*Serratia*、*Enterobacter* 均可直接抑制疟原虫，导致媒介效能下降。此外，蚊的内源真菌 *Beauveria bassiana* 和 *Metarhizium anisopliae* 可以清除子孢子。蚊的共生酵母 *Wickerhamomyces anomalus* 可产生杀伤性毒素作用于疟原虫分泌的糖原，从而限制动合子侵入蚊胃上皮。澳大利亚的一项成功策略是用革兰氏阴性菌 *Wolbachia* 感染埃及伊蚊来控制登革热，用昆虫病原微生物来控制媒介的种群密度。发展中的策略还包括引入限制媒介效能的细菌和真菌。*Wolbachia* 感染后有多种机制可降低媒介效能，包括胞质不兼容性、缩短蚊寿命、资源竞争、免疫基因调控等。按蚊似乎没有天然的 *Wolbachia* 感染，但实验表明 *Wolbachia* 感染可降低冈比亚按蚊传播恶性疟原虫的媒介效能。问题是按蚊的内源亚细亚菌会抑制 *Wolbachia* 感染。

昆虫病原细菌 *B. thuringiensis* 和 *B. sphaericus* 可杀灭蚊幼虫和降低成蚊的产卵率，从而减少疟疾的传播。昆虫病原真菌可减少雌蚊的吸血行为和缩短蚊寿命，从而减少病原传播。昆虫病原引发的免疫可抑制疟原虫和病毒生长繁殖。引入微生物的问题在于有效期比化学杀虫剂短。长期使用微生物也会使蚊产生抗性突变而导致失效。生物控制常需要每周重复，这在贫穷地区并不现实。某些细菌还可能偶尔感染人或经空气传播，从而带来新的问题。

第四节　蚊媒防治

蚊媒控制是预防、控制和消除疟疾的关键。各种蚊媒控制措施能有效提供个人防护和减少疾病传播。世界卫生组织推荐的核心措施包括通过认证的药浸蚊帐即长效菊酯类药浸蚊帐（LLIN），以及通过认证的室内滞留喷洒（IRS）进行防护。推荐的补充措施包括化学或生物杀蚴剂，以及蚴源治理的生境改造和生境操作。目前，食蚴鱼生物控制的依据还不足以支持推荐。推荐的个人防护包括驱蚊剂、药浸衣物和室内空间喷洒驱蚊剂，但事实评估还不足以支持将这些措施用于公共卫生项目。室外空间喷洒杀虫剂不应作为疟疾媒介控制措施，而室内空间喷洒的有效性还需要评估。据估计，21世纪以来蚊媒防治措施大约减少了7亿疟疾病例。

一、蚊媒疾病

全球80%以上的人口受到了虫媒病的威胁，其中蚊媒病约占90%。蚊类不仅骚扰吸血，还传播疟疾、登革热、丝虫病、黄热病、日本脑炎等多种疾病，造成严重的公共健康问题（表4-1）。患蚊媒病后不仅引起各种免疫症状，包括疼痛、发热、出血和死亡，而且可能造成严重的出生缺陷，包括小头和神经症状。随着全球气候变暖，蚊媒疾病的灾难性效应可能会越来越严重。媒介传播疾病中90%以上为蚊媒疾病，按蚊和伊蚊是最有效媒介，分别传播疟疾和登革热。全球每年新增2亿多疟疾患者和近1亿登革热患者，世界一半人口受到这两种疾病的威胁。冈比亚按蚊是非洲疟疾的主要媒介。埃及伊蚊在热带和亚热带国家传播多种病毒，包括登革热、黄热病和寨卡病毒感染。

对付按蚊的主要方法是药浸蚊帐和室内喷洒，对付伊蚊的主要方法是场地喷洒和幼虫治理，这些方法最大的问题是全球范围内迅速出现了杀虫剂抗性蚊群。蚊媒防治措施的失败会使疫区亿万民众面临风险，因此急需发展新方法来降低疫区风险。蚊生物学研究可为使用现有方法和开发有效新方法提供多方面的机遇。

表 4-1　2016 年主要蚊媒疾病的全球负担

疾病	蚊媒	病例数（万例）	死亡人数（例）	致残人数（万例）
疟疾	按蚊	21 600	475 000	-
登革热	伊蚊	9600	9110	189.2
淋巴丝虫病	库蚊、伊蚊、按蚊	3846	-	207.5
基孔肯雅热	伊蚊	69	-	-
寨卡病毒感染	伊蚊	50	-	-
黄热病	伊蚊	13	500	3.1
日本脑炎	库蚊	4	9250	43.2

二、媒介效能

媒介效能（vector competence）定义为一种蚊被病原感染，支撑病原的繁殖或发育，并在蚊唾液腺感染后将病原传给脊椎动物宿主的能力。大多数蚊并不是有效的病原媒介，因为存在着感染过程中的各种障碍。

影响疟疾传播的物理因素包括环境温度、湿度、光照、昼夜习性等。恶性疟原虫往往在温暖低湿的区域传播，而邻近的高冷区域则少见。恶性疟原虫的适宜温度是18～27℃，当温度低于16℃或高于30℃时，不适于恶性疟原虫传播。从配子体到配子的30分钟对温度最敏感（21℃适宜，26℃致死），而随后1小时至12天的卵囊期可耐受27℃。蚊期低于适宜温度会减缓发育但不致死，高于适宜温度却是致死的。

内在生物因素中，血餐越大，虫量越多，消化的时间也越长，传播的成功率就越高。蚊蛋白酶在血餐后24小时达到峰值，可消化动合子。半餐的蚊很少传播疟疾。3～14岁儿童的配子体密度最高，可能是恶性疟原虫的主要传染源。成人占传染源的28%～38%。配子体超过100个/μl时可使25%的蚊感染，即便配子体少到不能检测，蚊感染的可能性仍有5%。

疟原虫感染可以改变蚊的行为。数学模型揭示，改变蚊媒的行为对媒介效能的影响不亚于药浸蚊帐的效果。疟原虫感染可增加蚊的吸血频率。唾液腺子孢子的存在使蚊的血餐存活率下降37.5%，可能因为血餐时间延长和对宿主的刺激更大，更易激起宿主反应。疟原虫牺牲了蚊媒而从中获益，增加了感染新宿主的机会。

昆虫的免疫力不仅取决于基因，还受地理环境变量的影响。影响按蚊媒介效能的基因组改变涉及G3、L3、L4、L5等株系，这些基因组变化对媒介效能的影响超过 tep1 等单基因抑制的效果。至少有三条免疫途径可以抑制疟原虫感染，但不同蚊种在感染相同疟原虫时启动的免疫途径不同。蚊启动免疫应答的代价包括降低适合度、生存率和产卵力。

吸血量对媒介效能有很大影响。吸血量大不仅增加了配子体数量，还会延长消化时间。蚊胃的蛋白酶峰值出现在血餐后24小时，可消化动合子，因此动合子必须尽快离开胃腔，否则就会被分泌的蛋白酶杀死。吸血不足半餐的蚊通常没有传染性。

蚊的叮吮习性还取决于人畜的居所、活动、气味、体型、体温、二氧化碳等因素。鼠疟原虫在蚊易叮吮部位的毛细血管中密度更高。频繁感染者的适应性免疫可抑制疟原虫传播，因为抗体可识别受染红细胞表面的抗原，蚊血餐中的人抗体还能识别并结合红细胞外的雌、雄配子和合子。人的适应性免疫由脾递呈，可杀死99.99%的疟原虫。

总之，疟疾传染性的影响因素包括疟原虫的性比、数量、血期同步性、人的抗体、细胞因子、其他抑制剂，蚊的遗传易感性、胃微生物组、共感染微生物，以及地理环境因素。80%的人类感染者在血中有配子体。有人认为所有感染者都有传染性，因而都应该接受治疗。

群体动力学分析表明，疟原虫的数量在进入人体时常不足100个，至血期可达千亿个，而在形成卵囊时降为2～5个，可见蚊期是疟原虫生活史中最大的瓶颈。实验表明，造成人体感染一般需要注入10个以上子孢子。实验测定感染蚊血餐时注入子孢子的数量有很大差异（0～1297个），平均数为123个，中位数为18个。实验发现雌蚊感染间日疟原虫56天后仍有感染性，但后期感染率明显下降。雌蚊感染疟原虫会影响其体重、血餐习性、卵泡发育、产卵力、飞行能力以及在血餐时传递疟原虫的能力。

三、杀虫剂及其抗性

杀虫剂（insecticide）是指杀灭蚊虫的天然或合成的化学产品，分为杀卵剂、杀幼虫剂、杀蛹剂、杀成蚊剂。残留的杀虫剂可在较长时间内有效。主要的三类杀虫剂是钠通道调理剂（菊酯类、有机氯 DDT 等）、乙酰胆碱酯酶抑制剂[有机磷类和氨基甲酸酯（carbamates）]、烟碱型乙酰胆碱受体竞争性调理剂（新烟碱类）。

杀虫剂抗性（insecticide resistance）是指蚊暴露于杀虫剂的标准剂量后仍能存活的特性，这可能是生理或行为适应的结果。媒介群体中杀虫剂抗性的出现是一种进化现象，包括行为躲避和杀虫剂吸收、代谢等生理因素。杀虫剂抗性的预防管理措施之一是使用杀虫剂组合。如果不能有效治理抗性，就会增加疟疾负担，使过去取得的进展发生逆转。

历史上常常是长期大规模使用单一杀虫剂，直至产生抗性而失效，然后再换另一种杀虫剂，如果用过的杀虫剂抗性减退至一定程度，又再用一次，这显然不是控制病媒的好办法。杀虫剂使用应从原理上设法减少对昆虫的选择压力。应避免长期广泛使用单一杀虫剂。合用 ITN 和 IRS 时，应使用不同的杀虫剂。抗性管理应与其他防治措施协同，并成为项目设计的核心内容。农业杀虫剂应避开使用医用杀虫剂。应该对杀虫剂抗性进行常规检测。短期增加的抗性管理投入应与长期公共卫生利益相平衡。

在总体上，疟蚊对菊酯类杀虫剂还处于中度抗性水平。2010～2016 年有 68 个疟区国家报告了杀虫剂抗性，菊酯的抗性率在 *An. funestus* 增加 32%（显著增加），*An. gambiae* 增加 13%（中度增加），其他疟蚊增加 5%（轻度增加）。世界卫生组织管理着一个全球杀虫剂抗性数据库，有网上工具可以查询疟区按蚊的杀虫剂敏感性。至今还没有因为菊酯抗性而导致病媒控制项目失败的例子，但根据经验，如果管理不善，这样的例子迟早会出现。

四、蚊虫防治

全球 82% 的人口受到虫媒病的威胁，占全球疾病负担的 10%。农作物害虫造成的农业损失约为每年 5400 亿美元。杀虫剂是控制虫媒病和害虫的主要手段，因而杀虫剂对于预防疾病和食品安全都很重要。21 世纪以来，在非洲实施了大规模的疟蚊控制，主要是药浸蚊帐 ITN 和室内残留喷洒 IRS，2000～2015 年共减少 6.63 亿疟疾病例。但 2015 年以后，疟疾减少的趋势出现停滞，而杀虫剂抗性却越来越受到关注。

目前的大部分 ITN 和 IRS 项目使用菊酯类杀虫剂，此前菊酯类已用于农业，目前仍局部用于棉花等作物。非洲蚊群已被菊酯类杀虫剂轰炸了将近 20 年，普遍有了不同程度的菊酯抗性。菊酯类杀虫剂仍是唯一被批准用于 ITN 的杀虫剂，某些蚊媒已对多类杀虫剂产生了抗性，对此必须采取相应措施，但实际操作中会遇到各种各样的困难，如缺乏杀虫剂抗性的分子机制、分布和扩散等方面的信息，因而很难因地制宜地做出合理的应对决策。

从群体动力学方程来看，防治疟疾传播的主要策略应是降低叮咬率和减少蚊媒数量，措施包括以下 5 个方面：①避免被蚊叮咬的措施涉及环境、建筑、个人和社会管理。②灭蚊措施包括在环境、房屋、蚊帐和人体使用灭蚊剂、蚊香、驱蚊剂等。③使用昆虫病原可增强蚊对疟原虫的抗性或减少蚊的数量。④使用遗传修饰技术可降低蚊媒的效能、产卵力或寿命。⑤传播阻断疫苗也可影响蚊媒的易感性、产卵力和寿命。

疟疾等蚊媒病常缺乏有效预防、治疗疫苗和药物，这些疾病的传播控制常常在原理上依赖于媒介控制。早期控制措施包括纱窗、蚊帐、虫源水体处置以及各种灭虫方法。20 世纪 40 年代出现 DDT 以后，疟疾媒介控制转移到开发和应用各种杀虫剂方面。目前，有效的媒介控制对人类和经济的发展做出了重要贡献，减少虫媒病除了直接的健康利益外，还有助于提高生产力、减少贫困、增进平等。尽管病媒控制得到了有力的支持，但虫媒病依然占全球传染病负担的 17%，每年致死 70 多万人。21 世纪以来非洲疟疾减少了40%，其中 ITN 的贡献占 68%，IRS 占 13%。

世界卫生组织建议对疟疾风险地区的所有人群实行 ITN 或 IRS 全覆盖，从而降低疟疾的传播效能。应保证所有人都能得到疟疾的预防、诊断和治疗。这需要显著增加预算。DDT 虽不被推荐，但在合理条件下可用于 IRS。评估认为 ITN 和 IRS 通常是最佳实践措施。提供高覆盖和高质量的 ITN 或 IRS 应作为一种主要措施，而不是补充措施。

蚊媒防治的核心措施是 ITN 和 IRS。ITN 在很多情况下应为长效菊酯类药浸蚊帐（LLIN），这是保护疟区人群的核心措施，也适用于已经消除疟疾但仍有疟疾风险的地区。如果药浸蚊帐的覆盖率大于 50%，产生的社区效应使睡在药浸蚊帐外的人群也能获益。世界卫生组织推荐菊酯蚊帐，在菊酯抗性条件下推荐菊酯 -PBO 蚊帐。阳光会影响杀虫剂活性。药浸蚊帐应在 3 年内更换，旧蚊帐应妥善处置，最好是烧掉，不应堆放在水源附近。IRS 是将残留性杀虫剂喷洒在疟蚊可能停息的地方，如内墙、屋檐、屋顶。DDT 不在推荐之列，但在缺乏有效杀虫剂时可规范使用。调查表明，IRS 可在有限程度上降低疟疾发病率。

蚊媒防治的辅助措施中，蚴源治理是对蚊虫可能孳生的水体进行治理，从而防止幼蚊发育产生成蚊。治理方法包括改造水体、疏通水流、水体杀蚴剂、引入天敌等。对这些措施的效果还未进行系统评估，但通常其效果不及 ITN 和 IRS。引入食蚴鱼类的效果还未得到证实。

蚊媒的个人防护措施有很多种，在疟区，表面驱蚊剂、药浸衣物、空气驱蚊剂都有预防疟疾的作用。这些措施尤其适用于疟区的户外工作者、迁移者、难民、搬迁者、军人、夜间外出者等。上述三种方法不适于作为一种公共卫生措施，但对个人预防疟疾有效。空间喷洒应该被 IRS 或 ITN 取代。

雌性按蚊主要在夜间吸血，但有些种类的蚊也会在白天的阴凉处吸血，有些蚊的叮人高峰时间是在黄昏或清晨。蚊的叮人习性与人的活动和睡眠之间的关系对于疟疾传播和媒介控制有重要影响。雌雄按蚊叮人后需要停息以消化血餐和使卵成熟。雌性按蚊可能停息于室内或室外，这取决于物种的偏好和局部环境条件，也影响到控制措施的选择。值得注意的是，不同蚊种的亚群和个体的叮人和停息习性会有差异，此外，降雨、月光、风速和媒介控制措施等环境因素也会影响蚊的这些习性。准确鉴定蚊种是研究和监测的关键。很多蚊媒属于种组，需要分子分析才能鉴定。如果没有准确的蚊种鉴定和行为、分布、感染率等数据的收集，就很难做出控制方案的决策。

第五章　疟疾基因组学

全球 10 多个机构的科学家于 1996 年组成一个国际组织，启动了恶性疟原虫基因组计划，经过 6 年的努力，2002 年完成了恶性疟原虫 3D7 株的基因组测序。同年还发表了鼠约氏疟原虫和冈比亚按蚊的基因组序列。这 3 个基因组序列的发表标志着疟疾的研究已进入了基因组时代，基因组学使得疟疾研究发生了革命性改变。随着新一代测序技术的快速发展，目前已开展了恶性疟原虫和间日疟原虫的千虫基因组项目，可为药物和疫苗的研发提供更多信息。未来有望将基因组测序和功能基因组学直接用于临床治疗和流行病学监测等领域。

第一节　疟原虫基因组

目前从 NCBI 的基因组数据库中已能获得 20 多种疟原虫的多个株系的全基因组信息。疟原虫基因组通常为 14 条染色体，共 2000 多万核苷酸，GC 含量很低，编码 5000 ～ 6000 个基因。下面介绍几种人体疟原虫的基因组信息。

一、恶性疟原虫基因组

恶性疟原虫的 3D7 株（*pf*3D7）于 1976 年被分离出，能人工培养完成全部生活史。其基因组 DNA 的 AT 含量极高，易变性，不利于测序和基因预测，并可能导致基因组不稳定，科学家最初花费了 6 年时间才完成了恶性疟原虫 3D7 株的测序和基因预测。如表 5-1 所示，*pf*3D7 基因组有 14 条染色体及 ptDNA 和 mtDNA，总长约 23 Mb，基因总数为 5682 个。在 5395 个蛋白质编码基因中，54% 有内含子，编码区较长，平均 2.3 kb。

表 5-1　恶性疟原虫 3D7 株的基因组信息

	长度（kb）	GC 含量（%）	基因	蛋白质	rRNA	tRNA	其他 RNA	假基因
基因组	23 341	19.3	5682	5395	41	45+34	102	153
Chr1	640	20.5	157	135	5	-	5	14
Chr2	950	19.7	234	221	-	1	5	14
Chr3	1070	20.1	249	242	-	2	4	4
Chr4	1200	20.5	260	235	-	5	6	17
Chr5	1340	19.3	332	313	5	5	2	10
Chr6	1420	19.8	331	321	-	3	3	9
Chr7	1450	19.8	330	294	5	11	7	15
Chr8	1470	19.6	339	317	4	-	12	8
Chr9	1540	19.0	378	383	-	-	1	3
Chr10	1690	19.6	408	412	-	-	-	9
Chr11	2040	19.0	503	483	3	2	16	11
Chr12	2270	19.3	550	531	-	3	11	12
Chr13	2930	19.0	730	700	3	10	13	11
Chr14	3290	18.4	801	775	3	3	17	16
ptDNA	35	14.2	68	30	4	34	-	-
mtDNA	6	30.0	12	3	9	-	-	-

与自由生活的真核微生物相比，恶性疟原虫的很大一部分基因与免疫逃避和宿主互相作用有关。此外，基因组中还存在哺乳动物所不具备的类异戊二烯代谢途径。由于缺乏代谢途径中的一些酶亚基，且很多酶亚基的亚细胞定位不同，因此很难从基因组准确重构恶性疟原虫的代谢过程。从基因组序列看，糖酵解和磷酸戊糖途径的所有酶基因都可以确定。磷酸烯醇式丙酮酸羧化酶的存在表明恶性疟原虫可能从磷酸烯醇式丙酮酸和重碳酸盐反应来补充草酰乙酸的消耗。顶复门能通过莽草酸途径从 4- 磷酸赤藓糖和磷酸烯醇式丙酮酸合成分支酸，但除分支酸酶外，还未确定 pf 3D7 基因组中莽草酸途径的其他酶基因。关于疟色素的合成，还不明确是利用宿主酶还是自身的酶，但除了尿卟啉原 - Ⅲ 合成酶外，其他每一个酶的直系同源物都能找到。

恶性疟原虫的代谢能力和营养转运能力都比非寄生生物低，只有14%的蛋白质是酶。ATP 产生可能依赖于糖酵解，因为有糖酵解和乳酸代谢的全部酶类。三羧酸循环的全部酶类都已确定。丙酮酸脱氢酶本应在线粒体中，但在恶性疟原虫被预测定位于顶质体。苹果酸脱氢酶定位于胞质，在三羧酸循环中可能被苹果酸 - 醌氧化还原酶代替。至少在红内期，三羧酸循环可能只是提供血红素合成等途径的中间体，而不是对糖酵解产物进行完全氧化。

恶性疟原虫的一些三羧酸循环酶类在配子体比在红内期的含量更丰富，提示三羧酸循环可能在蚊期更为重要。ATP 合成酶的 F0a、b 亚基缺失，提示恶性疟原虫的 ATP 合成酶可能没有功能，但也可能是这些亚基的基因变异很大，没有被识别出来。恶性疟原虫缺乏糖异生酶类，缺乏合成氨基酸的任何酶，但有一些氨基酸转化酶类。脂肪酸和类异戊二烯的合成发生在顶质体，这与植物和细菌相似，而与动物不同，可作为研制抗疟药的潜在靶标。

pf3D7 基因组的一大特点是含有大量参与免疫逃避（3.9%）和寄主相互作用（1.3%）的基因。3D7 株含 59 个 var 基因，编码多变的红细胞膜蛋白 1（pf EMP1），定位于受染红细胞表面，可使红细胞黏附于血管内皮细胞，从而滞留在许多组织器官中。3D7 的 149 个 rif 基因编码的 rifin 蛋白也定位于红细胞表面。3D7 还有 28 个 STEVOR 蛋白基因，与 rif 序列相似。pfEMP1、rifin 和 STEVOR 呈序列多样性，基因成簇分布，大多定位于亚端粒区，几种重复序列的存在增强了等位基因的重组，有助于抗原多样性的产生。免疫逃避相关基因多位于染色体近端区，易于通过重组来改变蛋白质结构。

参考基因组生成以后，可以用更多的测序来分析基因组的多样性和单核苷酸多态性（SNP）谱，从而阐明各时期各种疟原虫和蚊媒的变迁史、基因流，以及免疫、药物和杀虫剂等选择机制对基因组的影响，进而在海量基因组信息的基础上阐明世界各地区疟原虫和蚊媒的遗传多样性和群体差异。pf3k 计划推动了大规模的样本收集和合理测序，并及时在 pf3k 和 PlasmoDB 数据库公布。目前的主要问题是缺乏完整的基因组信息及其临床、流行病学和生物学元数据。临床样本的测序仍有很多技术困难。有的研究组用 SNP 码来辨别株系和跟踪疾病传播的时间变化，有的研究者则是利用高变区来创建单体型用以分辨再感染和多基因组感染。

二、间日疟原虫基因组

间日疟原虫的 Salvador-1 株基因组序列于 2008 年发表，总长 26.8 Mb，GC 含量 42.3%，14 条染色体编码 5433 个基因，基因平均长度为 2164 bp，有 52.1% 的基因有内含子，内含子平均长度仅 192 bp，外显子平均长度 957 bp。间日疟原虫的转录因子似乎主要是 AP2 家族。近端区有 346 个 *vir* 基因，与抗原变异有关。

总的说来，间日疟原虫的核基因组有 14 条染色体，长 1.2～3.5 Mb，基因组 23～25 Mb。发现一个很大的 *vir* 基因家族，包括 600～1000 个变体，也见于几种啮齿类疟原虫，而恶性疟原虫没有。各种疟原虫之间具有广泛保守的基因共线性，长达数百 kb。例如，间日疟原虫的一个 200 kb 片段包含 36 个基因，其顺序、方向和结构与恶性疟原虫同源片段完全一致。间日疟原虫有 37% 的可读框（ORF）与已知蛋白质序列相似（其中 78% 与恶性疟原虫蛋白同源），其余 63% 的 ORF 与任何已知蛋白质没有相似性（类似于恶性疟原虫）。间日疟原虫的 GC 含量比恶性疟原虫高。

间日疟原虫尚不能大规模在体外培养，其培养须用灵长动物。间日疟原虫的 Salvador-1 株是 20 世纪 70 年代初从一名自然感染间日疟的萨尔瓦多患者的血液中分离得到的，随后用松鼠猴接种培养成功。2010 年直接测序了未经接种的间日疟原虫株。2015 年发表了中缅边境间日疟原虫的临床分离株 CMB-1 的基因组序列，总长 27.1 Mb，其中 96.43% 的序列数据与 Sal Ⅰ 参考序列匹配，包括 295 个已知的 *vir* 基因。2016 年有学者发表了来自 11 个国家的 195 株间日疟原虫的基因组测序结果，极大地丰富了间日疟原虫的基因组信息。

2016 年有学者发表了间日疟原虫 P01 株的基因组参考序列，核基因组 29.0 Mb，GC 占 39.8%，编码 6642 个基因，其中 *vir* 就有 1212 个基因。mtDNA 长 5989 bp，GC 占 30.5%。apDNA（顶质体 DNA）长 29.6 kb，GC 占 13.3%，编码 30 个蛋白基因。这个参考序列为间日疟原虫的研究提供了更为可靠的基础和更加丰富的基因组信息。

三、诺氏疟原虫基因组

诺氏疟原虫类似于间日疟原虫，一般感染恒河猴，也可感染人。诺氏疟原虫可在体外培养 18 个月，已建立体外转染和基因敲除技术。Sanger 研究所完成了诺氏疟原虫基因组的测序。

2008 年的诺氏疟原虫参考序列为 23.5 Mb，5188 个基因，37.5%GC，含高变的 kir 和 sicavar 蛋白家族，但序列不完整，变异比其他疟原虫高。最近实现了 *pk*A1-H.1 系在人红细胞内的连续培养，并完成基因组测序，还测了 C 和 A 甲基化位点，鉴定出单种 DNA 甲基化酶 *pf*DNMT，似乎只对 DNA 的一股进行甲基化。在诺氏疟原虫基因组找到 4 万个可能的甲基化位点，其中 5% 为 6- 甲基腺嘌呤修饰点。

测序采用 20 μg DNA 制成的 20 kb 插入库，新加坡的 PacBio RS-Ⅱ共 365 956 读段（reads），平均 9645 bp；沙特的 HiSeq2500 为 500 bp 段 150 bp 配对末端 reads，产生 500 万 reads。组装用了 HGAP3 软件产生 111 重叠群（contigs），理论上 145 倍覆盖，与参考序列比较发现 7120 个 SNPs 和插删。最终得到 14 条染色体、线粒体和顶质体基因组，用 Companion 进行注解。

相比 *pk*NH（v2）参考基因组，*pk*A1-H.1 参考基因组覆盖 98.2%，有 42 空缺（gaps），3993 SNP，19 936 插缺（indel），增强了 kir 和 sicavar 基因注解。基因组 24.4 Mb，染色体 0.727～3.302 Mb。与 60 个诺氏疟原虫基因组序列比对得到 99% 区域的 143 倍覆盖，高质量 SNP 共 1 632 024 个。

甲基化 m6A 和 m4C 测序为 38 倍，鉴定出 41 508 个修饰碱基，其中 2218 个 m6A 修饰，

3646 个 m4C 修饰，占全部 A 和 C 的 11% 和 25%，而恶性疟原虫的 m5C 修饰达 2/3。有 45.3% 的 m6A 修饰位于基因边界，而 m4C 修饰更为平均。4 个甲基转移酶、一些核糖体蛋白和网织红细胞结合蛋白 NBPXa 为高甲基化。需要至少 250 倍覆盖才能鉴别 m5C 甲基化。

四、疟原虫基因组信息

恶性疟原虫、间日疟原虫、诺氏疟原虫的很多株系以及一些模型猴类和鼠类疟原虫都已完成全基因组测序。典型的疟原虫基因组有 14 条染色体，总长 22 Mb 左右，编码为 5000 以上的基因。染色体中央区被大约 4800 个核心基因占据，而近端区主要是多基因家族，很多与抗原变异有关，恶性疟原虫还有一些非编码 RNA 和反义转录物。恶性疟原虫的进化要应对人类施加的多种选择压力，包括药物和疫苗，因而需要不断产生抗性虫株，体现为基因组变异的选择。最初从各地的 227 个疟原虫样本中鉴定出 8.6 万个外显子 SNP，目前 MalariaGEN 已有 23 国 43 地的 3488 个疟原虫样本，SNP 已超过 90 万个。NGS 和 WGS 可用于鉴定新涌现的疟原虫株的特性。

新一代测序技术催生了大规模基因组研究，如基因组流行病学和群体基因组学用于监测青蒿素等压力带来的基因组适应性变化。正向和反向遗传学研究和 MalariaGEN、Plasmodb 等项目可使最初 60% 的未知基因稳步减少。

第二节　疟原虫功能组学

在疟原虫基因组数据释放之前，已经详细描述过 50 ～ 100 个基因与入侵、免疫逃避、次生代谢、细胞黏附、宿主细胞修饰等相关。而基因组报道却仅在整体上进行了描述，列举了一些蛋白家族（如网织红细胞结合蛋白和红细胞结合蛋白）的新成员，还需要很长时间去理解 5200 多个 ORF 中大部分基因的功能。但在基因组数据分析时，仅 1% ～ 2% 的序列被实验验证，而后续几乎没有进行相关的序列验证。为进一步理解和挖掘基因组信息，需要开发生物信息学的分析方法，提升预测的准确性。

一、转录组和蛋白质组

转录组学是基因组水平上的 RNA 表达分析，已被用于研究疟疾的基础生物学、免疫、病理、诊断和预后等。疟疾曾对人类进化产生很大的影响，目前仍是一个很大的全球负担。未来的研究需要将基因组、表观组、转录组、蛋白质组等数据整合到流行病学和数学模拟中，以分析健康和疾病在细胞、组织、个体和群体水平上的变化。

血期恶性疟原虫每 48 小时在红细胞内繁殖为 16 ～ 32 个，这种迅速繁殖会启动宿主应答，导致发热等临床症状，从而限制疟原虫的进一步繁殖。如果应答不力或治疗失败，可发展为重症疟疾，包括昏迷、肺损伤、肾衰竭、酸中毒、严重贫血等症状，原因是虫体过多和炎症水平过高、血管内皮功能紊乱而不能调控血流和凝血，以及大量感染红细胞阻塞小血管。

蚊胃中的有性期只经过短暂的二倍体阶段就开始大量繁殖子孢子进入唾液腺。疟区的人可能每天都被多次叮咬而感染疟原虫，从而建立起免疫力，先是不致重症，然后可免于临床症状。这种免疫力主要由抗体介导。

虫血症在 2% 以上就足以进行标准转录组测序（RNA-seq），更低水平的虫血症则需要更深度地测序。研究宿主 - 病原相互作用的转录组方法有很多种。微阵列不是宿主 - 病原研究的理想方法，因为其缺乏所需的商业芯片，RNA-seq 是更理想的方法。

恶性疟原虫和约氏疟原虫的基因组序列在 2002 年发表，当年和次年就有了离体和活体的转录组研究报道。RNA-seq 可用于鉴定新的转录物、验证和纠正基因模型、鉴定转录位点等，从而完善对恶性疟原虫基因组的注释。

疟原虫的复杂生活史需要转录因子来控制发育。参与侵入红细胞的基因只在成熟裂殖体中表达。疟原虫与宿主相互作用时的基因表达最具可变性，如环状体阶段。配子体的发育有特定的表达谱，主要的转录因子是 AP2G。

由于表达与发育阶段紧密联系，就需要很好的同步化。但活体的表达谱可以分辨出不同的表达模式，并与宿主细胞因子谱相关。单细胞 RNA-seq 可以克服过去的很多问题，但技术还不成熟。真实的表达不是正弦波动的，而是相当不连续的。

所有已测序的疟原虫基因组在大多数染色体的近端区都存在多基因家族，编码的蛋白质多位于感染的红细胞表面。恶性疟原虫的 *var* 家族编码约 60 拷贝的 *pf*EMP1 变体，在感染红细胞表面有不同的抗原性，有利于免疫逃避，还参与黏附血管内皮和未感染的红细胞，这些都与虫株的毒力相关。

所有疟原虫基因组都有 *PIR* 家族，包括恶性疟原虫的 stevor（40 座）和 rif（180 座），*P. berghei* 的 180 座、*P. yoelii* 的 800 座、*P. chabaudi* 的 200 座、诺氏疟原虫的 68 座、*P. cynomolgi* 和间日疟原虫的 1200 座、三日疟原虫的 250 座、卵形疟原虫的 2000 座。*PIR* 表达与表观修饰有关，不仅影响毒力，还影响慢性和持续感染以及传播。疟原虫丝苏氨酸激酶 KIN 可能可感应宿主的营养状态而调控疟原虫的生长。疟原虫的很多基因表达变化涉及与宿主的相互作用。

疟原虫发育的复杂性意味着宿主免疫应答的复杂性，用还原论方法难以完全解释，而系统水平的解释需要转录组数据。宿主感染早期（先于临床症状），外周血单核细胞的表达就发生了很大变化，包括上调了细胞表面和内部的模式识别受体、原炎症因子、吞噬和清理受体、NADPH 氧化酶成分等，表明内在免疫应答的激活。感染早期还激活了 IFN-γ 途径、IL-1b 途径、糖酵解途径，以及抗原加工和提呈给 MHC- Ⅰ 和 MHC- Ⅱ，然而，只有发热的患者上调了 IL-1b 途径和热激蛋白基因。感染后期有了 T 细胞和 B 细胞基因的表达。

典型的疟疾导致发热、头痛、肌痛、寒战、咳嗽、腹痛等症状，与许多系统性感染症状相似。实验室检查常发现贫血、血小板减少、急性期应答蛋白增加等。与死亡风险相关的特征包括昏迷、肾衰竭、代谢性酸中毒、低血糖、呼吸窘迫、严重贫血等。这些特征的病因学还不完全明了，尤其是非复合型疟疾如何转变为重症疟疾方面，还缺乏转录组研究。

还不能证明脑型疟与任何病理机制的依赖性。人类的脑型疟可能有多种亚型，其中的"伪脑型疟"是其他原因导致感染者昏迷。真脑型疟的视网膜病理是由于虫体滞留于视网膜血管，但某些没有视网膜病理的昏迷儿童至少部分是由疟疾造成的。

早期转录组学研究表明，几乎所有的基因都受到阶段特异的转录调控。2003 年对恶性疟原虫的红内期无性发育过程进行了高度同步化处理和高密度取样，表明转录调控涉及此期表达的所有基因。大于 60% 的编码酶和蛋白质的基因都按需求准时表达。基因表达模式的周期性呈钟形谱，表明基因只在需要时才表达。2003 年的另一些转录组研究包括红内期、红外期、子孢子、配子体等发育阶段，表明大于 88% 的恶性疟原虫基因得到表达，49% 的恶性疟原虫基因至少在一个发育阶段受到转录调控。两项研究都表明，基本细胞功能基因的表达主要是在快速生长阶段（滋养体和早期裂殖体），特殊功能基因（宿主 - 虫体相互作用和侵入等）则主要在侵入形态（晚期裂殖体、裂殖子、子孢子）中表达。

2010 年一项 RNA-seq 研究分析了恶性疟原虫红内期发育的 7 个时间点，发现 4871 个转录物（90%）得到表达和调控，校正了 2002 年基因组项目给出的 423 个预测基因，新发现 121 个基因，还验证了之前预测的 75% 的剪接事件以及恶性疟原虫红内期缺乏可变剪接的观点，因为只鉴定出 84 个可变剪接事件，说明可变剪接对于恶性疟原虫表达多样性的贡献很小。但在 2011 年一项更有深度的 RNA-seq 研究中，从恶性疟原虫红内期 4 个时间点共发现 977 个之前未检测到的剪接位点和 254 个基因的 310 个可变剪接事件。有趣的是，只有 1/3 的可变剪接是整码的，提示可变剪接可能主要不是贡献表达多样性，而是通过无义介导降解机制来调节表达。

多株恶性疟原虫比较表明，绝大部分基因的时序表达模式是确定的，只有 69 个基因（1.3%）在 HB3、3D7 和 Dd2 中的表达差异超过 12 小时，多数是宿主 - 虫体相互作用、侵入、抗原变异基因。多数红内期级联在恶性疟原虫株之间高度保守，但在种间却有差异。恶性疟原虫和间日疟原虫的相应基因只有 68% 的表达时控相同。间日疟原虫有 3500 个基因（70%）的表达受到类似恶性疟原虫的阶段调控，但间日疟原虫的宿主细胞质重构和血红蛋白降解基因在裂殖体才表达，而恶性疟原虫在环状体表达。

疟原虫的其他发育阶段也表现出严格的转录调控。2003 年表明 152 个和 218 个特异基因分别在雌、雄配子体表达，其中 80% 的基因功能不明。2005 年研究了配子体发生 I ～ V 期的转录组，发现 3410 个基因至少在一期中表达，从中鉴定出数百个有性阶段的特异基因。

2008 年分析了鼠约氏疟原虫感染 10 天后的卵囊子孢子和感染 15 天后唾液腺子孢子的转录组，发现分别有 47 个和 124 个基因上调，其中 15 个卵囊子孢子上调基因与侵入唾液腺有关，31 个唾液腺子孢子上调基因与侵入肝细胞有关（肽信号或跨膜蛋白）。进一步分析发现，UIS3 蛋白定位于顶复体，敲除后子孢子不能侵入唾液腺。

疟原虫的基因调控在总体上与其他真核生物相似，包括通用转录因子募集聚合酶 II 至启动子和单顺反子，但大量研究只发现少量特异转录因子。研究最多的转录因子是 ApiAP2，类似于植物的 AP2，参与发育和应激，在恶性疟原虫有 27 个家族成员。疟原虫的大约 200 种转录相关蛋白包括通用转录因子、染色质相关蛋白、特异转录因子等，形成复杂的转录调控网。

在疟原虫生活史中有一整套基因表达调控机制，包括表观、转录、转录后和翻译水平的调控。疟原虫的转录因子很少，表观调控起重要作用，包括组蛋白修饰、核小体占据、染色质重塑等。组蛋白修饰至少有 232 种，其中 88 种为恶性疟原虫特有，大多数修饰在红内期不断变化，并伴随着染色质结构和转录状态的不断改变。恶性疟原虫有很多组蛋白修饰蛋白，有些为发育所必需的，可作为药靶，如组蛋白赖氨酸脱乙酰化酶 HDAC（脱 H3K9ac），其抑制可导致失调的无性生长和配子体异常增多。HP1 结合 H3K9me3 而抑制转录，其抑制后的效应与抑制 HDAC 相似。HP1 可募集 HKMT 来维持和扩展 H3K9me3，而 BDP1 结合 H3K9ac 和 H3K14ac 可启动转录侵入相关基因，抑制 BDP1 后裂殖子不能侵入红细胞。BDP1 可募集 BDP2 和 ApiAP2 等转录因子。染色质重塑方面，富 AT 启动子区替换为 H2A.Z/H2B.Z，可激活基因转录。

ApiAP2 是疟原虫最大的一族转录因子，可能是疟原虫生活史各期发育的主要驱动者。*pf*AP2-O 可结合 500 多个基因，影响很多细胞过程。ApiAP2-G 是恶性疟原虫和 Pb 性启动的主控因子，结合多种配子体特异基因及其自身基因，形成自调控反馈环，下游的 ApiAP2-G2 可抑制无性发育的基因表达，并影响其性比。在无性血期，*ap2-g* 基因被 H3K9me3 抑制，形成异染色质沉默，被 HP1 结合，位于核周边，受环境刺激仅有零星表达活性。乙酰化可激活上千个基因，包括 ApiAP2 家族的转录因子。

疟原虫有完整的转录后和翻译调控。无性血期转录本只有 8%（～ 300）受到翻译调控，主要是出离和侵入相关 mRNA。翻译的峰值在环状体期，转录的峰值则在较晚阶段，提示疟原虫的转录和翻译常不偶联，尤其在雌配子体。无性血期的主控因子可能是 *pf*ALBA1，控制侵入相关 mRNA 的翻译和血期约 100 种 mRNA 的稳态。配子体期可能也是翻译主控。疟原虫有很多调控性 ncRNA，包括 circRNA，而宿主的 miRNA 可能也参与翻译调控。

青蒿素抗性株的 13 号染色体 Kelch13 突变是用抗性选择实验和基因组测序方法发现的，随后在实地抗性株的基因组中也找到了类似的突变，现在用 SNP 方法来监测抗性株在东南亚的扩散。非洲也有独立的 Kelch13 突变株，但还没有抗性的证据。深度分析表明，东南亚的抗性株不仅仅是 Kelch13 突变，还有复杂的背景突变，涉及 FD、ARPS10、MDR2、CRT 等的突变。这些突变在非洲还未被报道，因此青蒿素抗性似乎还未威胁到非洲的用药。

二、表观遗传调控

疟原虫的表观遗传涉及组蛋白修饰、组蛋白替换（替换为 H2A.Z、H2B.Z、H3.3、CenH3）和染色质重构。最近找到疟原虫的 DNA 甲基转移酶，并测定了恶性疟原虫基因组的胞嘧啶甲基化谱。疟原虫表观调控可以界定基因组功能元件、发育进程和克隆差异。疟原虫基因家族受表观调控而差异表达。恶性疟原虫的 *var* 家族编码红细胞膜蛋白 *pf*EMP1，其表观调控策略涉及组蛋白可逆修饰、染色质重构和基因重定位，调控 60 个基因成员的表达，导致抗原变异。

疟原虫的表观机制既有保守性又有特殊性。核中大部分为常染色质，只有少数稳定的异染色质岛。没有组蛋白 H1，组蛋白变体有特殊的乙酰化。没有 DNA 甲基化和 RNA 干扰机制，表明恶性疟原虫的表观遗传很特别，组蛋白尾的修饰可能是基因表达的主要调控方式。H3K9me3 修饰涉及 *var* 等的表达调控和表观记忆。2013 年建立了 H3 和 H4 的时序表观基因组图谱。异染色质蛋白 *pf*HP1 在真核高度保守，特异结合 H3K9me3，参与形成异染色质和使 *var* 等基因沉默。恶性疟原虫的着丝粒区缺乏异染色质，由 *pf*CenH3 和 *pf*H2A.Z 占据。*pf*HP1 还结合 ApiAP2 家族的转录因子 *pf*SIP2 于端粒区，识别和沉默亚端粒区的 *var* 等基因。恶性疟原虫的 630 种以上的非编码 RNA 主要调控着丝粒、端粒和亚端粒区。

药物慢清除虫株在红内期早期的很多代谢途径下调，但在后期阶段增强了蛋白质代谢基因的表达。转录组分析为抗药性研究提供了大量候选的基因和标志物。

2002 年的一项蛋白质组分析得到 2400 个蛋白质的图谱，包括 839 个裂殖子蛋白和 1036 个滋养体蛋白。另一项分析得到 1289 个蛋白，其中 714 个为无性血期，931 个为配子体，

645 个为配子。鉴定的大部分蛋白都只在某一阶段出现，这在其他生物中是极少见的。

疟原虫的翻译同时发生在胞质（5000 个基因）、顶质体（50 个基因）和线粒体（3 个基因）。疟原虫只有 37 种氨酰 tRNA 合酶（真核生物通常为 60 种），其中 23 种可被输入细胞器。疟原虫有核、质体、线粒体编码的 rRNA。质体和线粒体都有各自的翻译因子，但起始、延伸和终止因子几乎都由核编码，只有 ptDNA 编码一种延伸因子 EF-Tu。

亚端粒区编码 11 种茂氏沟跨膜蛋白在滋养体期表达。进一步研究发现 78 种茂氏沟相关蛋白。MudPIT 分析发现 3 种鼠疟原虫裂殖子棒状体中的 138 种蛋白质。蛋白质组学还用于分析药物应答的蛋白质组变化，包括四环素等细胞器翻译抑制药物，从而在转录组分析的基础上提供了更多关于药物作用模式的信息，包括抗叶酸抑制剂靶蛋白的上调。2008 年研究发现，氯喹使 41 种蛋白质上调，14 种蛋白质下调，包括核蛋白和翻译蛋白；青蒿素上调 38 种蛋白质，下调 8 种蛋白质。多药抗性载体 *pf*Mdr1 上调与抗药表型有关。

三、顶质体遗传

顶质体（apicoplast）是一种由 4 层膜包围的红藻系质体，因此顶复门寄生虫属于色藻界，而不属于原虫界，但寄生原虫（包括疟原虫）的说法依然沿用。顶质体已经失去了光合色素，不能进行光合作用，因而一般所指的顶复虫都不能自养，也不能吞食，只能靠吸食寄主细胞的营养物来生存。顶质体在细胞中的功能包括合成脂肪酸、类异戊二烯、血红素和铁硫簇等。典型的顶质体含有 35 kb 的环形 ptDNA，编码核糖体蛋白、tRNA 和一个 RNA 聚合酶，还编码 *sufB*、*clpC* 和 *ycf93* 等蛋白质基因。顶质体存在的意义可能是为了提高代谢效率和发挥解毒作用，而 ptDNA 的存在则可能是低效基因转移的历史遗迹。在顶复门中，隐孢子虫的顶质体已经完全退化消失了。

疟原虫的细胞中拥有起源于红藻的顶质体，内有 35 kb 的环形 ptDNA，编码约 70 个基因，其蛋白质产物参与脂肪酸代谢等，有 tRNA 基因。

质体 DNA 常由 4 层膜包围，在疟原虫和弓形虫约 35 kb，与藻类叶绿体 DNA 较为同源，但已丢失了光合作用基因，只保留了 RNA 聚合酶亚基、rRNA 和 tRNA 的基因。

四、线粒体遗传

疟原虫含有单个线粒体，在增殖期显著增大并形成分支管网，在胞质分裂阶段管网裂解，使每个裂殖子或子孢子获得一个线粒体。疟原虫的线粒体与动物的线粒体差异很大，因而成为令人关注的药靶。琥珀酸、苹果酸、G3P、谷氨酸都能增加疟原虫耗氧率，但丙酮酸不能。G3P 脱氢酶可能是电子供体。葡萄糖可调控氧化磷酸化与糖酵解之间的代谢转移。红内期有很低水平的氧化磷酸化。

疟原虫线粒体参与 ATP 和核苷酸合成。新药 atovaquone 和 ELQ-300 是细胞色素 b 抑制剂，DSM265 是 DHODH 抑制剂。早期研究认为红内期疟原虫靠糖酵解提供 ATP，但基因组学鉴定出线粒体的电子传递链，其中至少有 5 种脱氢酶：II 型 NADH 氧化还原酶 NDH2、DHODH、苹果酸 - 泛醌氧化还原酶 MQO、G3P 脱氢酶、琥珀酸脱氢酶（复合体 II 的 SDH）。这些酶可将电子传递至复合体 III。已观察到复合体 V 利用内膜质子梯度驱动合成 ATP，而复合体 V 对疟原虫似乎是必不可少的。

无性血期疟原虫的氧化磷酸化水平可能极低，复合体 V 似乎缺乏某些关键成分。血期电子传递链（ETC）的主要作用可能是在复合体 III 上再生泛醌，使 DHODH 可以参与嘧啶的从头合成。疟原虫线粒体研究的难点在于难以获得足够的样本。红内期滋养体和裂殖体有大量蛋白质和 DNA 合成，裂殖体有最大的耗氧率和胞外酸化，提示线粒体呼吸和糖酵解的活性都很高，而环状体的代谢活性持续时间很短也很脆弱。（晚期）滋养体的糖酵解与裂殖体相当，但耗氧率较低，可能主要是合成代谢。高浓度葡萄糖降低耗氧率。

疟原虫复合体 V 与 ETC 偶联，但质子泄漏水平很高。ADP 升高可增加耗氧率，表明存在偶联 ETC 即氧化磷酸化。疟原虫复合体 V 的 Fo 不完整且对 Oligomycin A 的抑制不敏感，但我们发现寡霉素 A 可减少耗氧率。加入 antimycin A 后导致质子泄漏。耗氧率可用于研究线粒体抑制剂。

丙酮酸和乙酰辅酶 A 可能未被整合到 TCA 循环。很多生物的丙酮酸脱氢酶 PDH 可产生乙酰辅酶 A，但疟原虫的 PDH 在顶质体中表达。同样，脂肪酸和支链氨基酸在其他生物也是乙酰辅酶 A 的来源，但在疟原虫也不能降解。另外，基因组研究表明糖酵解的所有产物都可产生乙酰辅酶 A 和柠檬酸。最近报道一种支链酮酸脱氢酶 BCKDH 可能具有 PDH 样功能，在刚地弓形虫和鼠伯氏疟原虫将丙酮酸转变为乙酰辅酶 A。恶性疟原虫丙酮酸不增加耗氧率，葡萄糖也不能全程增加耗氧率，对此结果还难以解释。

耗氧率和胞外酸化检测表明，疟原虫可以根据外界线索来调整代谢模式。蛋白质组和转录组分析表明，配子体、动合子、子孢子和肝期疟原虫的 TCA 循环和氧化磷酸化上调。代谢组研究也表明配子体的 TCA 分解代谢增加。细胞色素 b 的各种抑制剂均可降低耗氧率。

疟原虫线粒体 DNA 为 6 kb 线形，仅 *CO I*、*CO III*、*cytb* 3 个蛋白质基因，恶性疟原虫仅 *CO I* 和 *CO III* 基因，可能以 ATT 和 ATA 为起始密码子，有 rRNA 基因，无 tRNA 基因。疟原虫的 mtDNA 是真核生物中最小的。疟原虫线粒体内有 30 ～ 150 拷贝的 mtDNA，恶性疟原虫约有 30 拷贝，约氏疟原虫约 150 拷贝，这些拷贝头尾相连。疟原虫 mtDNA 为绝对母系遗传，雄性配子体的线粒体留在蚊胃中。疟原虫 mtDNA 编码的 3 个蛋白质成分是复合物 III 的 cytb 和复合物 IV 的 Cox1 和 Cox3。疟原虫 mtDNA 编码零散的 9 个 rRNA 基因，不编码 tRNA、核糖体蛋白或 ATPase 亚基。疟原虫代表着 mtDNA 瘦身的极端情况，即将变为完全依赖核。

疟原虫及很多顶复门寄生虫的线粒体 DNA 极度简化，编码几种 rRNA，无 tRNA，编码的 3 种蛋白质全为电子传递链成分：细胞色素 b 是复合体 III 的核心成分，细胞色素 c 氧化酶 I 和 III 亚基则是复合体 IV 的核心成分。这 3 种蛋白质极为疏水，这可能就是它们被保留在线粒体基因组中的原因。

第三节　蚊基因组

冈比亚按蚊、中华按蚊、埃及伊蚊、致倦库蚊等的基因组序列已完成测序。蚊类基因组的多样性明显，基因组大小可有超过 8 倍的差异，按蚊基因组较小，DNA 量为 0.24 ～ 0.29 pg，而伊蚊的 DNA 量可达 1.9 pg。按蚊基因组的单拷贝序列占 60% ～ 80%，重复序列常超过 6 kb，长重复序列常大于 13 kb。蚊染色体数通常是 $2n=6$，有大量重组，仅按蚊有染色中心。

一、冈比亚按蚊基因组

2002 年公布的冈比亚按蚊 PEST 株的基因组序列，长 278 Mb，GC 占 35.2%，编码 15 212 个基因。冈比亚按蚊基因组有大量的双单倍型，可能是杂交的结果。SNP 不少于 40 万个。埃及伊蚊基因组是冈比亚按蚊的 5 倍，因为有大量转座子。与伊蚊和库蚊相比，冈比亚按蚊增加了气味受体、细胞色素 P450、表皮相关和免疫相关基因。冈比亚按蚊基因组是果蝇的 2 倍和埃及伊蚊的 1/5。冈比亚按蚊与果蝇的相似率为 56%，两者约在 2.5 亿年前分离。

蛋白质组分析鉴定出冈比亚围食膜基质的 209 种蛋白质，其中 123 种为肽类信号分子，17 种可能是胃壁细胞的膜蛋白。疟原虫发育为动合子需 16 ～ 24 小时，然后分泌几丁质酶以穿过围食膜基质。按蚊围食膜基质的人工增厚可以降低疟原虫感染。

一项蛋白质组分析鉴定出冈比亚按蚊的 69 种唾液腺蛋白，多与营养和能量代谢有关，但有 40% 的蛋白质功能不明。另一研究鉴定出 122 个唾液腺蛋白。子孢子在唾液腺成熟后感染人，蚊叮人时注入纳升级的唾液。

最近开展的 Ag1000G 计划是对 35 个研究组从非洲 13 个国家收集的上千个冈比亚按蚊样品进行测序和研究。媒介比较基因组学已揭示，冈比亚按蚊基因组高度动态，基因的获得和丢失涉及杀虫剂抗性和疟原虫免疫，并提示 TOLL11 可以对抗恶性疟原虫的感染。

电控钠通道 VGSC 是 DDT 和菊酯类的分子靶标，其氨基酸序列的改变已导致 40 多种昆虫的抗性。WGS 之前的片段测序发现了两种变异（L1014F 和 L1014S）和一种双变异能显著增强抗性。冈比亚按蚊千基因组计划 Ag1000G 的第一阶段测定了非洲 8 个国家的 765 个蚊基因组，发现 Vgsc 基因的 47 种错义突变，其中 17 种似乎在蚊群中受到选择。WGS 等研究还发现 Ace-1 基因的氨基酸替换和大拷贝数变异与氨基甲酸酯和有机磷酸酯的抗性有关。Ag1000G 数据覆盖了冈比亚按蚊 90% 以上基因的核苷酸多态性，包括代谢性抗性基因 Gste 簇和 Cyp6p 簇，为研究代谢抗性提供了新的分子标志。

二、中华按蚊基因组

中华按蚊（Anopheles sinensis）广泛分布于东亚，在我国是传播间日疟的主要媒介。2014 年南京医科大学等单位合作完成了中华按蚊基因组测序，基因组长度 267.7 Mb，GC 含量占 42.6%。中华按蚊基因组的重复序列较少，约占全基因组的 6%。重复元件中有 97.9% 为转座元件，而卫星 DNA 仅占 0.3%。由于按蚊的重复序列少，因而基因组明显比库蚊和伊蚊小。

中华按蚊基因组编码 16 766 个蛋白质基因，转录物平均 2608 bp，编码区 1083 bp，平均为 2.9 个外显子，共鉴定出约 32 000 个内含子。中华按蚊共有 41 个 microRNA 基因、348 个 tRNA 基因和 2017 个 rRNA 基因。

通过对按蚊、伊蚊和库蚊的基因组进行比较，发现染色体均为 6 条。按蚊基因组长 230 ～ 284 Mb，而库蚊基因组达 0.5 ～ 1.9 Gb。冈比亚按蚊、中华按蚊、埃及伊蚊和致倦库蚊的基因组特征比较见表 5-2。按蚊的组蛋白、F-box 和锌指蛋白基因明显少于库蚊和伊蚊。基因组数据的进化分析提示，按蚊与果蝇可能在 2.6 亿年前分开，按蚊与库蚊可能在 1.22 亿年前分开，中华按蚊与冈比亚按蚊可能在 0.52 亿年前分开。按蚊的 *serpin* 和 *ML* 家族基因较少，可能与疟原虫易感性有关。

表 5-2 四种蚊基因组的比较

蚊种	拉丁名	基因组（Mb）	GC 含量（%）	蛋白基因	外显子（%）	内含子数
冈比亚按蚊	*Anopheles gambiae*	278	40.9	12 457	7.2	38 000
中华按蚊	*Anopheles sinensis*	268	42.6	16 766	11.0	32 000
埃及伊蚊	*Aedes aegypti*	1 376	38.2	15 419	1.9	51 000
致倦库蚊	*Culex quinquefasciatus*	540	37.4	18 883	4.4	52 000

三、疟疾功能组学

近年来基因组测序成本大幅下降，基因组数据分析能力增强，已完成上千疟原虫和蚊媒的基因组测序，下一代基因组测序技术的发展已使疟原虫基因组的测序成本降至数十美元。基因组信息的阐释和利用成为当前的挑战。基因组方法可以指导和促进消灭疟疾的进程，包括监测防治措施是否有效，是否发生了新的感染，药物抗性是否已经在群体中出现等。

杀虫剂抗性的遗传学研究已有 60 多年历史，而新的测序技术为冈比亚按蚊的抗性研究带来了革命。2002 年，也就是人类基因组发表的次年，有学者就发表了冈比亚按蚊的高质量参考基因组，这使得抗性基因研究前进了一大步。近 10 年来，测序成本急剧下降，已能对数以千计的蚊样本进行全基因组测序（WGS），从而提供丰富的高质量数据。本文综述 WGS 如何改变了非洲疟蚊的抗性研究和抗性管理决策，从而使得杀虫剂能够长期高效。

最近杀虫剂抗性的分子基础研究有了很多进展。目前非洲的疟蚊抗性谱是用表型方法和几种抗性基因型的测试法进行监测。这些方法很有用，但提供的抗性机制及其群间扩散的信息有限。蚊的全基因组测序数据不仅可以分析抗性基因变异，还包括非编码区信息，可对全基因组 SNP 的单倍型和二倍体基因型等遗传背景做统计分析。大范围的测序及统计分析还可定位抗性的起源位点和扩散路径，类似于分析传染病的暴发。时间尺度上的全基因组测序则可用于对药浸蚊帐等干预措施进行定量评估和决策分析。

从 VectorBase 可下载 40 种虫媒的参考序列和基因集等信息，而很多害虫已被纳入五千昆虫基因组计划（i5k）。理论和技术的进展将促进流行病学调查，抗性基因的发现，以及为控制运动提供快省准的检测方法，服务于害虫和病原的治理，在这个快速变化的世界里促进人类健康和经济可持续发展。杀虫剂抗性是一个多方面的复杂挑战，需要科学家、决策者和实践者的通力合作。

昆虫基因组信息的增长将有助于流行病学调查和昆虫抗性基因的发现，并为昆虫控制提供更好的检测方法，从而服务于害虫治理和病原防治，促进人类健康和经济可持续发展。

第六章 疟疾免疫

免疫是机体对抗感染的能力。为防止病原侵入，机体装备了一整套物理、化学和遗传的防御体系。病原侵入后，机体会启动先天性和适应性免疫应答来清除体内的病原及其产物。针对机体的抗感染能力，病原有各种机制来突破机体防御和逃避免疫攻击。机体和病原经过长期的共同演化，各自形成了复杂的攻防体系。疟疾是人类史上最持久和危害性最大的传染病，疟原虫感染对于人体的遗传防御体系和免疫攻击能力都是一种极致的考验。本章先介绍人类演化过程中形成的抗疟遗传多态性，然后讨论人体感应和攻击疟原虫的免疫应答机制，进而分析疟区人群的疟疾免疫力，最后介绍疟疾疫苗的研究进展。

第一节 遗传抗疟性

人类疟疾史在我们的基因组中留下了深深的印迹，使今天的大多数人带有抵抗疟疾的基因突变。在更广义上，疟疾不仅是人类的问题，也影响着猿、猴、鼠、鸟、蜥蜴、蛇和蚊虫，在从古至今的大多数生态环境中，疟原虫不懈地追求着各种可以生存的生态位，其中5种疟原虫成功地征服了人类，并在一定程度上改变了人类的遗传结构和演化进程。

人类在20万年的进化过程中一直在与疟原虫进行着生死的较量。据估计，早期人类至少有半数死于疟疾，因而至少在热带和亚热带，疟疾一直影响着人类的迁移、定居、战争、社会、宗教和文化。疟疾的暴发常使一些部落、村庄和城市陨落，在灾情中存活下来的人们往往带有某些耐受疟疾的基因突变。

人类为抗疟所付出的遗传代价是多方面的，包括 Duffy 阴性抗原、O 型血、镰形细胞病、珠蛋白生成障碍性贫血、G6PD 缺乏、卵形红细胞症等，这些突变型在生理功能上都有某些不足，但都具有一定的疟疾耐受性，因而在早期人类中得到保留，并在后代中逐渐占有更高的比例，到了今天往往已不属于突变，而是上升为多态性（频率超过1%），有些"突变基因"在疫区的频率甚至超过了原有的生理上更优的野生型基因频率。本节讨论疟疾对人类遗传造成的一些主要影响。

一、血红蛋白多态

血红蛋白（hemoglobin，Hb）大量存在于红细胞内，每个红细胞含有2亿～20亿个血红蛋白分子，占红细胞重量的1/3。血红蛋白的功能是运输氧和二氧化碳，血氧的98.5%是以 HbO_2 形式运输的。血红蛋白的基因突变容易导致贫血症状。

由于血红蛋白是疟原虫的主要食物，人类血红蛋白的异常多态性在很大程度上是疟原虫对人类的长期选择压力造成的结果。常见的血红蛋白基因突变包括 HbS、HbE 等，其频率的增高都与抗疟有关。据世界卫生组织统计，血红蛋白基因突变的全球携带率高达7%，而在非洲和阿拉伯的某些地区，仅 HbS 的携带率就高达40%。

早在 1946 年有学者就注意到非洲人的异常血红蛋白 HbS 与恶性疟有很强的相关性。*HBB* 基因的第 17 位多态导致氨基酸 E6V 替换，目前的分布来自至少两次独立突变的扩增。杂合子对非重症恶性疟的保护作用为 30%，对重症疟疾的保护作用为 90%。杂合子还对营养不良和其他感染的儿童具有保护作用。杂合子虽然对疟疾患者有保护作用，但似乎更易被按蚊感染，这就增加了疟疾的传播。HbC 源于西非，纯合子可活。HbE 在南亚和东南亚常见，突变起源很近（不超过 5000 年），通常为良性（纯合子可活），对恶性疟原虫有部分抗性，杂合子可缓解病情，但似乎更易感染间日疟。

镰形细胞病是抵抗恶性疟的一个点突变。如果一个孩子拥有两份这种突变，他将因严重贫血而不能活过童年。但只有一份突变的杂合子将获得抵御恶性疟的能力，可能因为突变的血红蛋白黏附力更强，这可以使恶性疟感染的死亡率下降 90%。

如果父母都是镰形基因的杂合子，他们的孩子将有 1/4 的风险会因镰形基因纯合而夭折。尽管如此，杂合子的繁殖率还是超过了其他人。恶性疟如此致命，这 25% 的风险换来的是抵御恶性疟的一种武器。因此，镰形基因传播至全球，在非洲、南亚和中东的一些地区，镰形基因的携带率可高达 40%，暗示着恶性疟曾是多么凶残。

镰形基因杂合子的疟疾抗性机制还未完全阐明，各种假说包括感染红细胞镰形化，脾性吞噬增多，未成熟溶血和虫体死亡，血红蛋白消化不良，细胞黏附性减弱，获得性免疫，HbS 特异性疟原虫生长抑制 microRNA 转位、血红素氧化酶 1 激活等。值得注意的是，已观察到疟原虫在持续培育中发生了生长转变，也有纯合镰形基因儿童因重症疟疾致死的例子。

目前的主导学说认为，镰形基因杂合子抗疟的主要机制是使恶性疟原虫红细胞膜蛋白 *pf*EMP1 表达减少，从而使血管内皮黏附力减弱。而 2018 年的一项研究表明，氧浓度依赖的 HbS 聚合也是杂合子抗疟的重要原因。动脉血的氧浓度约为 13%，而在感染红细胞滞留的骨髓、脑、肝等器官中，氧浓度低于 7.5%。在这些器官中，HbS 的低氧聚合导致虫体繁殖减少，这可能比黏附减弱更为重要，因为低氧的微环境可导致疟原虫生长停滞。

为了对付恶性疟，人类还装备了其他遗传武器。多次感染后的幸存者可以建立某种适应性免疫机制，可将侵入的恶性疟水平降低百万倍，感染后疟疾不再发作，更不致死。但这种免疫需要多次感染才有少数人能够获得（多数人死去）。而疟原虫的更新速度比人类快 200 倍，所以获得的免疫力也很快会在新的虫株面前失效。人们面临着恶性疟的攻击，没有抵抗能力，也难以建立起适应性免疫。恶性疟每年杀死近百万人，主要是婴幼儿。

二、血型多态

人 Duffy 抗原是一个 36 kDa 的七螺旋跨膜糖蛋白，胞外的 N 端 60 肽中，17 和 28 位氨基酸发生 N 糖基化。Duffy 阴性是由于 Duffy 基因启动子 -33 碱基处发生突变，使 GATA-1 幼红细胞转录因子失去结合位点，使 Duffy 在红细胞中不能转录（但在其他细胞中能转录）。间日疟原虫裂殖子并非绝对不能侵入 Duffy 阴性红细胞，只是侵入更加困难。Duffy 结合蛋白 *pv*DBP 来自微线体，为 140 kDa。间日疟原虫主要侵入网织红细胞，有网织红细胞结合蛋白 *pv*RBP1 和 *pv*RBP2。西非 95% 的人是 Duffy 阴性。

Duffy（Fy）血型抗原最早于 1950 年发现于一个叫 Duffy 的患者。Fy 抗原与很多前炎症因子结合，调节这些因子的血浆浓度，因此被称为趋化因子受体 DARC，在 1 号染色体上有两种共显性等位基因，即a和b，人群中形成4种基因型，即a+b+、a+b-、a-b+、a-b-，大多数人至少有1个显性基因，但a-b-在非洲占90%以上，很多地方甚至达到100%。Duffy阴性能对抗间日疟和诺氏疟感染，因为DARC是间日疟原虫或诺氏疟原虫侵入时DBP的受体。目前间日疟的某些虫株也能感染Duffy阴性人群。

ABO血型与疟疾易感性有关。H抗原是由19号染色体编码的岩藻糖基转移酶合成，A抗原和B抗原则是经过9号染色体编码的糖基转移酶修饰而来。A可能是祖型，但O在疟区占绝对优势，可能有存活优势，O的出现和增加与疟疾选择的时段一致。ABO血型与疟疾关系的流行病学数据还没有结论，但2007年的一项大型疟疾案例研究表明，O型血患者比其他血型患者有66%的保护优势，随后的一些研究也支持O型血具有一定的抗疟性。研究表明，pfEMP1与血型抗原的亲和力为A > B > O，而且巨噬细胞对O型感染红细胞的吞噬效率最高。

补体受体CR1也是一种血型糖蛋白，分布在红细胞、白细胞和肾小球足细胞表面。CR1参与补体激活、C3b和C4b免疫复合物清除、细胞吞噬等过程，其变异包括Knops（KN）血型和表达拷贝数变异，KN系统的9种抗原包括Mc、Sl、Yk等血型系统。CR1是疟原虫侵入红细胞时的主要受体之一，但其变异与疟疾抗性的关系还有待进一步研究。

血型糖蛋白GYPA-GYPE是红细胞表面的一组含唾液酸的糖蛋白，由4号染色体编码，其中A、B、C可被恶性疟原虫的DBL识别，因而其变异也受到选择，但还缺乏临床相关性数据。

三、葡萄糖-6-磷酸脱氢酶缺乏

G6PD为X连锁的管家酶，有100多种突变导致酶缺乏，在非洲很多地区的频率超过30%。葡萄糖-6-磷酸脱氢酶（G6PD）缺乏是全球最常见的酶缺乏，估计有4亿患者。G6PD是在红细胞中唯一的NADPH来源。NADPH用于还原谷胱甘肽和碳酸酐酶，参与细胞抗氧化。G6PD活性在红细胞中的半衰期约为50天，突变型G6PD活性衰减更快，使得衰老红细胞更易受到氧化攻击而溶血。严重型G6PD缺乏罕见，其他类型的缺乏则有很多种，常见于热带地区。G6PD基因为X连锁，在男性为单拷贝，女性杂合子的症状与X染色体失活有关。在G6PD检查中，酶活性大于30%时，常报告为正常，但有可能是杂合子。

伯氨喹的抗疟谱很独特，对间日疟和卵形疟有预防和治疗效果，对恶性疟可以抑制配子体发育，但对G6PD缺乏患者却有剂量依赖性急性溶血的风险。

疟区各国对G6PD检查和伯氨喹使用的政策不同，因为G6PD在世界各地疟区的分布有很大差异。在朝鲜，G6PD缺乏很罕见。在非洲和美洲，最常见的是症状较轻的G6PD缺乏，有的地区高达30%。从南欧、中东、南亚至东南亚一带，G6PD缺乏有多种较严重的类型，服用伯氨喹后可能导致危及生命的溶血。中国的G6PD缺乏类型很多，南方地区发病率在3%～7%。

G6PD缺乏对恶性疟有先天抵抗力。患蚕豆病儿童可以免遭恶性疟感染。G6PD的缺乏可能通过影响红细胞内的戊糖代谢造成疟原虫能量摄入障碍，从而对抗恶性疟感染。另外，疟原虫可能利用自身G6PD获得足够的谷胱甘肽，宿主G6PD缺失和疟原虫感染可能促进带3蛋白聚集，诱导免疫球蛋白或补体在红细胞表面沉积，激发吞噬细胞吞噬感染细胞。

四、红细胞多态

红细胞多态的类型包括血红蛋白病（如 HbS、HbC、HbE 等）、血型多态、G6PD 多态、珠蛋白生成障碍性贫血和卵形红细胞症等，都以不同方式表现出对疟疾的遗传抗性。红细胞的遗传抗性决定了对疟原虫的易感性和原虫能否在红细胞内发育。研究表明，镰形细胞贫血的异常血红蛋白使携带者获得抵抗重症疟疾的能力；珠蛋白生成障碍性贫血携带者抵抗疟疾的能力强于一般人，产生的异常血红蛋白能提供对疟原虫感染的保护，珠蛋白生成障碍性贫血在疟疾流行区出现率很高，可能是恶性疟选择的结果；卵形红细胞症（ovalocytosis）红细胞表面变硬，可抵抗恶性疟原虫裂殖子的入侵；Duffy 基因阴性者对间日疟原虫有天然抵抗力。

各种红细胞多态分布于不同的疟区，导致红细胞减少或变形的一些基因突变虽然会使人的体质变弱，却有一定的抗疟性，因而在一些地区得到保留和扩增。例如，珠蛋白生成障碍性贫血常见于中东和地中海地区，可以降低感染疟疾的风险；卵形红细胞症多见于太平洋地区，使红细胞不易被疟原虫侵入。很多研究表明，红细胞的遗传多态性显著影响着疟疾感染的临床过程。

珠蛋白生成障碍性贫血的遗传因素很多，明显受到疟疾的选择。Haldane 在 1949 年提出著名的疟疾假说，认为今天珠蛋白生成障碍性贫血的分布是疟疾存活优势选择的结果。在疟疾的强选择地区，携带某种珠蛋白生成障碍性贫血变异的人数甚至超过了无珠蛋白生成障碍性贫血基因的人数。珠蛋白生成障碍性贫血是人类最常见的遗传多态。珠蛋白生成障碍性贫血的疟疾保护可能是基于免疫机制，如红细胞表面的 CR1 减少和减少炎症。

卵形红细胞的遗传因素有多种，在东南亚主要是因为带 3 蛋白的一种变异，在巴布亚新几内亚疟区人群中已达到很高的频率，尽管纯合子致死，但情况类似于镰形细胞。卵形红细胞感染恶性疟原虫后更易与 CD36 受体结合，这可能有利于防止脑型疟疾，因为脑血管中不表达 CD36，因而卵形红细胞人群在感染恶性疟和间日疟后更容易存活下来。

除了红细胞的遗传多态性之外，最近一项大规模调查表明，一种 PIEZO1 增强型等位基因（E756del）在非洲人中占 18%，而在欧洲人中仅占 3%，也就是说，约有 1/3 的非洲人携带了 PIEZO1 增强型等位基因，可降低恶性疟原虫的感染率，但可能与高血压有关。PIEZO1 是一种机械门控阳离子通道，参与血管发育、血压调控和红细胞体积控制。PIEZO2 是触角和本体感觉的一种主要的机械感受蛋白。PIEZO1 的功能丧失性突变可引起淋巴瘤、遗传性红细胞收缩、轻度溶血和脾大。在增强 PEIZO1 活性的小鼠中，红细胞脱水可限制疟原虫的生长，并可减少脑型疟的发生。

第二节 疟疾的免疫应答

免疫系统是多种细胞和分子成分的复杂整合，其目的是对外来或自身危险信号进行防御。免疫系统具有高度的适应性，固有免疫可以快速应答和控制各种威胁，并对目标的防御产生长效的记忆应答。免疫系统已经进化出多种途径，可以分辨自己与非己、危险与安全信号，从而对外来威胁进行攻击，而对自身成分能够耐受。

机体受到疟原虫攻击后，免疫系统激活，产生一系列细胞免疫和体液免疫应答。最早的免疫应答是吞噬，主要是巨噬细胞被大量激活。巨噬细胞的抗原识别能力主要由补体等调理素介导，并分泌白细胞介素（IL1）和IL-2，诱导T细胞和B细胞增殖和分化，产生抗疟原虫的体液免疫和细胞免疫。

疟疾的临床症状主要来自红内期感染相关的免疫应答。疟原虫反复破坏红细胞导致发热。前炎症细胞因子级联在恶性疟及其并发症的病理中发挥重要作用。疟原虫抗原，尤其是GPI锚定的膜蛋白，在反复侵入和破坏红细胞的过程中暴露出来，激活先天性免疫应答，产生前炎症细胞因子IL-1、TNF、淋巴毒素、IL-12、IFN-γ等，导致发热、内皮黏附分子表达和细胞黏附，此过程有TLR2和MyD88的参与。NK细胞和记忆T细胞产生早期IFN-γ，进而产生大量TNF。IL-10和TGF-b调节下游的Th1免疫应答并产生LT和TNF，在重症疟疾中可能限制炎症应答。

重症疟疾包括严重贫血、呼吸窘迫、胎盘疟疾和脑型疟，后者造成90%的死亡。脑型疟中有炎症、感染细胞黏附和白细胞参与，可因血管病理导致患者昏迷。细胞因子和内皮细胞产物NO参与脑的炎性损伤，患者可因重度昏迷和脑干膨大而死亡。严重贫血是由于感染和未感染红细胞被破坏及造血功能障碍。骨髓中红细胞的破坏和不能成熟均与炎症因子增多有关，胎盘疟疾也有类似的损伤。在重症疟疾中，疟原虫抗原的释放会刺激先天性免疫细胞产生TNF、IL-1和淋巴毒素。TNF和LT可导致血管损伤和出血，使内皮细胞激活表达黏附分子，并有血小板激活、附着和凝固。炎症细胞因子导致红细胞大量损失和造血障碍，从而发生严重贫血。黏附于胎盘的疟原虫可激起局部免疫应答，可危及孕妇和胎儿的生命。

疟疾及很多传染病都是炎症应答驱动的疾病，调控得当的免疫应答可以清除虫体和建立保护性免疫力。免疫起始阶段的先天性免疫应答参与保护性免疫力的建立和病理过程，前炎症应答还能激活适当的细胞免疫和体液免疫，但是过度的和长期的前炎症应答会引起不适当的细胞过程，从而引发病症。在研发疟疾疫苗的历史进程中，已对疟疾免疫做了大量研究，包括鉴定保护性体液应答机制和寻找侵入或清除相关的疟原虫靶标蛋白。

一、先天性免疫

先天性免疫又称为固有免疫（innate immunity），是初次感染所产生的免疫反应。初次感染就可以识别很多病原的共有分子模式，进而对病原及其产物进行限制、吞噬、攻击和破坏。先天性免疫抗体出现前，巨噬细胞、NK细胞、γdT细胞，以及IFN-γ、IFN-α、NO等细胞因子都参与杀灭疟原虫和缓解临床症状的过程。

在疟疾的先天性免疫应答中，补体可介导子孢子和裂殖子的细胞裂解，但疟原虫进化出了免疫逃避机制。子孢子从皮肤到肝脏的转移过程中可激活皮肤和淋巴结内的树突细胞（DC），如果能早期激活NK细胞和IFN-γ，预后会更好，虽然大量TNF可能会导致重症疟疾，但水平适当的情况下可起到保护作用，包括激活巨噬细胞、TCR+T细胞来应答虫体的磷酸化的非肽抗原。树突状细胞启动最初的血期适应性免疫应答，但随着感染期延长而减退。

树突状细胞是适应性免疫和疫苗抗原免疫应答的关键启动者。健康人的外周血单核细胞中，树突细胞占1%。遇到外来抗原的病原相关分子模式PAMP时，树突状细胞成熟并迁移至脾和淋巴结，作用于病原特异T细胞，通过MHC来递呈抗原，并表达CD40、CD80、CD86等蛋白以刺激T细胞增殖分化为效应细胞。树突状细胞还募集其他免疫细胞，并影响适应性T和B细胞应答，最终导致清除感染细胞和疟原虫。

在疟原虫感染的皮肤、血液、骨髓、脾、肝等处都有树突细胞的存在。树突细胞分为典型树突状细胞（cDC，特征是表达 CD11c）和浆细胞样树突状细胞（pDC，特征是表达 CD123）。pDC 占 35%，是 IFN-α 的主要生产者，参与抗病毒应答；cDC 占 60% 以上，专门加工抗原递呈给 T 细胞。由于树突状细胞感应感染的功能，很多病原进化出了专门针对树突状细胞的免疫逃避策略，从而干扰先天性免疫和适应性免疫应答。认识抗疟过程中树突状细胞启动和维持免疫应答的机制，有助于减少威胁生命的免疫病理反应和促进疟疾疫苗的研发。

树突状细胞在人体多处与疟原虫接触。驻留在组织中的树突状细胞可以吞入疟原虫成分，然后启动针对疟原虫感染的适应性免疫应答。肝内树突状细胞可防止有害的免疫病理过程，脾内树突状细胞则可加强免疫应答，血内树突状细胞的作用则为中等程度。骨髓是免疫特区，也是配子体库，树突状细胞的递呈作用很弱。疟原虫会干扰树突状细胞的激活和成熟。

肝期和血期疟原虫都会很快被先天性免疫系统的各种受体识别，并激活信号途径产生细胞因子和化学因子，参与清除虫体和调控适应性免疫。

前炎症应答调节抗疟性 Th1 发育并激活效应细胞来清除虫体。随着感染的进程，前炎症应答一般会下调，随之增加的是抗炎症应答，导致 Th2 发育、前/抗炎症的平衡和对抗病理过程的 Th1/Th2 应答。如果前炎症应答过度，就会导致严重病症。

宿主识别感染的机制是通过病原识别受体 PRR 来感应进化保守的病原分子模式 PAMP，而内源性的危险信号模式为 DAMP。固有免疫系统装备了多种 PRR 以识别 PAMP 和 DAMP，并激活特定的信号途径产生细胞因子和化学因子。PRR 可位于质膜、内体膜、线粒体外膜或胞质中。最主要的 PRR 是 toll 样受体 TLR，其他 PRR 如 c 型瘦素受体、营救受体 CD36、CD204、MARCO 等。胞质感应蛋白如 dectin-1 感应真菌聚糖，cGAS 感应单链 DNA，RIG-I 感应病毒 RNA，MDA5 感应双链 RNA，NLR 感应细菌肽聚糖，AIM2 感应双链 DNA 等。

疟原虫可被多种 PRR 感应，导致细胞激活和免疫应答。肝期没有任何临床症状，所有临床症状都出现在血期。但是在肝期和血期，宿主都能立即识别疟原虫并启动固有免疫应答，试图清除感染并建立保护性适应免疫，但复杂的疟原虫-宿主相互作用并不都是对人有利的，而是经常导致免疫失调和虫体增长失控，引发病理过程。

感染者如果缺乏免疫力，血期恶性疟原虫会增长很快。死去的游离裂殖子和疟色素等废物成为 Mφ 和树突细胞的靶标。疟原虫 PAMP 包括 GPI、DNA、RNA，疟原虫 DAMP 包括疟色素、尿酸。吞噬和黏附疟原虫诱导的信号途径包括 CD36 途径、EPCR 途径、ICAM1 途径。

二、适应性免疫

适应性免疫是指感染后所产生的免疫力。如果先天性免疫机制不能清除某种病原，就会启动适应性免疫应答，专门对付这种病原。在疟疾的适应性免疫方面，在疟区的反复感染可缓慢建立起对相应疟原虫株的部分免疫力，从年龄较大的儿童开始降低个体被感染的频率、体内的虫密度、发病概率、重症疟疾的发生率和死亡率。反复感染而获得的自然免疫力可在成年早期增强，但不能防止胎盘感染的发病率。疫区人群不易发病，即使发病，症状也较轻，而且容易恢复。这种保护性免疫常对虫株敏感。高疟区人们的免疫力可以免于临床症状，但不能彻底对抗感染，疟疾免疫力通常是短期的，不刺激就会逐年减弱。

红前期的适应性免疫主要由疟原虫特异 CD8 T 细胞的 MHC- I 介导，CD4 T 细胞也通过 IFN-γ 介导的 NO 依赖途径来杀伤肝细胞内的虫体。放射性灭活的子孢子有一定的保护作用，已用于疫苗试验。抗子孢子免疫需要高价抗体和大量 T 细胞才能阻止子孢子侵入肝细胞，但侵入过程只发生在少数肝细胞，而且在几分钟内完成。

抗体和细胞介导的免疫机制都参与对抗红内期的感染，需要 B 细胞和 CD4 T 细胞的共同作用才能完全清除疟原虫。免疫血清移植对无免疫力者有一定的保护作用，因为抗体可介导抗子孢子表面蛋白，从而阻止其侵入。针对感染红细胞的很大一部分抗体的靶标是可变抗原，如感染红细胞表面的 EMP_1、IgG_1 和 IgG_3 可将感染红细胞引入脾后被吞噬。

CD4 T 细胞的作用包括 MHC- II 限制性抗原提呈，可降低虫血症和病理症状。保护性细胞免疫应答包括 CD4 和 CD8 T 细胞的增殖，IFN-γ 的产生和 NO 的合成，据观察可在缺少抗体应答的情况下保持较低的虫密度。CD4 T 细胞不仅能激活细胞吞噬，还可通过产生 IL-21 来辅助 B 细胞，并可通过产生抗炎症细胞因子 IL-10 和 TGF-β 来调节炎症应答的强度。

免疫记忆是指可以记住遇到过的抗原或病原，再次感染时就可以加快和加强免疫控制。能产生 T 细胞和 B 细胞记忆是多次暴露于相同抗原和疫苗保护性免疫的基础。再感染的保护机制来自血液和淋巴中亲和性刺激成熟的记忆性 B 细胞系和骨髓中长存的浆细胞。病毒和细菌的单次感染常可导致终身免疫，但疟疾免疫的效果较差，只有部分保护作用，使人体处于无症状的带虫状态。自然获得的疟疾免疫需要细胞和体液来介导应答，其中抗体是血期控制疟疾症状的主角。疟原虫抗原的抗体效率很低，而且不经疟原虫暴露就会快速衰退，表明 B 细胞记忆的建立有缺陷。

疟疾免疫的自然获得需要长年反复感染疟原虫。儿童获得免疫力后可免于重症疟疾，但仍可发展至临床疟疾，如果继续暴露，成年后可显著降低虫体密度，终身无症状。免疫获得者的 IgG 可以帮助杀死其他感染者血液中的疟原虫。免疫获得者可能已发展出记忆 B 细胞。疟疾抗体的抗原具有高度多态性。T 滤泡辅助细胞（T_{FH}）分泌非常关键的生存和分化信号分子来组织 B 细胞记忆的建立。疟疾免疫可建立非典型的记忆 B 细胞。疟原虫可能有多种机制来调节 B 细胞的活性，包括激活、抑制和影响 B 细胞的发育。建立有效的抗体记忆依赖于产生记忆 B 细胞和长寿浆细胞，前者可在再次感染时迅速产生抗体。建立恶性疟原虫的记忆 B 细胞的效率很低。例如，马里每年有 6 个月的疟疾传播期，在传播季只有 1/2 成人获得 AMA1 和 MSP1 的抗体。长寿浆细胞位于骨髓，分泌的抗体可以持续循环。在疟区需要很多年的暴露才能获得抗疟疾的长寿浆细胞。综上所述，成人通过多年暴露才能通过低效的途径建立对疟原虫的抗体记忆。记忆 B 细胞和长寿浆细胞的建立依赖于 T 细胞，尤其是 $CD4^+$ 滤泡辅助 T 细胞 T_{FH}。另外，疟疾的抗炎症应答可能阻碍了适应性免疫的建立。

疟疾的典型临床定义是与血期无性疟原虫相关的发热等症状。疟区几乎所有儿童在感染疟原虫后都可能致病，但到十几岁以后可转变为疟疾抗性状态，感染不再发展为临床病症。儿童需要在疟区经历多年无数次的感染之后，才能建立起疟疾的抵抗力。相比之下，很多病毒病只需一次感染就可以获得免疫力。疟疾免疫力的另一个特点是短期性。例如，大多数疟原虫抗原的 IgG 抗体半衰期只有几天至几个月，而某些病毒疫苗激发的

IgG半衰期可达300年。人体似乎只能建立起对疟疾症状的抵抗力，不能建立对疟疾感染的抵抗力。我们现在还不清楚疟疾免疫的构成情况，也不清楚为什么需要很长时间才能建立起疟疾免疫，因而还不能研发出对其有效的疫苗。

获得疟疾免疫的一种讨论框架是根据疟原虫生活史。蚊媒通常注入10～50个子孢子，其中大多数会在皮肤逗留数小时。人体免疫系统会对子孢子和蚊唾液产生免疫应答。子孢子进入淋巴后，树突状细胞会提呈其抗原，从而启动CD8+ T细胞应答。子孢子侵入几个肝细胞后不会引起临床症状，机体可能不知道已被感染。目前还没有肝期免疫的证据，灭活子孢子等肝期疫苗的效应其实可能是延缓了血期疟原虫的感染。

三、自身免疫

自身免疫是由于对自身分子或表位的耐受被破坏，导致对自身组织器官的错误攻击而引发的病症。自身免疫性疾病非常复杂，并受到多种遗传和环境因素的影响。自身免疫性疾病在发达国家是第三位的致病和致死因素，提示自身免疫与感染有关。

疟疾感染期间，自身免疫是一种常见现象，包括B细胞多克隆激活产生自身免疫抗体而导致病情加重。疟疾感染引起自身免疫的可能机制包括分子拟态、表位扩散、旁路激活、持续感染、多克隆激活等，这些机制都有一定的证据支持。疟原虫是操控免疫系统的高手，其很多分子都与宿主分子相似，而胞内寄生本身就意味着虫体抗原与很多宿主分子混合在一起，容易导致表位扩散和旁路激活。如果强炎症应答都难以清除虫体，就容易激活持续感染和多克隆激活等自身免疫机制。有很多证据显示疟疾容易引起红斑狼疮和类风湿关节炎等自身免疫性疾病，而自身免疫相关基因的突变也会影响到疟疾抗性。有人认为，自身免疫可能有助于清除病原。

疟疾患者的高热顶峰对应于炎症因子风暴，所有的前炎症因子都过度上调，使免疫系统过度激活，容易引发自身免疫和多器官损伤。疟疾期间，TNF-α等炎症因子的严重病理效应包括脑型疟疾和自身免疫性疾病，而IL-6和IL-10则可抑制骨髓而导致严重贫血。疟原虫还会上调Ⅰ型干扰素，这也与自身免疫有关。自身免疫和疟疾都会导致免疫细胞释放活性氧，从而使氧化压力增强，而失控的氧化压力又会使自身抗原发生氧化修饰，转变为免疫系统的靶标。所有炎症过程的失控都会导致非特异性应答，有利于疟原虫的免疫逃避机制。

补体级联是一系列免疫分子对威胁物所产生的低特异性快速应答反应，可以在识别病原表面的特定分子模式后，介导裂解和调理等破坏病原的过程。补体系统也参与维持自身耐受性，自身细胞带有CD59和CD55等补体抑制和调节蛋白，因而不会成为补体系统的靶标。疟疾和自身免疫都会使一些自身细胞失去补体抑制和调节蛋白，例如，疟疾患者的红细胞失去CD59和CD55后，易引发严重贫血。CD55是疟原虫侵入红细胞的关键受体，感染可能会导致其表达下调。B细胞的CR2/CD21等补体受体调控激活抗体生产的阈值，已有报道重症疟疾患者的B细胞补体受体发生改变，可导致不适当的补体激活。

20世纪70年代人们就已经观察到疟疾患者的自身抗体合成和多克隆激活。抗疟免疫应答的特征之一是高IgG和IgM血象。自身抗体的出现可能是由于B细胞的非特异性激活，这些抗体中只有一部分具有抗疟活性，大部分抗体转而攻击自身的核酸、膜成分和核蛋白等，例如，很多由感染红细胞抗原诱导的抗体会攻击未感染的红细胞，从而导致更严重的症状。抗核抗体介导的抗体复合物可能会引起肾炎、严重贫血和脑型疟；抗磷脂抗体会对巨噬细胞等的膜结构产生破坏作用和直接导致疟疾贫血。

疟原虫曾是影响人类进化和遗传的顶级病原。自身免疫虽然在发达国家是负面因素，但在特定地区却可能有利于对抗传染病，很多疟区报道了疟疾发病与自身免疫的负相关性，提示自身免疫在疟疾抗性中的作用，因为自身免疫对本底水平的提高有利于加强对寄生虫的先天性和适应性免疫应答。

四、红前期免疫

疟疾的免疫机制非常复杂，可分为红前期免疫、红内期免疫和蚊内期免疫。由于目前还没有疟疾疫苗可供使用，因此对于进入疟疾流行区而没有免疫力的非疫区人群，如商人、旅行者和军队等，恶性疟仍是十分凶险的疾病，可危及生命。

疟疾感染始于雌性按蚊刺叮皮肤，疟原虫子孢子在移动中迅速找到穿过皮肤结构和免疫细胞的途径而进入血管被送到肝脏，这个短暂的过程只发生了有限的细胞相互作用。子孢子到达肝脏后，通过库普弗（Kupffer）细胞离开血管，进入肝细胞后大量繁殖，此期 CD8 等免疫细胞可能在肝脏进行检查并杀死被感染的肝细胞。

红前期免疫的目标是游离子孢子和感染的肝细胞，涉及抗体对环子孢子蛋白 CSP 的中和、激活补体、吞噬、NK 和 NKT 裂解等，以及识别感染肝细胞表面的新抗原后交由 Kupffer 细胞和 NK 细胞杀灭。CD8$^+$T 细胞等则分泌 IFN-γ 参与杀灭肝细胞内的虫体。

雌性按蚊将微量的唾液（纳升级）注入人的真皮层后，子孢子需要穿过真皮层，找到血管，然后穿过血管壁。血液将子孢子带到肝脏后，疟原虫建立红外期感染。蚊唾液、子孢子及组织损伤都可启动局部固有和适应性免疫应答，启动时间与子孢子试图进入血管的时间相当，因此真皮反应与子孢子易感性相关。蚊唾液含有抗凝剂、血管舒张剂和免疫调节剂，叮咬后 18 小时仍可在皮肤内检测到。炎性反应可大可小，受叮咬和过敏史影响。被反复叮咬者会在 10 ~ 15 分钟迅速出现皮肤反应。子孢子进入血管的成功率在头 20 分钟内最高，随后下降。

皮肤是机体与外界的边界，保护机体对抗损伤和病原的机制涉及固有和适应性免疫应答。表皮主要是终末分化的角质细胞和朗格汉斯（Langerhans）细胞（主要的表皮树突状细胞 DC）。表皮基膜下为真皮，细胞密度较低，胞外基质主要是胶原和弹性蛋白纤维。毛细血管床和淋巴管滋润着真皮，并有免疫细胞进出。真皮的免疫相关细胞包括肥大细胞、巨噬细胞、DC 亚群、固有淋巴样细胞，T 细胞包括 CD4$^+$ Th1 和 Th2、Th17、gdT 细胞、NK 细胞等。

肥大细胞驻留于组织，是在宿主 - 环境界面上对病原的第一应答者。肥大细胞在接触病原几分钟内释放已合成的和新合成的介质，使体液和中性粒细胞流入，并吸引淋巴细胞、DC 和单核细胞，使淋巴结被激活，形成炎性流质。肥大细胞分泌的 TNF-α 是一种炎症因子，而 MIP2 募集中性粒细胞的功能类似于 IL8。肥大细胞可解除内皮细胞之间的连接并增强血流，这可能被子孢子利用来进入真皮血管。

肥大细胞被蚊的唾液激活后可激活局部内皮层，导致内皮细胞黏附分子上调，启动一系列的白细胞附着，将免疫细胞募集到炎性位点，最先到达的可能是中性粒细胞，出血管后清除病原的机制包括吞噬、胞内杀灭、释放抗菌肽、过氧化物酶和蛋白酶，此外，中性粒细胞的破裂还会释放 DNA 和组蛋白，形成中性粒细胞的胞外陷阱，使病原不能移动。

侵入肝细胞的很多子孢子不能繁殖出感染性裂殖子。纳虫泡上可能有自噬标记蛋白。疟原虫逃避自噬的机制是将标记分子屏蔽在纳虫泡的分泌性管状网内。

宿主免疫应答对病原有很强的进化压力。很多病原选择胞内寄生以避免直接暴露于宿主的体液和细胞免疫应答。很多宿主细胞又装备起来与胞内入侵者战斗。细胞稳态途径和各种细胞死亡程序都参与了对抗胞内病原的应答，可称为胞内免疫应答途径。这些途径虽然独立于免疫细胞，但可提呈 MHC 病原肽。

宿主细胞自杀应答是宿主细胞与病原同归于尽。前存活应答是识别和裂解病原但不影响到宿主细胞。宿主细胞的命运在很大程度上取决于炎症因子应答。干扰素信号途径可以激活炎症体介导的程序性细胞死亡。微生物激活的各种宿主细胞自杀程序包括凋亡和坏死。

对抗肝期疟原虫的机制概括凋亡和 I 型干扰素介导的防御。干扰素调控的某些 GTP 酶可跳过炎症体信号而使宿主细胞存活，进而参与限制或清除病原。自噬机制可以在疟原虫周围形成肌动蛋白笼，进而完成自噬。纳虫泡膜在逃避自噬应答中起关键作用。

各种自噬途径有共同的核心机制和成分，可将胞内结构纳入自噬泡和送往溶酶体进行降解。饥饿性自噬和选择性自噬都属于巨自噬，形成双层膜的自噬体，拮抗调控因子是 AMP 激活蛋白激酶 AMPK 和抑制蛋白 mTORC1，作为分子开关来磷酸化调控起始复合物 ULK，其激活后组装为 ULK1/2、ATG13、FIP200 和 ATG101，从而启动自噬应答。ULK 激活 PI3KC3 复合物，导致局部富集 PI3P，这种信号脂决定了内质网上前自噬体形成，并募集下游 WIPIs 成核。两个泛素样联合系统 ATG12 ～ ATG5 和 LC3 调控加入 PE 结合 LC3，促使自噬体延伸和封闭。在最后的回收步骤，信号磷脂 PI（3，5）P2 自噬体与溶酶体融合形成自噬性溶酶体。

胞内病原自噬的选择性来自前自噬膜上的自噬受体，常与多泛素标记结合，这类受体常有 LC3 结合域，受体聚合后可结合下游效应分子。病原自噬受体包括核孔蛋白 62/驻留体 1（p62/SQSTM1）、NBR1、NDP52、OPTN 和 TAX1BP1。

LC3 相关吞噬只需要自噬的某些成分。LC3 加入纳虫泡膜后直接激活 ULK，不需要泛素化和受体标记。LC3 加入目标膜需要膜脂修饰和产生活性氧，主要调控蛋白是 rubicon，激活含 UVRAG 的 PI3KC3 复合物，产生 PI3P 来促成 NADPH 氧化酶 NOX2 的组装，rubicon 激活 NOX2 以增强 ROS 应答。

感染疟原虫的肝细胞涉及多种自噬，有种株差异，其中某些自噬可能为疟原虫提供营养。肝脏是一个免疫特区，也是疟原虫快速生长繁殖的理想环境。子孢子侵入肝细胞时清除了纳虫泡膜上的肝细胞蛋白，纳虫泡上有突出的管状网络，在疟原虫发育过程中可携带将释放的裂殖子脱离纳虫泡，这种脱离导致肝细胞骨架内陷和受控的宿主细胞死亡，与周围细胞脱离，形成裂殖子包，穿过内皮层进入血管，最后在肺毛细血管释放裂殖子。

哺乳类有很多机制可以感应和消灭纳虫泡内的病原。疟原虫在肝期的快速生长繁殖需要大量磷脂来构建细胞的膜性结构及纳虫泡的管状网络系统，可能由纳虫泡膜从宿主内质网获取。纳虫泡膜上的 EXP-1 有谷胱甘肽 S 转移酶活性，在血期参与血红素脱毒，在肝期则结合载脂蛋白 ApoH，参与摄取胆固醇。Fam-a 家族蛋白参与磷脂酰胆碱的转移。UIS3 结合肝脂肪酸结合蛋白 L-FABP，UIS4 可募集晚期内体和溶酶体。磷脂酰肌醇参与膜泡运输信号过程。

宿主细胞对纳虫泡的应答有个体差异。疟原虫可以利用肝细胞的分解代谢功能，但也付出了代价。疟原虫需要逃避宿主细胞的自噬和内体过程等保护性消化机制。UIS3 可以结合自噬标记 LC3，但并不能完全封闭 LC3 与 p62 等自噬受体的结合。为消除纳虫泡膜上的自噬蛋白，将带标记的膜送往管状网络，使之在增殖期特别发达，形成嵴样簇。

肝期疟原虫的 RNA 可被胞质 PRR 中的 MDA5 识别并启动 I 型干扰素应答，即 MDA5- MAVS-IRF3/IRF7 信号轴，引起 I 型干扰素受体介导的固有免疫应答，包括肝细胞表达干扰素激活基因、产生化学因子来吸引吞噬细胞和淋巴细胞、NK 和 NKT 细胞在肝内产生 IFN-γ 和化学因子、NK 和 NKT 细胞入肝、NKT 细胞介导清除感染肝细胞。

恶性疟原虫在肝细胞内扩增了 4 万倍，当裂殖子离开肝细胞后，机体可清除被感染的肝细胞，肝脏实质内再无疟原虫，但间日疟原虫的肝期休眠子可在肝内存活数月。

肝期无虫免疫虽然不能自然获得，但在实验条件下似乎可以用放射或遗传灭活的子孢子来获得，机制可能是 CD8$^+$ T 细胞作用于环子孢子蛋白 CSP，进而离开淋巴移至肝，消灭被感染的肝细胞（其 MHCI 上提呈了 CS 肽段）。这些研究导致 RTS，S 疫苗的研发，即在乙肝病毒表面抗原上添加 CS 肽段，但 3 期临床试验显示 RTS，S 疫苗只对 30% 的婴儿有短期的抗病保护作用，并不能预防感染。

五、红内期免疫

红内期免疫最为复杂，靶标是游离裂殖子和感染红细胞，体液抗体控制前者，T 细胞控制后者。配子体的抗体免疫主要是补体介导裂解和防止配子体的驻留和成熟。

大量虫体离开肝细胞后进入血液，迅速感染红细胞，进行多次无性增殖循环，并与白细胞相互作用，而疟原虫的产物在循环中可启动炎症应答。感染红细胞可被脾清除，脾是宿主免疫应答疟原虫的主要场所。血期疟原虫可离开无性增殖循环而产生配子体，并在人被叮咬时传播到雌性按蚊。配子体发生主要在骨髓中进行，并受宿主应答的影响。配子体成熟后回到循环血中，可与白细胞和血管内皮发生相互作用。疟疾可发展为重症，如果疟原虫在脑等重要器官的微血管中积累和造成阻塞，这时的疟原虫可作用于血管上皮、白细胞、器官实质细胞。

脾在清除血期疟原虫的过程中发挥着重要作用，可以控制感染。脾的作用在于免疫加工和过滤，每天全部血量要多次经过脾。环状体阶段的红细胞可能不被察觉，但随着疟原虫长大和改变宿主红细胞，脾监测细胞便可鉴别感染细胞并阻止其继续循环。脾可滞留晚期滋养体（宿主红细胞表面有大量修饰和变硬）及少数环状体（宿主红细胞少量修饰和变形能力轻微改变）。滞留的感染红细胞将被吞噬。恶性疟原虫改变细胞表面可导致感染红细胞在微血管内滞留于脑、肠等组织，从而避免通过脾。

血期恶性疟原虫的密度常超过 5 万 /μl，引起头痛、发热、倦乏等症状，机制不明。病原分子模式引发前炎症应答。疟原虫的某些分子作用于先天性免疫系统，导致炎症和疟疾症状。GPI 可锚定很多疟原虫蛋白至固有免疫模式识别的 Toll 样受体 TLR 家族。疟色素可触发 TLR9。恶性疟原虫的 DNA 富含 AT，可诱导 I 型干扰素。裂殖子的 MSP1 可作用于前炎症蛋白 S100 家族。pfRH5 结合红细胞及很多免疫细胞表面的 BSG（CD147）。

疟疾症状可以被抗体控制。来自西非成人的提纯 IgG 输给各地的虫血症患儿后，血虫水平迅速降低，症状明显缓解，但抗体在血期的作用机制不明。抗体的两个靶标是被感染的红细胞和游离的裂殖子，此外也有配子体抗体。感染红细胞表面的 pfEMP1 可结合内皮细胞而导致其滞留于毛细血管，避免感染红细胞被脾清除。pfEMP1 似乎是一个很好的抗体靶标，但 var 基因有 60 多个，每个虫株只表达其中的一个基因，但是有一部分虫株会切换表达。疟疾免疫缓慢的一种解释是需要逐步建立所有 var 基因产物的抗体。

抗体结合滞留的感染红细胞以后，可以通过 Fc 受体来诱导吞噬细胞，或通过补体受体来激活 NK 细胞及单核细胞，从而抑制疟原虫的生长。理论上，抗体还可以抑制裂殖子侵入，但恶性疟原虫有多种侵入红细胞的机制，这对免疫系统是一个挑战。疟原虫的裂殖子蛋白都经历过免疫系统的进化选择，因而具有大量的多态性。

六、疟原虫的免疫逃避

免疫逃避是指疟原虫能在有免疫力的宿主体内长期存活的现象。疟原虫已进化出多种免疫逃避机制，主要是表面抗原变异，其他还有抗原伪装、免疫破坏、细胞隔离、组织滞留等机制。疟原虫可在红前期诱导 Kupffer 细胞凋亡，在红内期可通过疟色素干扰巨噬细胞的吞噬功能。此外，对补体蛋白的影响可能会帮助虫体进入红细胞。

疟原虫的免疫逃避涉及宿主和疟原虫的基因组，以及侵入虫体的发育阶段和表型。疟原虫寄生于细胞内，在细胞外停留时间很短，这可逃避血清抗体的中和反应。疟原虫的抗原决定簇往往是变异性最高的抗原肽段，可借助频繁的基因突变而逃避宿主的免疫识别，从而安全延续自身的发育和繁殖。

恶性疟原虫有 60 个 var 基因，但只表达其中的一个来产生表面抗原 EMP1，该抗原的表达切换可改变细胞黏附性和免疫原性等表型。在感染红细胞的表面结节处，EMP1 与很多疟原虫蛋白锚定于红细胞骨架层上，形成电子致密区。恶性疟原虫调控 var 基因的机制很复杂，涉及染色质组织、亚核分隔、基因簇配对、基因沉默、外切酶降解 RNA、异型组蛋白交换反式反义 lncRNA、组蛋白修饰及相关酶的存在与否等，这些都与虫株毒力有关。

恶性疟原虫特有的亚端粒区蛋白 PHIST 也与免疫逃避有关，可结合 EMP1 的胞内酸性末端，抑制后感染红细胞与内皮受体 CD36 的结合减弱，提示 var 基因在免疫逃避中的重要性不仅在于其复杂的表达调控，而且与其产物的结合蛋白有关。除了 var 基因以外，感染红细胞表面还有 RIFIN、STEVOR、pfMC-2TM 等基因家族。已发现 RIFIN 基因家族可加重 A 型血重症疟疾患儿的病情，因其参与黏附 A 型血的未感染红细胞。

子孢子进入皮肤后要停留数小时，真皮层中若存在抗体，可抑制子孢子运动。半数子孢子不能离开进入点。子孢子穿过皮肤屏障和入肝需要 SPECT 来避免吞噬细胞的破坏。子孢子的某些蛋白质可进入肝细胞的核内，通过影响表达而有利于自己的生存。成熟红细胞表面没有 MHC，因而内部的疟原虫可避免被 T 细胞识别。红细胞表面的一些疟原虫蛋白存在多种等位基因形式，可以避免很快被适应性免疫系统识别。疟原虫的很多免疫抗原都含有大量重复片段，其重复性可随时间而变化，很多种抗原的存在使成浆细胞只能产生短期低亲和力的多种抗体，虽然产生了非典型 B 细胞、记忆 B 细胞和长寿浆细胞，但只能产生低效的免疫力、非典型的 B 细胞和特异性有误差的抗体。宿主免疫压力可促使配子体发生。

蚊的免疫系统可将感染的疟原虫装入囊中进行化学毒性攻击，因此疟原虫必须大量繁殖，提高蚊的攻击代价，才有可能少量存活。蚊胃内数以千计的配子体中只有 $50 \sim 100$ 个可以发育至动合子，其中只有约 5 个可以发育为卵囊。疟原虫不能在大多数种类的按蚊体内生存，至少有 70 种按蚊可以传播疟原虫，可能是因为这些按蚊怪异的防御方式不能防住疟原虫。

疟原虫逃避蚊免疫攻击的机制涉及动合子穿过蚊胃所需的表面蛋白 *pf*S47，其可以抑制 Janus 激酶介导的蚊免疫应答。*pf*S47 在不同虫株群体中有独特的分布，并可快速进化以适应抑制不同蚊种的免疫，这可能是疟原虫适应不同地区的媒介和实现传播的关键。此外，蚊胃补体因子可保护胞外配子体免受人补体免疫的攻击。

第三节　疟疾疫苗

现代疟疾疫苗的研发始于 20 世纪 60 年代辐射灭活子孢子的小鼠实验。2030 疟疾疫苗技术路线图的目标是达到两年维持 75% 效价，而 2015 年的基准是一年维持 50% 效价。发展高效持久的疫苗来对抗恶性疟和间日疟仍是一个关键的优先课题，挑战很多。最近已有多种不同类型的候选疫苗进入了临床试验，第一代红前期免疫已得到认证，下一代方法有望增进成功。下面介绍一些预防感染、病症和传播的疫苗研发进展及其背后的免疫和分子机制，包括抗原选择、免疫原设计、免疫策略、增效机制等方面。

一、子孢子亚单位疫苗

目前研究最多的是恶性疟原虫子孢子疫苗 RTS，S/AS01，其靶标是恶性疟原虫的环子孢子蛋白 *pf*CSP，RTS，S 设计为病毒样颗粒，含 18 kb 的 *pf*CSP 中央重复区和 C 端区，融合在 HBV 表面抗原 HBsAg，另有 4 倍的 HBsAg，装入 AS01 脂质体辅助系统。这是唯一证明有临床疟疾保护效果的疟疾疫苗，已通过临床试验并获得批准，但只有部分保护效果，并随时间而消退，对出生 6～12 周婴儿的效果低于出生 5～17 个月的婴幼儿。婴幼儿在 0、1、2 个月 3 次接种后，疟疾发病率在第一年下降 51%，4 年随访效价为 26%，如果第 20 个月第 4 次接种，效价为 39%。一项 II 期临床试验对数百名儿童跟踪了 7 年，提示接种 5 年后出现免疫减退和疟疾重现。III 期临床试验中出现世界卫生组织的两个安全性信号（脑膜炎和脑型疟），婴儿组出现 7 天热性惊厥，出现这 3 种情况的原因不明，但都在短期得到恢复。临床试验表明该疫苗可以降低死亡率。

未来应努力延长保护期，数据表明 NANP 重复表位与保护性和效价减退有关，而末端区的抗体作用似乎不大，但疫苗的一部分保护作用可能来自末端区引起的 CD4+ T 细胞效应。目前最大的问题是如何维持较高的抗体水平。未来的子孢子亚单位疫苗系统有望诱导长寿浆细胞。另一种对抗抗体衰退的策略是增加多克隆抗体应答的广度。最近的进展是修正了剂量和接种方案，将第 3 次接种放在第 6 个月并减少 1/5 的剂量。这些简单的改变似乎可以改变抗体的质量。相关试验包括去掉 HBsAg、引入全长 *pf*CSP、设计其他病毒蛋白、试验 *pf*CSP 之外的靶标等，均已取得了一定进展。

世界卫生组织于 2019 年 4 月 23 日宣布，全球第一种、也是迄今唯一被证实有预防效果的疟疾疫苗开始在非洲国家马拉维试点推广，随后还将在加纳和肯尼亚试点推广，为拯救成千上万名儿童的生命带来了新希望。这种名为 RTS，S 的疟疾疫苗由英国葛兰素史克公司研发，此次试点拟到 2022 年年底每年为上述 3 个非洲国家约 36 万名儿童接种疫苗，其中 5 月龄至 2 岁的儿童将接种 4 剂疟疾疫苗。

世界卫生组织总干事谭德塞在一份声明中说，虽然过去 15 年里借助蚊帐等手段在疟疾防控工作中取得了巨大成果，但现在进展停滞，甚至在某些地区还出现了逆转，因此

RTS，S 疫苗被寄予厚望。

世界卫生组织有关人士介绍，RTS，S 疫苗是第一种已证明可显著减少儿童疟疾的疫苗。临床试验发现，该疫苗可以预防约 40% 的疟疾病例发生，其中包括约 30% 危及生命的重症疟疾。此次试点将重点关注儿童死亡减少情况、疫苗接种率以及疫苗常规使用时的安全性等，为今后进一步推广 RTS，S 疫苗提供政策性建议和相关信息。

二、全子孢子疫苗

已有多个全子孢子疫苗方法显示出高水平的保护效果，有的已进入疟区群体的效价、广度和持续期试验。全子孢子疫苗是接种失能的活子孢子，将会在血期之前停止发育，或到达血期后可被药物消灭，停滞的时期对免疫应答的广度和潜能有很大影响。最早的辐射失能子孢子会在肝期发育的随机阶段停滞，对被蚊叮咬的人有保护作用。最近在非洲的 pfSPZ 试验结果虽不一致，但总体上令人鼓舞。马里成人接种后的结果为耐受、安全、静脉注射简易，表明疫苗可在高度疟区提供保护作用（安慰剂组的感染率为 93%），但由于试验设计、结束点、统计方法等方面的差异，很难与其他疫苗进行比较。但也有试验表明抗 pfCSP 的抗体效价很低。未来试验将进行剂量和配方的优化，以及对婴幼儿的疗效评价。

一种全子孢子疫苗策略是接种可被氯喹杀灭的野生型子孢子，因而可以提供从肝期到血期的全程抗原。这种疫苗在 8 周内对志愿者 100% 保护，并有 6 例随访者中 4 例的保护作用维持了 2 年。但这种方法对不同株疟原虫感染的保护作用很有限，提示免疫力为种株特异。这种方法有利于研究高效疟疾免疫，还需要彻底解决安全性问题。全子孢子疫苗研究扩展了我们关于抗体和 T 细胞介导免疫的知识，提示 CD8[+] T 细胞是主要的效应细胞。

三、肝期亚单位疫苗

用完全不同的免疫平台可以研发 CD8[+] T 细胞强应答的肝期亚单位疫苗。目前重组复制缺陷病毒载体疫苗，尤其是黑猩猩腺病毒 ChAd63 加修饰的疫苗病毒 MVA，已经进入临床Ⅱ b 期试验。ChAd63-MVA 疫苗含有 TRAP 与多表位串的融合蛋白 ME-TRAP，可引起外周血 CD8[+] T 细胞强应答，提供 20% ～ 25% 的无虫保护作用，使肯尼亚成人的感染风险下降 67%，但在塞内加尔无效价。对婴幼儿的试验还在进行，效果似乎比成人更好。

ChAd63-MVA 中增加编码 pfCSP、pfMSP 或 pfAMA1 的抗原似乎并不能提高效价，而一个带有 pfCSP 和 pfAMA1 的 DNA 引物的人腺病毒 AdHu5 却能提供与疫苗相当的效价，为 27% 的志愿者提供保护。下一代疫苗应寻找能提供更好的 MHCI 提呈的感染肝细胞表面抗原来更好地激活 CD8[+] T 细胞清除感染肝细胞。

四、血期疫苗

自然获得的疟疾免疫力主要来自反复暴露于血期的各种疟原虫体，从而产生广泛的抗体谱来对抗裂殖子和感染红细胞，并有复杂的炎性和免疫调节细胞应答。已研发了化学效能的血期全虫疫苗和孕期相关疟疾的 VAR2CSA 亚单位疫苗，并可以部分重现天然免疫的效果，但还有待进一步的研究。最近几十年集中研究了与天然免疫有关的几种裂殖子抗原，希望能阻断红细胞的侵入，但一直未获得临床效价。有人还对这种方法提出质疑，因为无症状带虫会增加疟疾的传播。这类疫苗不一定都要模仿天然免疫，但门槛很高，需要对裂殖子的侵入有很强的阻断作用。但这种阻断有可能增强配子体发育，有悖于预防疟疾和传播的双重目标。目前在研发基于 RfRH5 的疫苗。

血期疫苗已有进入人体试验阶段，重点靶标是与免疫系统直接接触的裂殖子，候选蛋白是裂殖子表面蛋白 MSP1-5、顶端膜抗原 AMA1、裂殖子表面抗原、环状体感染红细胞表面抗原、棒状体抗原和其他红内期结构抗原。

五、传播阻断疫苗

靶标为有性期的疫苗并不能直接预防人的感染或临床症状，而是在蚊媒中影响疟原虫生活史，目的是防止子孢子发育和传播。这个概念在 20 世纪 70 年代提出，直到最近才有了实质性进展。对于疟区的无症状带虫者，传播阻断疫苗有助于阻断疟疾传播，从而产生人群保护效应。主要的靶标抗原是动合子表面蛋白 *pf*s25、配子体抗原 *pf*s48/45 和 *pf*s230 等。组学研究还在鉴定更多的靶标，发现 *pf*s47 参与蚊媒免疫逃避，而雄配子体和配子的 *pf*HAP2 参与受精的膜融合过程。

实验阶段的传播阻断疫苗对卵囊的抑制率已超过 95%，如果这个抑制率能在群体中实现，群体模型预测单凭疫苗使用几个传播循环的时间就可以消除疟原虫。目前针对 P25、P230 和 PHAP2 的传播阻断疫苗已能在一个循环中将卵囊负荷降低 97%。*Pf*s25 和 *pf*s28 候选疫苗已批量生产，传播阻断疫苗在将来可能是消除和消灭疟原虫的最佳策略。

第七章 抗疟药物

在生物进化史上，生命体似乎朝着两个极端的方向发展，一方面生命体越来越复杂，甚至构成一个高度有序的生物有机体；另一方面生命体越来越简单，甚至需要寄生在宿主细胞内才能够生存。包括病毒这种非细胞形态的生命体也有着类似的规律，病毒以极其简单却近乎完美的结构侵入宿主细胞，并利用宿主细胞的营养物质和原料复制自己，以此方式进行大量的繁殖；而宿主细胞也在这种生存压力下进化出一套免疫系统，阻止病毒的侵入。疟原虫作为一类单细胞、寄生性的真核生物，也具有强大的生存技能，侵入红细胞并以血红蛋白为营养物质生存。在人类与疟疾的生存战争中，疟原虫不断改变自己的遗传特性试图生存下去，人类的遗传背景也逐渐发生变化，甚至以有偿的代价对抗疟疾的伤害（见第六章第一节）。随着医学、化学、生命科学等学科和技术的不断发展，人类更加积极主动地研制和开发抗疟药物，以此来对抗疟疾。

第一节 传统医药学的抗疟药

人类历史上，疟疾使半数以上的患者痛苦死去，抗疟药物使死亡风险大大降低。一般认为疟疾起源于非洲，在疟疾的选择压力下，非洲少数人群发生了 Duffy 抗原基因突变，使疟原虫难以侵入表面更加平滑的红细胞。纵观人类几千年来在和疟疾的战争中，世界各地最初并且在相当长的一段时间内，都是采用当地沿用已久的传统医药学的方法来判断和治疗疟疾。在蚊开始叮咬人类之前，某些植物已经被用于对付昆虫和微生物。人类初期吃植物不仅为了营养，还为了药效。在非洲，黑猩猩和人类祖先都会吃一种叫作扁桃斑鸠菊（*Vernonia amygdalina*）的灌木苦叶子来减轻疟疾症状，这种叶子具有清热解毒的功效。本节介绍我国和其他国家和地区的传统抗疟方药。

一、我国古代抗疟方药

我国有关疟疾治疗的记载很早，《黄帝内经·素问》中"疟论"和"刺疟"两个篇章对疟疾的病因、症状、类别以及治疗方法都做了详细的探讨和论述。我国古代主要使用针灸和中草药治疗疟疾，但针灸疗法的效果并不理想，甚至治愈率很低。我国关于中草药治疗疟疾的记录，不仅包括使用何种中草药，还特别说明了治疗疟疾时机的重要性，说明我国古人对疟疾的发作特点已经有了较好的认识，并且可以依据这种认识指导治疗实践。《黄帝内经·素问》指出："凡治疟，先发如食顷乃可以治，过之则失时也"，即是对疟疾治疗恰当时机和治疗方法的描述。只是对疟疾真正病因和疟原虫生活史等知识还缺乏认识，当时还无法剖析疟疾发作特点和治疗时机之间的联系。

利用中草药治疗疟疾的记载曾出现在《山海经》。东汉末年医学家张仲景（约公元150～219年）撰写的传世巨著《伤寒杂病论》中也有关于疟疾治疗的抗疟药方，如"疟病，多寒，或但寒不热者，此名牡疟，蜀漆散主之"，蜀漆是常山（*Dichroa febrifuga*）的叶，又如"故使如疟状，小柴胡汤主之"。东晋葛洪的《肘后备急方》中收载了 40 多种首方剂，其中第二首就是青蒿，雄黄也包括在列，伴有常山的方子达 14 首之多，提示当时在治疗疟疾用药方面，古人已经积累了相当丰富的经验。之后，中国医学书籍中有许多关于疟疾的描述和治疗方法的记录，收载了大量治疗疟疾的抗疟方药，如元代著名医学家朱震亨及其学生依据学术经验和平素积累纂辑而成的综合性医书《丹溪心法》，记载了"截疟青蒿丸"。明代《普济方》中"诸疟门"收载的中医方剂达数百种之多。李时珍的《本草纲目》是我国古代药物大典，其中记载了多种可用于治疗疟疾的中草药。这些中草药在治疗疟疾方面确实具有一定的效果，如大多数医学典籍中都推荐的常山，而且采用炮制、配伍等巧妙的途径克服了常山的催吐作用。

　　这些抗疟方药在我国已经沿用了千余年，造福了无数人，更重要的是这些珍贵的记载内容还为现代抗疟药研制提供了宝贵的实践经验来源。实际上确实如此，中国近现代至少有两位学者的事迹充分证明了中国古代医药典籍收载的抗疟疾方药的可靠性和重要性。另一位学者的杰出贡献引起了全世界的关注，屠呦呦研究员因发现青蒿素获得了 2015 年诺贝尔生理学或医学奖，青蒿素类抗疟药挽救了数百万人的生命，它的发现被认为是中国对全球人类健康所做出的最重要的贡献之一。

　　今天，我们已经对这些中草药有了较深刻的认识。常山的嫩枝叶具有祛痰、截疟之功效。常山是虎耳草科常山属植物，落叶灌木，叶子有锯齿且形状大小差异较大，有椭圆形、倒卵形、椭圆状长圆形或披针形；其花呈蓝色，圆锥花序，浆果呈鲜蓝色（图 7-1）。常山分布在我国多个地区和省份，在印度、马来西亚、菲律宾、缅甸等也有分布。以嫩枝叶入药具有抗疟作用，能迅速控制症状及消除血中的疟原虫，但作用时间短，故容易复发。对阿米巴原虫有抑制作用，还有解热作用，催吐作用。

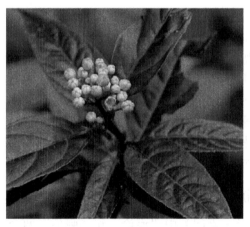

图 7-1　常山

　　甘草（*Glycyrrhiza uralensis*），又称甜草，是豆科甘草属多年生草本植物，根与根状茎粗壮，外皮褐色，里面淡黄色，具甜味；叶子形状差异较大，托叶呈三角状披针形，长约 5mm，宽约 2mm，两面密集分布着白色短小柔毛；腋生总状花序，花冠呈紫色、白色或者黄色；扁圆形种子呈绿色。甘草的分布比较广泛，在亚洲、欧洲、美洲等地都有分布。甘草是一种对人体很好的补益中草药，入药部位通常是根和根茎，呈圆柱形，表面红棕色或灰棕色且有芽痕，具有清热解毒、祛痰止咳等功效，也常常和其他中草药配伍同用，如党参、黄芪、白术等。《普济方》中"诸疟门"记录了不同类别的疟病以及相应的治疗方法，多次提到甘草，例如："日热多者二陈汤加青皮甘草"。其中，详细的治疟方药配方也包含甘草，如虎头骨丸、虎骨常山丸、麻黄白术散、乌梅丸、截疟饮、知母丸等。

　　我国古人早在几千年前就已经认识到雄黄的药用价值，是一类传统的中药。《神农本草经》之雄黄："味苦平寒。主寒热、鼠瘘恶创、疽痔死肌、杀精物"。《本草纲目》

也记载："雄黄释名亦名黄金石、石黄、熏黄。气味夺、平、寒、有毒"。可用于治疗多种病症，书中记载了28种之多，例如书中记载的偏头风：用雄黄、细辛，等分研细，每次取二、三分吹入鼻中，左痛吹右，右痛吹左，此方名"至灵散"。腹胁痞块，用雄黄、白矾各一两，共研为末，加而糊调成膏，摊纸上，贴痞块处，贴至大便畅泄乃愈。伤寒咳逆，用雄黄一钱、酒一杯，同煎，病人趁热嗅其气。雄黄在加热后可氧化生成砒霜，因此在雄黄制剂的过程中需要特别谨慎，古典医药书籍都特别重视对雄黄的炮制处理方式，如记载有："雄黄细研水飞、雄黄研水飞、雄黄水飞"等。近现代，雄黄的炮制学研究已经是一个明确的研究方向，该领域的学者都在致力于研究雄黄炮制方法。雄黄是一种含砷的矿物药，在当代仍然为常用中药，被《中国药典》收载，含有雄黄的制剂有多种。雄黄具有毒性，制定含雄黄的中药制剂标准时应关注其毒性。近现代，随着抗疟药的不断更新和发展，疟疾患者有了更多的有效抗疟药物选择，对于雄黄，人们更加关注其抗肿瘤、抗菌、抗病毒等药效。

长沙马王堆的出土文物《五十二病方》中记载了青蒿可作为药物，晋朝葛洪在《肘后备急方》中第一次将青蒿描述为抗疟方药并描述了其炮制方式。之后，我国医药典籍中记载的青蒿抗疟作用非常之多，我国学者屠呦呦研究员凭借青蒿素获得2015年诺贝尔生理学或医学奖，更是让中国在世界医药化学历史上写下了光辉的一页，但令许多人困惑的是，青蒿素却不是来自植物青蒿。青蒿素这一抗疟有效成分实际上是从原植物黄花蒿（学名 Artemisia annua）中提取的，在近现代很多文献资料中描述青蒿的时候，会特别备注原植物黄花蒿及其学名，其原因就在这里，1985年版本的《中国药典》中将含有青蒿素的黄花蒿命名为青蒿，植物学所称的黄花蒿就是中药所用的青蒿，这样就延续了中草药青蒿的名字。黄花蒿，是1年生菊科草本植物，气味浓烈，根单生，植株较高多分枝；叶子纸质呈绿色，头状花序呈球形，它们会在分枝上排列成总状或者复总状花序，并且在植株的茎上形成展开的圆锥花序。黄花蒿是我国宝贵的科学文化遗产，其入药部位主要是植株的茎和叶子，性寒味苦无毒，具有清热解暑、凉血的作用，主治暑热、阴虚发热、截疟等，还可以作为外用药物。

二、其他国家和地区传统抗疟药

几百年前的南美洲秘鲁疟疾流行严重，当地的印第安人常常通过服用一种用植物的树皮研磨成的粉末治疗疟疾，不舒服的症状很快就能减轻或者治愈，这种植物是金鸡纳树。哥伦布发现新大陆之后，欧洲人大量涌入美洲，知道了金鸡纳树皮可以治疗疟疾。

金鸡纳树对生长环境的要求比较苛刻，适合生长在温暖的气候，年平均气温大约21℃，当温度降至1～2℃时就会有明显的冻伤，海拔以800～3000 m为宜，受这些条件限制，不论是树皮粉末的供应，还是价格方面的因素，都决定了不能在临床上推广应用。因此，人们开始关注并探究金鸡纳树真正对抗疟疾的有效成分是什么。1820年，法国的两位科学家Caventou和Pelletier揭开了金鸡纳树对抗疟疾的神秘面纱，即奎宁，秘鲁语是"树皮"的音译。在此基础上，人们又开始了对奎宁化学结构的深入研究，终于在1945年成功人工合成了奎宁。从人们发现金鸡纳树可以对抗疟疾到提取其有效成分及弄清楚化学结构，经历了大约200年的时间，之后多种人工合成的喹啉类药物出现，其中以氯喹的抗疟疗效最优。氯喹曾经一度抑制了疫情糟糕的疟疾，降低了全球的疟疾发病率和由此造成的死亡率。

在中美洲危地马拉，当地民间治疗发热和疟疾的中草药有多种，研究者从中挑选了虎尾兰、巴豆等中草药植物，对这些植物先后做了晒干和风干处理。之后，分别用两种方法对这些中草药的树皮和根部做提取处理。第一种方法是：直接用水溶液浸泡风干树皮和根部、浓缩冷冻备用。第二种方法是：用甲醇作为浸泡树皮和根部的溶液，之后的处理步骤和水溶液相同。两种方法获得的提取物分别对三种疟原虫进行干预对比实验，分别是氯喹敏感伯氏疟虫株（*P. berghei*）、体外培养多重耐药的恶性疟虫株（*P. falciparum K1*）和氯喹敏感恶性疟虫株（*P. falciparum NF54*），结果发现对伯氏疟用药 7 天后，与对照组相比较，用药实验组的疟原虫密度显著下降；多重耐药虫株的结果类似，但都是甲醇提取物表现出显著性的抑制作用，提示水溶液提取物是无效的策略。

南亚地区的印度也有价值极高的传统药物，印度西南地区疟疾流行也比较普遍，在当地，居民会用一些中草药治疗回归热。研究者以此为线索，选取了印度獐牙菜、木瓜和甜橙，以当地传统炮制方法为依据，对獐牙菜做了晒干处理，对木瓜和甜橙做了风干处理。然后，摘取獐牙菜的叶子和茎、木瓜的外皮和未成熟果肉、甜橙的成熟果肉，把它们研磨成粉，在室温下分别用石油醚与乙醇两种试剂处理。通过对体外培养的疟原虫进行药物干预，在不同时间观察疟原虫的形态特征和密度情况，发现用乙醇提取的獐牙菜提取物和石油醚提取的木瓜提取物对疟原虫具有抑制效果，其滋养体的体积变小，不能正常发育至裂殖体阶段，并且疟原虫的密度随着用药浓度的提高而降低。和獐牙菜提取物相比，木瓜的提取物表现出了更好的抗疟疾活性。

Murnigusih 等也收集了位于东南亚印尼当地 22 种植物，同样经过晒干风干、煮沸、浓缩冷冻处理后备用，通过体外培养的恶性疟原虫进行干预对比实验。结果发现 6 种中草药植物的提取物表现出较强的抑制效果，有些抑制率甚至达到 100%，这 6 种植物分别是薯、岗松、鸦胆子、黄红姜黄、腺叶马钱和桃花心木。

非洲岛国马达加斯加当地居民常用花椒属植物治疗疟疾。研究者对该类植物的茎和皮进行煎煮和泡制，用己烷提取有效成分。之后用体外培养的疟原虫进行药物干预实验，结果显示出较好的疟原虫抑制效果。经过进一步的化学成分鉴定，发现花椒属植物茎和皮提取物包含 5 种生物碱，其中 γ-fagarine 的抑制率最高，表现出极强的抗疟活性。该生物碱是否就是花椒属植物抗疟疾有效活性成分的单分子结构还不确定，这需要继续分离和纯化该化合物及动物实验验证。南非的鼠尾草也广泛用于治疗疟疾、肿瘤、炎症等疾病。Kamatou 等研究者对鼠尾草的精油提取物进行了植物化学分析和药理检测研究，发现具有抗疟的有效活性成分主要是单萜碳氢化合物（monoterpene hydrocarbons）、含氧单帖类和含氧倍半萜。Gronhaug 等对西非马里当地传统医药学的中草药进行了调查和筛选，选取了无柄感应草、海檀木、风车子、朴叶扁担杆和球花豆等中草药植物。马里当地居民常用水煎煮这些植物的茎、皮和叶子，并浓缩磨制成粉剂备用，用来治疗疟疾。依据这个线索，研究者对茎、皮和叶子提取物进行生物活性分析，发现球花豆的水溶液提取物具有抗微生物的作用，间接推测该植物具有抗疟疾的作用。

在韩国疟疾流行地区，居民会用当地的一些草药治疗发热、止痛、局部炎症等症状，如龙葵、茵陈蒿、刺楸、黄芩、日本黄连、黄柏等。针对这些传统中草药，研究者用

70℃的蒸馏水浸泡 5 个小时，过滤之后保留液体底部，然后干燥 4℃保存。用体外培养的恶性疟原虫为研究对象，测试中草药提取物对虫株的抑制率，研究结果显示，日本黄连和刺楸均具有较为敏感的抑制效果，研究者认为这两种中草药有希望为新抗疟药的研究提供原料。

Esmaeili 等对伊朗当地的 4 种传统医药植物进行了甲醇提取物的研究，这 4 种中草药植物分别是：黄杨科植物（*Buxus hyrcana*）、牻牛儿苗科植物（*Erodium oxyrrhynchum*）、光果甘草（*Ferula oopoda*）。4 种植物的甲醇提取物对于体外培养的恶性疟原虫均具有显著性的抑制效果；只有豆科植物光果甘草在鼠疟体内实验中表现出抑制效果。

Alshawsh 等对也门当地用于治疗疟疾的中草药的提取物进行了研究和分析，课题组筛选了 6 种中草药植物：Acalypha fruticosa、印度苦楝、粉藤、葫芦、Dendrosicyos socotrana 和乳香树。用水和甲醇两种溶剂对这些中草药植物的树皮和叶子进行有效成分的提取，用提取物对体外培养的疟原虫进行抑制性的对比试验，发现两种方法提取的提取物均表现出不同程度的抑制性，具体的抑制阶段是疟原虫滋养体发育受限，不能发展为裂殖体。经过初步的薄层层析法对提取物的化学成分进行分析，发现主要是皂苷、单宁酸、黄酮类、多糖、肽类和萜类化合物。

从中国、美洲、非洲和亚洲等国家和地区传统医药学历史和对当地相应的中草药提取物的研究分析结果来看，传统医药在人类对抗疟疾活动的历史上占据着重要角色。以传统医药学为基础，人类克服重重困难得到的首个抗疟药物奎宁问世后，对治疗和预防疟疾带来了极大帮助。同样以传统医药学为基础，青蒿素的研制成功，又为人类对抗疟疾提供了更加有效的武器，这再一次证明传统医药的重要价值。我们有理由相信，传统医药学抗疟方药的潜力不只是奎宁和青蒿素，也许未来会有更好的研究成果。2002 年，世界卫生组织在传统医药学战略中曾强调：加快和注重传统医药在抗疟药物方面的研究。由此可以看出，传统医药学的抗疟方药已经引起世界各国的重视，各国相关领域的科学家们也积极地开展以传统医药学为基础研发抗疟新药的研究。目前这些研究主要是在体外培养疟原虫开展活性研究，有效成分的化学本质及毒性还需进一步的科学检测，这也成为当前重要的研究方向。

第二节 抗疟药的种类

合理使用抗疟药物是预防、控制和治疗疟疾的重要手段。人类从传统医药学中得到抗疟药物奎宁之后，对疟原虫的认识和抗疟药的研究逐步深入，抗疟药的种类越来越多。凡是能够杀灭疟原虫或者抑制其生长的药物，起到减轻症状或者根治疟疾的药物，都可以作为抗疟药物。现有抗疟药物中，还没有哪一种抗疟药能对疟原虫生活史的各个环节都有杀灭作用。疟原虫生活史包括无性生殖和有性生殖两个阶段。本节结合疟原虫生活史介绍主要的临床抗疟药种类。

一、红外期抗疟药

当感染性子孢子随雌性按蚊唾液进入人体时，疟原虫就开始了在人体内极其复杂的无性生殖阶段，首先感染性子孢子侵入肝细胞并启动裂体生殖，形成大量裂殖子并以此形式侵入红细胞，在裂殖子侵入红细胞之前患者并没有临床表型，是疟疾的潜伏期，称之为原发性红外期，也称为肝内期，若使用针对此时期的药物即具有预防作用，如乙胺嘧啶等。也有一部分子孢子侵入肝细胞后并没有启动裂体生殖，而是进入了休眠期，称为休眠体。休眠体在一段时间之后才开始增殖，这个时期称为继发性红外期，是疟疾复发的根源，使用伯氨喹等药物可以作用于此时期。疟原虫肝内期生活史阶段和疟疾的复发有关，针对肝内期的疟原虫抗疟药物又被称为"抗复发药物"和病因性预防药物。

二、红内期抗疟药

当肝内期疟原虫裂殖体发育成熟后，大量裂殖子侵入红细胞经过红内期裂体生殖形成裂殖子，释放后继续侵入其他红细胞，从而实现疟原虫在红内期的重复裂体增殖过程。此时，大量疟原虫裂殖子和疟原虫在红内期发育过程中产生的物质、红细胞破裂等释放进入血液，导致机体产生发热等应急反应，最终引发疟疾，在此过程中使用可以杀灭裂殖体的药物，控制疟疾患者的症状，如氯喹、奎宁、青蒿素、甲氟喹等。疟原虫在人体红内期发育阶段与疟疾患者发热等临床症状有关，因此，针对红内期疟原虫的抗疟药物又被称为"控制临床发作药物"。

三、配子体抗疟药

当疟原虫在红内期经过几代增殖之后，部分裂殖子分化为雌雄配子体，随着雌性按蚊叮咬人体又进入了蚊体内的有性生殖阶段。配子体在雌性按蚊体内完成有性发育过程，实现基因组重组，这种有性生殖方式使疟原虫的后代获得了大量新的基因型，这无疑对于其进化和对抗药物的杀灭作用是有利的，因此从遗传学角度防止疟原虫有性重组和感染性子孢子的传播，是防止疟疾传播从而消除疟疾的有效手段，关键是使用杀灭配子体或者抑制配子体的药物，如伯氨喹、乙氨嘧啶等。

随着抗疟药物的广泛使用，加上抗疟药物的不规范使用或者单一用药等情况，疟原虫从基因水平对抗药物的杀灭作用，主要表现为与药物作用机制相关的基因发生突变从而产生了抗药性虫株。为了帮助全球各国政府和疟疾患者，世界卫生组织每年更新发布《世界疟疾报告》，同时，为了应对更加让人恐慌的青蒿素抗药性问题，世界卫生组织于2011年也发布了《青蒿素抗性遏制的全球计划》。

第三节　喹啉类抗疟药

喹啉环结构骨架广泛存在于多种具有药理活性的天然产物及合成药物中。喹啉类化合物具有毒副作用小和疗效显著等优点，是目前临床上应用最为广泛的抗疟药之一，也是人类抗疟疾史上最重要的药物种类之一。喹啉类抗疟药的作用机制近年来取得了较大的进展，但是有些结论还需要进一步验证，而且药物的作用往往是多个方面的综合评价。目前已经了解的作用机制，多与疟原虫食物泡内环境的改变、遗传物质的合成抑制、血红素聚集有关。

疟原虫正常食物泡内是弱酸性环境，其内含有大量的酸性水解酶，这些酶的活性在弱酸环境下最活跃，对疟原虫分解利用宿主红细胞内的血红蛋白非常重要。而喹啉类药物可以聚集在疟原虫食物泡内，使 pH 升高碱化，酸性水解酶的活性受到抑制，疟原虫无法分解利用血红蛋白而受到生长抑制。因此研究者认为食物泡碱化和疟原虫抑制之间有一定关系。但是也有学者认为食物泡碱化可能只是一种现象，它本身并不能引起疟原虫死亡。

喹啉类药物可以抑制疟原虫遗传物质的活动，如 DNA 的复制和 RNA 的转录，也就是说"中心法则"的经典内容（遗传信息从 DNA 到 RNA，再到蛋白质的过程）都被干扰，那么疟原虫的生存一定会受到巨大的影响，最终死亡。药物与 DNA 的结合需要两个条件，一是和鸟嘌呤的 2 位氨基结合，二是药物存在 2- 氨基丁烷取代基团。氯喹和奎宁等与 G、C 碱基的选择性亲和力较高，以鸟嘌呤为主要结合对象，通过不同化学键与 DNA 结合在一起，牢固地保持 DNA 双螺旋结构，DNA 双链无法解开，DNA 复制及 RNA 转录均受阻。

疟原虫食物泡内的酸性水解酶消化血红蛋白后，会产生对疟原虫膜系统有损伤作用的游离血红素。血红素聚合酶会将这些血红素隐藏在疟色素中，保护虫体。喹啉类药物可以抑制血红素聚合酶活性，使游离血红素存在于疟原虫体内，导致膜系统受损。研究发现血红蛋白被分解后，血红素聚集形成疟色素过程中同时释放铁，这部分铁对维持疟原虫生长的意义较大。而喹啉类药物进入食物泡后会抑制血红蛋白的分解以及释放铁的过程，疟原虫生长发育受阻。但是也有研究发现游离的血红素会自发聚合形成 β- 聚合血红素，氯喹等药物可以抑制这一过程。具体的作用机制到底是什么，还需要进一步的研究证实。但不可否认的是，喹啉类药物抑制疟原虫生长的其中一个机制和血红素的活动有关。本节从奎宁开始，详细介绍不同喹啉类药物的特性和合成。

一、奎　宁

研究者在奎宁结构和药效关系的研究中发现，具有氨基侧链异喹啉化合物可能是抗疟药的关键结构。同时，氨基喹啉衍生物还具有抗菌、消炎、抗肿瘤及抗病毒等广泛的生物活性。

（一）奎宁的发现和化学合成

喹啉类抗疟疾药始于金鸡纳树皮中提取得到的金鸡纳霜，即奎宁（quinine）。金鸡纳树是茜草科常绿灌木或者小乔木，也称奎宁树，叶呈披针形或椭圆形对生；花序排成顶生或腋生的圆锥状花序，呈白色；通常高 3～6m，最高可达到 25m，树皮较薄呈灰褐色，新枝四方形（图 7-2）。金鸡纳树的树皮是提取奎宁和奎尼丁（quinidine）等的重要原料之一，现在人工栽培的金鸡纳树，除本种外，还有鸡纳树（Cinchona succirubra）和正鸡纳树（Cinchona officinalis）等，也都可提制奎宁及奎尼丁等生物碱，总含碱量高达 6%。天然奎宁的来源非常有限，受到来源植物种类和生长环境的限制，天然奎宁很显然不能满足民间治疗疟疾所需。据统计，在当时还没有其他更好的抗疟药物情况下，在美国南北战争期间，南方地区因疟疾而死的战士比战伤而亡的人还要多。奎宁由欧洲传入我国，被称为金鸡纳霜，在当时是非常罕见的药物。

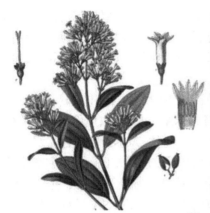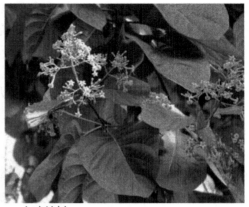

图 7-2 金鸡纳树

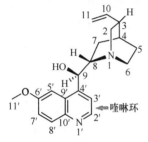

图 7-3 奎宁的结构式

1852 年法国科学家 Pasteur 证明奎宁是左旋体。1854 年德国科学家 Strecker 确定了奎宁的分子结构式，奎宁分子中包含了 20 个碳原子、2 个氮原子、2 个氧原子和 24 个氢原子，结构式为 $C_{20}H_{24}N_2O_2$（图 7-3）。其化学结构包括喹啉环，包含 4 个手性中心（C-3、4、8、9），具有旋光性，药用盐酸或者硫酸盐。依据化学结构类别，奎宁属于喹啉类生物碱，这类生物碱是母核含有喹啉环。喹啉类生物碱结构最复杂、类别也最多，金鸡纳属植物中存在的辛可宁（cnichonine）、辛可尼丁（cnichondine）、奎尼丁等也是此类生物碱，这些生物碱也是科研工作者关注的研究对象。自从奎宁的分子式被确定之后，人们就开始尝试人工合成奎宁。从奎宁分子结构式来看，其分子并不是非常大、结构也不是特别复杂，但是由于其复杂的立体结构和 4 个手性中心的特殊性，给人工合成带来了比较大的难度。

1918 年，德国化学家 Rabe 和 Kindler 从右旋奎宁辛（d-quinotoxine）通过三步化学反应合成奎宁（图 7-4）。1943 年，瑞士化学家 Prelog 通过降解得到 homomeroquinene，经过重构过程得到了右旋奎宁辛，这对以后奎宁的合成和研究非常重要。1945 年，美国化学家 Woodward 和 Doering 以 7- 羟基异喹啉（7-hydroxyisoquinoline）为原料成功得到 homomeroquinene 和右旋奎宁辛。三个研究团队的工作共同构成了第一条奎宁的全合成路线，该合成路线成为现代有机合成史上的里程碑成果，受到化学界的高度赞誉，并认同 Woodward 和 Doering 关于右旋奎宁辛的制备方法以及首次实现奎宁的全合成，开创和引导了有机合成化学理论和实际应用的飞速发展。但是实际上，这种合成方法的步骤繁多且复杂，适合于实验室里完成，工业化生产时就会受到限制。

右旋奎宁辛　　　　　　　　N-bromoquinotoxine　　　　　　奎宁酮　　　　　　　　　奎宁

图 7-4 奎宁三步合成法

20 世纪 70 年代，Hoffmann-La Roche 公司宣布完成了奎宁的全合成，但是对于产物的立体选择性没有完全控制。因此，Hoffmann-La Roche 公司在获得奎宁的同时，还混杂了奎尼丁。2001 年，美国学者 Stork 教授的研究团队也发布了成功合成奎宁的消息，与美国化学家 Woodward 和 Doering 的合成路线不同，他们以 (S)-4-vinylbutyrolactone 作为构建 2,4,5- 三取代哌啶的原料，之后的合成步骤以该手性原料为中心，通过多种化学原理反应进行了奎宁全合成。至此，Stork 教授研究团队的合成路线被化学界一致认为是第一个真正完全具有立体选择性反应的路线。之后，也陆续有奎宁全合成的报道。Stork 教授也对奎宁的合成历程进行完整的评价，他认为美国化学家 Woodward 和 Doering 其实只是完成了从 7- 羟基喹啉到右旋奎宁辛的合成，后续合成奎宁的步骤并没有亲自进行下去，只是引用了 1918 年德国化学家 Rabe 和 Kindler 发布的合成路线。但是，Stork 教授认为 Rabe 和 Kindler 没有发表实验数据证实他们完成了从右旋奎宁辛到奎宁的合成，因此 Woodward 和 Doering 并没有完成奎宁的全合成。但是后续也有学者按照 Rabe 和 Kindler 的合成路线，成功地重复了从右旋奎宁辛到奎宁的合成，这样，人们普遍认为首次完成奎宁全合成的确实是美国化学家 Woodward 和 Doering。目前，奎宁的主要来源还是靠从植物中提取或是半合成，并没有按照化学家们研究出来的全合成路线进行工业化生产。

（二）奎宁的生物活性

奎宁主要作用于红内期，通过多种途径杀灭各种类型疟原虫红内期滋养体和裂殖体，可以有效控制疟疾临床症状，但是对疟原虫其他生活史阶段没有明显作用。奎宁与四环素的复方药剂针对多重耐药性的恶性疟原虫引起的疟疾治疗十分有效。奎宁不能根治良性疟疾，对红内期疟原虫具有杀灭作用，能够控制临床症状，但对恶性疟疾的配子体没有直接的杀灭作用，所以不能中断疟疾的传播。由于奎宁有金鸡纳反应毒性，具有心肌抑制作用，延长不应期和减慢传导，并减弱心肌收缩力，还具有子宫兴奋作用和中枢抑制作用，主要表现为恶心、呕吐、听力和视力减弱等，不良反应多，目前不作为首选药物，但必要时可用于控制临床症状，或对氯喹耐药患者的治疗。除了抗疟作用外，奎宁还具有抑制免疫反应的作用，如治疗免疫失调类疾病、红斑狼疮、类风湿关节炎等。研究者发现奎宁可能对卡波西肉瘤（Kaposi sarcoma）等也有一定的疗效，但是用于治疗夜间腿部抽筋可能会引起严重的副作用，甚至危及生命。

血红素是生物有机体内一类关键的代谢因子，是血红蛋白、肌红蛋白、细胞色素、鸟苷酸环化酶等功能蛋白分子的重要辅基，在运送氧、储氧、电子传递、基因调控等多种生命活动中扮演着重要角色，因此，血红素的合成和代谢高度保守并且受到严格的调控。疟原虫具有自身合成血红素的内源性途径，也有外源性血红蛋白驱动的血红素代谢途径。内源性途径完成的场所是在疟原虫的线粒体、顶质体和细胞胞质，除了红内期，疟原虫的其他各个生活史阶段都需要这一代谢通路。外源性途径主要发生在疟原虫红内期阶段的食物泡血红蛋白来源，食物泡内血红素代谢主要包括 4 个方面：血红蛋白的摄入、血红蛋白酶分解产生血红素、血红素聚合为疟色素及食物泡对血红素的转运。血红蛋白来源的血红素对红内期疟原虫的发育必不可少，因此也成为抗疟药物的重要潜在靶点。疟原虫血红素代谢途径提示奎宁主要作用于红内期，可能和外源性血红素代谢有关联。研究发现，奎宁可以抑制血红素聚合酶的活性，阻碍血红素从溶酶体到细胞质的转运，使血红素游离于疟原虫体内，并攻击膜系统，导致疟原虫死亡；奎宁还可以引起疟色素的凝集，并常伴随着细胞死亡，但是这一过程比较缓慢，很少形成大团块。在血液中，一定浓度的奎宁可导致被寄生红细胞的早熟破裂，从而阻止裂殖体成熟，起到杀灭作用。

奎宁对各类疟原虫红内期的杀灭作用，还包括基因水平的机制。奎宁可以和疟原虫的遗传物质DNA结合，由此抑制DNA的复制过程，RNA产物的形成过程也因此而被阻断，蛋白质的翻译过程不能完成，从而抑制疟原虫的生长和繁殖，但是这种作用比氯喹弱一些。奎宁还能聚集在疟原虫溶酶体内，结合质子（H^+）使自身质子化，从而使溶酶体内的酸性环境被破坏，pH升高，也会影响疟原虫的生长和繁殖。奎宁能降低疟原虫氧耗量，抑制疟原虫内的磷酸化酶而干扰其糖代谢。

奎宁对各类型疟原虫都有抑制作用，一般服用药物之后多数患者可以停止发作。不同地区的疗法剂量使用略有不同。小剂量每天服用0.5 g，连续用药5天；也有大剂量每天服用2 g，连续使用10天。奎宁口服之后，在人体小肠内被迅速吸收，大约3小时血浆中药物浓度达到高峰，然后快速分布在多种组织和器官中（肾脏、肝脏等），大部分药物在肝脏中经氧化分解失效。大约1%的原药从尿液中排泄，24小时几乎全部排完。由于排泄时间比较快，所以必须6～8小时再次给药。总的来说，奎宁的治疗效果是不理想的，人体内的半衰期大约是10小时，当血浆浓度超过10 mg/L时，就能够产生毒副作用。奎宁的毒副作用主要影响神经系统、产生心肌抑制作用、使子宫兴奋、影响消化系统等，表现为头晕、耳鸣、听力下降、精神不佳、血压下降、恶心呕吐、腹泻、皮疹等。肌内注射奎宁可引起局部刺激作用，严重者可引起局部组织坏死。在抗疟疾过程中，奎宁和多种药物合并使用，如氯喹、叶酸类药物等，但是毒副反应较高，所以不适宜联合使用。

二、氯　喹

4-氨基喹啉类药物的研发起源于20世纪30年代，研究者将碱性侧链引入4-氨基喹啉，成功获得了对疟原虫红内期裂殖体具有高效速效抑制作用的多种衍生物，其中以氯喹（chloroquine）的抗疟活性最强，最先应用于临床，我国于1958年试制并正式投产。氯喹早在1943年就被德国的研究者合成，其分子式为$C_{18}H_{26}ClN_3$（图7-5）。但是当时人们认为该药物的

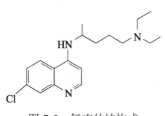

图7-5　氯喹的结构式

毒副作用太高，因此在临床上未被应用。后来由于历史原因，氯喹再次以其优越的抗疟疾活性走进人们的视野，其疗效在1944年被美国学者予以肯定，由此代替了当时普遍应用的米帕林，抗疟疾疗效超过奎宁，成为当时的首选抗疟药物。目前，虽然世界上多个国家和地区都已经出现了对氯喹高度抗性的虫株，但是氯喹针对三日疟原虫和卵形疟原虫都具有相当高的敏感性，对间日疟原虫也有较高的治疗价值。

与奎宁类似，氯喹同样可以干扰疟原虫红内期的血红素代谢途径，其药效可以富集在疟原虫的食物泡中，破坏食物泡的代谢功能，对疟原虫起到迅速的抑制作用。有研究者认为氯喹会嵌入疟原虫DNA分子的双螺旋结构中，从而妨碍了疟原虫红内期裂殖体DNA复制、RNA转录及蛋白质翻译过程；也可以阻碍内吞作用，影响疟原虫对血红蛋白的摄入，使虫体因缺乏氨基酸而死亡；也可以引起线粒体的变形导致其功能受损。也有研究者认为，氯喹在短时间内进入红细胞之后，会增高红细胞的pH，抑制了疟原虫体内蛋白质的分解作用；或者氯喹能够妨碍磷酸和疟原虫遗传物质的结合，使疟原虫蛋白质合成原料缺乏，发挥抗疟疾作用。

在疟原虫生活史各个阶段中,氯喹作用于红内期,可以迅速地控制疟疾的急性发作,也可以作为抑制性预防药物使用。但是氯喹对肝期疟原虫没效果,也不能阻止吸血蚊孢子的繁殖。氯喹经口服,药物在肠道内被快速吸收,然后分布在多种组织、器官(肝、脾、肺等)和红细胞中。与血浆比较,组织或者器官中的氯喹含量升高了200~700倍,然后逐渐进入血液,发挥抗疟疾作用。氯喹在红细胞中具有高度浓集的特异性,对杀灭疟原虫红内期裂殖体、快速控制症状非常有利,氯喹经肠道吸收之后,消除速度缓慢,半衰期是72小时。氯喹大部分在肝内代谢,有10%~20%经肾排泄,但这是一个缓慢的过程,首先代谢成去乙基氯喹,该产物的半衰期是72小时,它对伯氏疟原虫敏感虫株的抑制活性比氯喹更强,但是对抗性虫株的活力明显下降。氯喹对间日疟原虫、三日疟原虫红内期配子体有很强的杀灭作用,可以迅速有效地控制疟疾发作,该药物起效快、疗效高、作用持久,但是对于恶性疟原虫配子体没有明显的杀灭作用。氯喹几乎克服了奎宁的所有缺点,不仅不良反应小且药效长,更加重要的是,氯喹可以进行大量工业化生产,成本低廉,因此被广泛使用,甚至应用到其他疾病的临床治疗。例如,在非洲,阿司匹林被氯喹取代,成为治疗头痛发热的首选药物。疟疾专业领域的Najera曾经说道,氯喹应该成为日用品而不是药品。当个体出现发热症状时,作为一种预先治疗,不需要诊断是否感染疟疾,就应该在家里先服用氯喹。

氯喹主要用于治疗急性疟疾发作,减轻疟疾症状,但对红外期疟原虫无效,因而不能根治间日疟,也不能用作病因性预防。主要制剂有磷酸氯喹和复方磷酸氯喹片(复方止疟片)。氯喹的不良反应主要表现为恶心呕吐、腹痛腹泻、头晕头痛、耳鸣眼花、皮疹,少数出现急性水肿和白细胞减少症。若药物服用过量,心脏病患者偶尔会出现急性心源性脑缺氧综合征,因此这类患者药物使用剂量要谨慎,需要综合考虑氯喹对心肌的抑制作用,避免出现血压下降而猝死。国内外有报道此类事件的发生,主要发生在儿童人群,1次使用剂量超过5 mg/kg时,在注射后几分钟内即可表现出反应,引起死亡;也有1次使用剂量在2~2.5 mg/kg引起死亡,因此,对于儿童用药,不采用肌内注射用药。针对间日疟和卵形疟,按照磷酸氯喹加伯氨喹8天疗法,第1天到第3天服用磷酸氯喹1200 mg,第1天600 mg,第2天和第3天各口服300 mg。同时服用伯氨喹8天,每天1次,总剂量是180 mg。针对三日疟,按照磷酸氯喹3日方案,磷酸氯喹总剂量1200 mg,第1天600 mg,第2天和第3天各口服300 mg。

在氯喹的作用下,大量疟原虫被杀死,但是少量疟原虫依然活着,并且出现了遗传背景的突变,成为抗性虫株。它们似乎进化出可以应对宿主免疫系统的逃避方案,为了生存而建立起超越宿主的适应性。因此,国内外学者开始继续对4-氨基喹啉类化合物进行改造,以期获得新的抗疟药物。

三、哌喹

双喹啉的合成,是克服氯喹耐药性的策略之一,通过结构不同的连接子将两个4-氨基喹啉组合成双喹啉。通过这样的方式,药物的体积变大,包含4个碱性基团,这些特点使药物活性发挥得更好,其代表性药物哌喹(piperaquine)已经被广泛使用,其分子式为$C_{29}H_{32}Cl_2N_6$(图7-6)。Raynes等研究

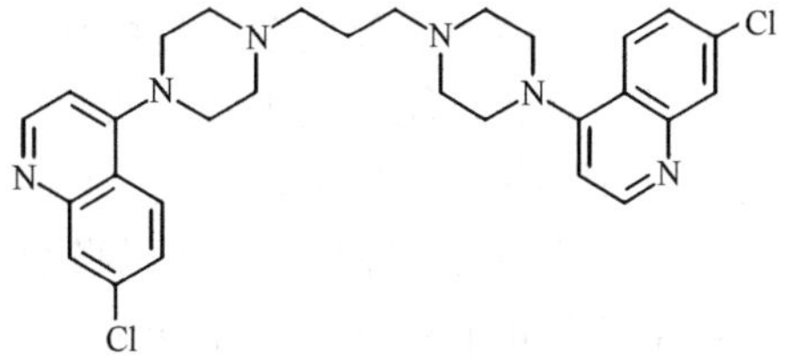

图7-6 哌喹的结构式

发现，以双酰胺基为连接子组合形成的双喹啉类化合物的耐药指数都低于氯喹，并且连接子的长度和连接位置对组合药物的抗疟活性也有强烈的影响。

哌喹是长效抗疟药物，研究表明其具有长效抑制性预防作用，主要是抑制疟原虫红内期阶段的发育，和氯喹抗疟疾机制类似。哌喹主要用于预防疟疾。临床预防用药方案以哌喹 600 mg，每月 1 次服用或分 2 次服用，睡前服，连续用药不超过 4 个月，以此预防疟疾的发生。这样的方案，可以使疟疾的月发病率从 10% 下降到 2%，预防时间一般是 20 天。针对间日疟和卵形疟，当磷酸氯喹无效时，可选用磷酸哌喹加伯氨喹 8 天疗法，第 1 天到第 3 天服用磷酸哌喹 1200 mg，第 1 天 600 mg，第 2 天和第 3 天各口服 300 mg。同时服用伯氨喹 8 天，每天 1 次，总剂量是 180 mg。针对三日疟，当磷酸氯喹无效时，可选用磷酸哌喹 3 日方案，第 1 天到第 3 天服用磷酸哌喹 1200 mg，第 1 天 600 mg，第 2 天和第 3 天各口服 300 mg。哌喹的不良反应主要表现为头痛头昏、乏力、思睡、恶心呕吐、腹痛腹泻；少数病例出现面部麻木，一般休息后可自愈；个别病例出现胸闷和气急等较重的不良反应。

四、咯萘啶

我国学者还对 4- 氨基喹啉的 2、4 位环合结构进行了改造，代表性药物有咯啶和咯萘啶（pyronaridine），这两种药物均是我国自行研发并投入生产的抗氯喹虫株抗疟药。尤其是咯萘啶表现出优秀的抗疟疾功能，大量的药效、毒性等研究表明，口服、肌内注射、静脉滴注方式治疗疟疾的效果显著，不良反应小，疗程短，是目前较为理想的抗疟药物，临床常用的是磷酸咯萘啶。

咯萘啶可用于各类型的抗疟疾治疗，对于氯喹耐药的恶性疟原虫和脑型疟疾患者也有良好的疗效。咯萘啶主要通过两种机制发挥抗疟疾作用，分别是破坏疟原虫滋养体复合膜的结构和食物泡的代谢活力，两者呈进行性加重，达到迅速灭虫的效果。对鼠疟伯氏疟原虫的研究发现，咯萘啶会使疟原虫滋养体的复合膜呈现多螺纹的肿胀变异；咯萘啶还会刺激小鼠腹腔巨噬细胞的吞噬功能，将疟原虫吞噬并且消化掉，剩余残体和疟色素。咯萘啶使疟原虫的食物泡融合变大，代谢活力受到抑制、疟色素凝集。这两种机制都将导致疟原虫多种细胞器的结构和功能异常，还有染色体聚集。也有体外研究发现咯萘啶会使恶性疟原虫的 DNA 拓扑异构酶 II 活性受限，从而抑制疟原虫的生长，但是体内研究并没有发现咯萘啶对该酶活性的抑制作用，这一机制有待进一步研究。

咯萘啶的使用类型包括磷酸咯萘啶片剂和针剂两种。虽然咯萘啶既可口服也可以肌内注射，但是研究发现口服咯萘啶的吸收性不佳。口服剂量为 30 mg/kg，体内达到高峰时间为 1.4 小时，在鼠体内肝脏分布最高，之后是小肠、大肠、肾、肺，尿液排泄大约 21%，粪便排泄大约 33%，由此可以看出口服方式下的药物利用率并不高。人体以肌内注射咯萘啶的利用率非常高，有研究表明肌内注射方式给药后，测定体内咯萘啶的代谢产物，从全血和尿液中仅仅发现微量的代谢产物或者检测不到代谢产物。咯萘啶的不良反应比较少见，患者可能会出现头晕头疼、恶心呕吐、便稀及皮疹等，停药之后这些症状均可消失。口服咯萘啶不良反应率高于肌内注射不良反应率，但是都低于氯喹的不良反应率，提示咯萘啶的安全性更高。在以咯萘啶为主的恶性疟治疗中，具体根据患者的临床表现，严格掌握剂量和疗程，遵循安全、合理、有效和规范的用药原则，以保证治疗效果，控制不良反应的产生。临床常规治疗方案总剂量为 1200 mg，分 3 天 4 次服用，第 1 天服 2 次，每次 300 mg，之间隔 8 小时，第 2 天和第 3 天各服 1 次，每次 300 mg。恶性疟和三日疟均用此方案。针对间日疟和卵形疟，按照磷酸咯萘啶加伯氨喹 8 天疗法，磷酸咯萘啶总剂量 1200 mg，分 3 天服用；同时服用伯氨喹 8 天，每天 1 次，总剂量是 180 mg。对于重症患者，可选择咯萘啶肌内注射或者静脉滴注给药。肌内注射的平均总剂量为 480 mg，分 3 天连续用药，每天 160 mg。静脉滴注给药的剂量为 480 mg，每天静滴 1 次，每次 160 mg，将 160 mg 咯萘啶药液注入 500 ml 的等渗葡萄糖或生理盐水，静脉滴注速度每分钟小于 60 滴。最高剂量不超过 640 mg。

在抗疟疾方面，咯萘啶具有明显的优势，它和氯喹没有交叉耐药，适合用于氯喹耐药性虫株的治疗。体外药物敏感性测定实验表明，对氯喹已经产生耐药性的非洲恶性疟原虫，对咯萘啶依然具有高度的敏感性；另外，临床实验表明咯萘啶对 4 种常见的疟疾类型都有效果，对于意识障碍等重症患者也有不错的疗效。针对急性间日疟，咯萘啶与青蒿素类药物的联合使用效果不低于氯喹。由于咯萘啶对间日疟和恶性疟均有效，我国和东南亚地区也常有间日疟和恶性疟的混合感染，因此，咯萘啶在这些地区治疗混合感染疟疾方面具有很好的优势，对疟疾的预防控制起到重要作用。目前咯萘啶常和青蒿素联合使用，联合使用的效果极佳，提示咯萘啶在抗疟疾的联合用药中具有良好的前景。基于这一基础，咯萘啶联合使用临床试验研究几乎已经覆盖世界上主要的疟疾流行区，包括非洲恶性疟发病区、亚洲和东南亚间日疟及恶性疟发病区，目前临床效果都很不错。咯萘啶 - 青蒿琥酯对氯喹耐药的间日疟和恶性疟虫株均有疗效，因此该联合用药方案在全球抗疟疾运动中具有重要的实用价值。

五、阿 莫 地 喹

阿莫地喹（amodiaquine）也是一种 4 - 氨基喹啉类药物，其分子式为 $C_{20}H_{22}ClN_3O$，对氯喹耐药性虫株具有良好的敏感性，在抗疟疾治疗中也具有重要地位。阿莫地喹的抗疟疾作用机制和氯喹相同，也作用于疟原虫红内期，起到控制疟疾症状的作用。阿莫地喹对间日疟原虫的杀灭作用不及氯喹效果好。

人体口服阿莫地喹之后，药物快速地被胃肠道吸收，其肝内的代谢产物是具有活性的去乙酰二亚胺，这一代谢产物的半衰期范围较大，从 1 天到 10 天，甚至患者用药之后的数月还能够从尿液中检测到。总体来说，阿莫地喹的利用率比较高，只有极微量的原药随着尿液排泄。长期使用会使指甲和皮肤变为青灰色，可用于孕妇、儿童和肝功能受损的患者。阿莫地喹的不良反应和氯喹类似，也会出现胃肠道、神经系统的不适，超剂量使用会引起惊厥、晕厥和不自主运动等。但是该药物的毒性似乎和氯喹不一样，阿莫地喹的超量使用并不会引起心血管毒性，并且本药物中毒的发生率也比氯喹低，总体不良反应较少。临床常规用药方案是以口服的形式，连续服用 3 天青蒿琥酯阿莫地喹片，每片含青蒿琥酯 100 mg 和阿莫地喹基质 270 mg，总剂量 6 片。针对间日疟和卵形疟，需同时服用伯氨喹 8 天。

为了研发新的抗疟药物，研究者对阿莫地喹进行了大量的改造研究，成功合成了一系列化合物，其中以替布喹（tebuquine）表现出较好的抗疟疾活性。与阿莫地喹相比，体外和体内的药物活性实验研究均显示替布喹具有更佳的抗疟疾效果。阿莫地喹的新型衍生物被报道具有抑制埃博拉病毒的作用。

六、萘 酚 喹

萘酚喹（naphthoquine）是我国研制的一种长效抗疟药物，也属于 4- 氨基喹啉类药物。萘酚喹最大的特点是半衰期特别长，可达 252 小时，但是过长的半衰期会导致疟原虫容易产生抗药性。在实际临床应用中，萘酚喹的疗程短、患者依从性也很好，常用磷酸萘酚喹。目前，萘酚喹与青蒿素组成的"复方磷酸萘酚喹片"，适用于治疗恶性疟、间日疟和抗药性疟疾，服药一次就可以达到治愈效果的复方抗疟药。

萘酚喹对各类型疟原虫红内期无性体均有较强的杀灭作用，对抗药性疟原虫也有良好的抑制作用。萘酚喹对间日疟的近期治疗效果与氯喹相似，远期疗效显著优于氯喹。萘酚喹对某些疟原虫的配子体和红外期也有杀灭作用，但是效果不如氯喹。该药物口服吸收快且利用率高，用药 2 ～ 4 小时后，血浆药物浓度达到峰值，然后分布在多个组织和器官，肝脏中浓度最高，尿液排泄极少。临床常用的用药方案是成人 1 次口服 6 片，儿童以 12 mg /kg 进行计算用量（1 次口服）。临床用药治疗间日疟的追踪研究表明，成人 1 次口服 6 片，总量为 600 mg，随访观察 56 天无复发。作为预防药物，成人 1 次口服 400 ～ 500 mg，对人体起到至少 30 天的保护作用。萘酚喹的缺点是对疟原虫的杀灭速度较慢，因此控制临床症状也比较缓慢，所以不适宜作为重症疟疾患者和脑型疟疾患者的紧急救治。萘酚喹未见明显的不良反应，个别患者会出现腹胀现象，几小时后自行消失。需要注意的是，萘酚喹对于肝、肾功能受损的患者是禁用的。

文献报道以 β- 氨基醇类作为侧链改造成功的萘酚喹衍生物，具有抗疟活性。我国研究人员也对萘酚喹的侧链进行了改造，并且还对侧链末端的含氮杂环也做了改变。将萘酚喹的特丁氨基用 5 种不同的基团取代，侧链分别以不同数目的碳改造，成功得到了 5 种衍生物。体内抗疟疾活性实验结果表明，其中 3 种衍生物有抗疟疾活性，其特点是侧链碳数目较多，但是另外 2 种衍生物没有抗疟疾活性，表明侧链碳链的长度对衍生物的生物活性有影响，当然和取代特丁氨基的基团也有关系。

七、伯 氨 喹

8- 氨基喹啉类药物的喹啉二醌代谢产物，其结构和辅酶 Q 特别相似，这是该类药物起到杀灭疟原虫的关键所在。喹啉二醌会使疟原虫线粒体的电子传递受阻及嘧啶的合成停止。8- 氨基喹啉类药物有多种，包括伯氨喹（primaquine）、赫诺奇特、帕马喹、扑疟母奇特等，但是只有前两种（伯氨喹、赫诺奇特）是治疗疟疾最有效的此类型药物，且毒副作用也比较小，其他类型的 8- 氨基喹啉类药物治疗疟疾的疗效并不理想，并且毒副作用也比较大，因此没有被作为抗疟疾治疗药物。1924 年，Elderfeld 合成伯氨喹，伯氨喹的分子式是 $C_{15}H_{21}N_3O$，苦味无臭，通常制成二磷酸盐是广泛使用的抗疟疾治疗药物。

伯氨喹通过口服的方式，在肠道内被快速吸收，大部分在 24 小时内完成。人体口服 45 mg 伯氨喹之后的 1 ～ 2 小时，血浆内的总浓度达到峰值（范围为 160 ～ 240 μg/L），伯氨喹被吸收以后分布在各个组织，没有聚血细胞现象。伯氨喹在体内的代谢产物是氧化能力极强的喹啉醌衍生物，24 小时后血浆中的喹啉醌代谢物比原药高出 50 倍。24 小时内尿液中的药量是 1%。由于伯氨喹注射时可引起低血压，因此只能口服。伯氨喹的毒副作用主要反映在神经系统、消化系统和血液系统，患者主要表现为头痛发热、食欲缺乏、恶心呕吐、腹泻腹痛，更加严重的会出现视觉、听力和运动调节障碍、呼吸困难和缺氧等现象。

伯氨喹对各类型疟原虫的配子体有较强的杀灭作用，对无性体阶段的疟原虫作用不显著，因此该药物是对疟原虫的潜隐体起作用。有研究发现，伯氨喹对疟原虫的杀灭作用，针对不同虫株具有不同的杀灭程度。在疟原虫侵入人体后，子孢子首先进入肝细胞，这一过程是通过子孢子和肝细胞膜表面的特异性识别作用，而这个红外期生活史阶段对于疟原虫的生存至关重要。当疟疾患者服用伯氨喹之后，该药物作用于肝细胞膜表面，使子孢子和肝细胞膜表面的特异性识别过程受到干扰，从而阻止子孢子侵入肝细胞，这样起到了病因性的预防作用，但是并没有直接杀灭子孢子。研究发现这种干扰作用和伯氨喹的用药浓度有关，以 Hep G_2 人肝肿瘤细胞为测试对象，当药物浓度范围在 $0.1 \sim 100$ μmol/L，子孢子的侵入率随着药物浓度的降低而升高，最高值 100 μmol/L 的浓度可以阻止高于80% 的子孢子侵入肝细胞；当药物浓度为 10^{-3} μmg/ml 时，对各类型的疟原虫都有抑制作用，而没有伯氨喹的对照组，子孢子侵入肝细胞的百分率高达 100%。关于伯氨喹抗疟疾的作用机制，有学者认为疟原虫的潜隐体不能主动合成线粒体，该药物的代谢产物喹啉二醌阻碍了疟原虫线粒体的嘧啶合成，并且使疟原虫线粒体的形态结构也发生了明显的变异。不仅如此，喹啉二醌近似辅酶 Q 的空间结构，竞争抑制了疟原虫线粒体中电子链的传递，也阻碍了线粒体的氧化作用，使疟原虫摄氧量减少。受到损伤的线粒体，在电镜下可观察到膜厚度和层数的增加，可以见到同位素标记的伯氨喹分布在已经变形的线粒体内。伯氨喹的代谢产物喹啉醌衍生物具有较强的氧化能力，可以将红细胞内的谷胱甘肽由还原型合成氧化型，处于非活性状态。疟原虫红外期在肝细胞中的生活史发育阶段，已经消耗了大量的 NADP，而伯氨喹又影响了 NADP 的还原，最终干扰了疟原虫配子体的糖代谢和氧化过程，对疟原虫配子体起到杀灭作用，并且可以抑制其发育为正常的卵囊和子孢子，但不能干扰蚊体内动合子的形成。但是疟原虫红内期的无性体可以进行线粒体的合成再生，所以它们可以逃避伯氨喹的杀灭作用。也正是由于这个药效特点，伯氨喹可以被用于防止疟疾复发和传播，为了达到根治的效果，通常会与氯喹、乙胺嘧啶和氯胍等药物合用，因为这些药物对红内期和组织期的裂殖体生长以及吸血蚊体内发育的卵囊有抑制作用，但是它们对于疟原虫的潜隐体又起不到杀灭作用，因此依据药物作用机制，科学合理的配伍用药可以起到很好的抗疟疾治疗目标。临床上，伯氨喹常常与亲无性体的药物配伍使用，根治间日疟原虫引起的疟疾。疟疾的复发与伯氨喹的使用剂量有关联，使用少于 105 mg 总量的根治效果都比较差。

当疟疾患者同时也是 G6PD 缺乏症患者时，伯氨喹的使用必须慎重，伯氨喹会导致该类患者发生溶血性贫血，贫血的危险性程度受到伯氨喹的使用剂量和 G6PD 的残余活性程度的影响。G6PD 缺乏是 X 染色体连锁不完全显性遗传病，酶活性缺乏的表现程度多样，红细胞不能抵抗氧化损伤而遭受到破坏，引起溶血性贫血。2015 年世界卫生组织《疟疾治疗指南》里曾明确指出，在 G6PD 活性检测不可行的条件下，也不清楚 G6PD 活性的情况下，临床医师有必要评估效益后，再决定是否使用伯氨喹治疗疟疾。《2016-2030年全球疟疾技术战略》中也指出，在进行根治间日疟原虫的时候，需要符合间日疟原虫的检测和 G6PD 活性的检测两个诊断标准。这样的要求和建议，与伯氨喹杀灭疟原虫的作用机制有关系，如前所述，伯氨喹会使红细胞内产生大量的氧化型谷胱甘肽，也会阻碍疟原虫线粒体辅脱氢酶 II 的还原，阻碍糖代谢的过程。G6PD 在人体进行葡萄糖无氧酵解过程中发挥作用，会将酵解产物 6- 磷酸葡萄糖氧化成 6- 磷酸葡萄糖酸，同时，NADP

被还原成 NADHP，在后者的帮助下，谷胱甘肽从氧化型转变为还原型，还原型谷胱甘肽可以保持红细胞的稳定性。伯氨喹药效则打破了这种平衡，在 G6PD 缺乏的细胞中，还原型谷胱甘肽大大减少，红细胞破裂发生溶血性贫血。

笔者实验室对中缅边境克钦邦人群进行 G6PD 活性检测和 HbE 基因突变分析，发现在研究人群中，存在严重 G6PD 缺乏和轻度 G6PD 缺乏患者，还有 HbE 基因突变。两者共存的个体占总人数的 23%。因此，在中缅边境开展疟疾治疗时，需要考虑患者的 G6PD 活性，选择合适的抗疟药，以避免出现溶血性贫血。

鉴于伯氨喹良好的根治间日疟效果，人们开始思考对其进行改造，期望得到更加优秀的类似物抗疟药，最好是疗效长、毒副作用更小。有研究者对伯氨喹进行了苯氧基上甲基取代改造，以 2- 硝基 -4- 甲氧基 -5- 溴乙酰苯胺为原料，经过 6 个反应步骤，合成了一系列 4- 甲基 - 5- 取代苯氧基伯氨喹类似物，它们的区别在于不同位置和不同数目的甲基取代。接着，对这些类似物分别进行了鼠疟疾抑制性治疗实验和病因预防性作用的评价，结果发现 4- 甲基 -5- 取代苯氧基伯氨喹类似物有较强的杀灭疟原虫的作用且具有明显优于伯氨喹的病因性预防作用。但是这些类似物在根治疟疾和毒副作用的评价研究对于临床应用更加关键，这就需要进一步的构效关系研究等更多数据的支持。和 4- 甲基取代类似物相比，2- 甲基 -5- 取代苯氧基伯氨喹类似物的疟原虫杀灭作用和病因性预防作用明显减弱，也略低于原药伯氨喹。由此可见，每一个新药的研发都是不断尝试和实验的过程，实际结果有好有坏。

八、甲　氟　喹

氨基醇类药物也被认为是奎宁的衍生物，包含喹啉环或者其他芳香环通过甲基与侧链相连。甲氟喹（mefloquine）是人工合成的 4- 喹啉 - 甲醇衍生物，1971 年由 Ohnmatch 首次合成，其分子式为 $C_{17}H_{16}F_6N_2O$。甲氟喹可以有效杀灭疟原虫红内期裂殖体，特别是对成熟滋养体和裂殖体有强效的杀灭作用，对红外期疟原虫和配子体无效。甲氟喹抗疟疾的作用机制还没有完全清楚，有很多方面和氯喹类似，能够升高疟原虫食物泡的 pH，抑制血红素聚合反应，导致血红素堆积，造成膜损伤。甲氟喹主要用于氯喹耐药或者多药耐药的恶性疟治疗，通常会和嘧啶类抗疟药联合使用，减缓甲氟喹耐药性虫株的产生。甲氟喹也可以用作抑制性预防药物，但是没有病因性预防作用。除了治疗恶性疟以外，甲氟喹对于间日疟、三日疟原虫也有杀灭作用，都可以杀灭红细胞内的滋养体，但是生效较慢。

甲氟喹只有口服剂型，经口服吸收迅速。其药力动力学特征在健康人群和患者之间、不同遗传背景人群之间都有较大的差异。经口服药物之后，经过 4 ～ 6 小时血浆药物浓度达到峰值，血浆中药物浓度下降十分平缓，最终消除半衰期平均时间是 21.4 天。甲氟喹经尿液排泄的时间也非常缓慢，在用药的开始 4 周内排出很少量的原药。甲氟喹主要经过肝代谢，经服用 4 小时之后，在血液中可以检出主要的代谢物，经过数日之后代谢物的浓度会超过甲氟喹浓度，重复用药几个月后代谢物达到稳态血浆浓度，长期使用该药物治疗疟疾会对肝药酶的激发活性产生抑制作用。由以上代谢特点可知，甲氟喹可以在血液中长时间持续保留，因此一次用药就可以达到抗疟疾治疗的目的，在两次预防用药之间可以有一个较长的间隔时间段。也因为这样，当使用剂量低于治疗剂量时，血液中持续保持的较低药物浓度会迫使疟原虫产生抗药性。有一些患者接受甲氟喹作为治疗耐氯喹的疟疾时，会迅速产生耐药虫株。有报道称，泰国有些患者可能因为平时使用奎宁的关系，初次使用甲氟喹就会产生耐药性。泰国也出现了甲氟喹高度抗药性虫株，并且和奎宁有交叉抗药性。临床用药方案有治疗疟疾、预防恶性疟疾、急性恶性疟。治疗恶性疟疾时，成人使用总剂量为 750～1500 mg，若剂量超过 750 mg，可以分两次服用，首次服用 750 mg，间隔 8 小时之后服用剩余剂量；通常使用剂量超过 1000 mg 时，不良反应加重。治疗间日疟时，按照恶性疟用药方案推荐剂量，一半的使用剂量就可以消除间日疟原虫，有必要加上伯氨喹用以杀灭疟原虫红外期的休眠体，防止复发。用于预防恶性疟时，成人前 4 周每次服用 250mg，每周 1 次，之后剂量减半，离开流行区后还应该再服用 2 次；在流行区停留时间在 2 周以内时，在服用满 4 周后，仅再加服 1 次即可。甲氟喹也可用于治疗急性或严重恶性疟。由于甲氟喹没有肠道以外的剂型，因此对于不能耐受口服的患者，可以用药物的水溶液经胃管给药。

甲氟喹的不良反应主要影响胃肠道、神经系统、血液系统等，表现为恶心呕吐、腹痛腹泻、食欲不佳、头晕耳鸣、白细胞减少症、血小板减少，还有皮疹。值得注意的是，甲氟喹不适宜与 β 受体拮抗药联合应用，可能会引起少数患者发生无症状的心动过缓现象。另外，近来人们越来越关注甲氟喹的神经精神反应和用于精神疟疾患者的注意事项。研究发现甲氟喹对中枢神经系统有毒副作用，在治疗和预防疟疾过程中，患者出现了情绪改变、眩晕、意识不清、惊厥等表现，可能是扰乱了感受的协调和空间识别能力。因此，甲氟喹不建议用于癫痫或者精神出现异常的疟疾患者，需要有较高的感观协调要求和空间识别能力的工作人员也不适用此药物，如从事精细工作、高空作业、执行任务等人员，以免造成严重后果。为此，美国 FDA 专门强调抗疟药物甲氟喹的使用说明：禁用于抑郁症发作、有近期抑郁症史、广泛性焦虑症、精神病、精神分裂症和其他严重类型的精神疾病或者有惊厥史患者；在预防用药期间如果出现精神症状，如急性焦虑、抑郁、坐立不安、意识混乱，这可能是严重的不良反应时间，应该立刻停药并使用其他药物代替。由于甲氟喹的半衰期比较长，因此，在已经使用甲氟喹进行预防疟疾时，如果再使用氯喹，可能造成奎宁类药物使用过量而导致毒性反应，因此应该注意。

九、本芴醇

本芴醇（benflumetol）是我国研制的新型抗疟药，结构类似于甲氟喹，其分子式为 $C_{30}H_{32}Cl_3NO$。本芴醇作用方式和甲氟喹相似，对疟原虫红内期无性体具有杀灭作用，杀虫比较彻底，但是对于红外期和配子体没有杀灭作用。本芴醇体外抗疟疾作用比奎宁高 4～6 倍，对氯喹耐药虫株依然有效，该药为高亲脂性，作用起效较慢但是持久，与氯喹交叉抗药性小且毒副作用极低。鉴于本芴醇的作用机制和药效特点，特别适合与短效作用机制的抗疟药物联合使用。Coartem 是诺华公司创制的首个抗疟疾复方制剂，临床用于恶性疟疾的治疗，该复方制剂作用迅速，使用安全便捷。2002 年 4 月，该复方制剂被"世界卫生组织基本药物目录"收录，2009 年 4 月美国 FDA 批准 Coartem 用于治疗成人和儿童（体重不小于 5 kg）急性非重症疟疾感染。本复方制剂即是含有本芴醇成分的制剂，每片药物含有该成分 120 mg。Coartem 的另一种成分半衰期较短，能快速清除疟原虫，但不能防止疟原虫重现，与本芴醇作用效果刚好互补，起到快速彻底的抗疟疾作用。现有资料证明，Coartem 在体内、外均不引起药物反应性降低的状态。

本芴醇主要用于脑型疟疾（恶性疟疾）的治疗，特别是氯喹耐药性恶性疟引起的脑型疟疾。对氯喹耐药恶性疟流行地区的研究表明，本芴醇对恶性疟的治愈率在 95% 以上。本芴醇 4 天方案治疗恶性疟的临床观察研究显示，成人连续服用 4 天，第 1 天顿服 800 mg，第 2 ～ 4 天每天顿服 400 mg，未见不良反应，疗效优于氯喹。

关于本芴醇具体的抗疟疾机制并没有完全清晰，有学者认为可能与喹啉类药物抑制疟原虫 DNA 合成或者复制有关。以鼠伯氏疟原虫为研究对象，在本芴醇的影响下，伯氏疟原虫溶酶体的 pH 会随时间推移逐渐升高，大约用药 4 小时后又恢复至药前水平；DNA 含量也随着时间的推移逐渐减少，大约用药 24 小时后又有所回升。这一研究结果提示本芴醇会引起疟原虫食物泡内 pH 的改变，但是又可以很快恢复至较低水平，此时药物依然发挥着抑制 DNA 合成的作用，可能食物泡内 pH 的改变只是药物进入溶酶体的结果，真正与药物发挥作用关系不大，也就是说本芴醇杀灭疟原虫的作用和抑制 DNA 合成直接相关。

鉴于本芴醇优越的抗疟疾疗效，进一步研究该药物合成的新工艺也是一个重要的工作。有研究者研发出步骤更加简单、效率更高的合成新工艺，并且中间过程可控。

十、喹啉类药物改造

研究者也尝试将两种不同药效的分子整合成一个杂合体，作为新药研发和克服耐药性的一个重要途径。为了改善青蒿素的亲水性和亲脂性特点，O'Neill 等将青蒿素与 4- 氨基喹啉整合并对其结构进一步改造，结果发现合成物表现出良好的活性。也有报道称将氯喹和中枢神经系统药物丙咪嗪整合成为杂合体，也表现出良好的活性，并且可以有效治疗夏氏疟原虫感染小鼠。

对 7- 氯代喹啉的 4- 位含氮杂环进行取代改造获得了羟哌喹（hydroxypiperaquine）和三哌喹，与氯喹相比，口服具有长效抗疟疾作用，毒副作用小。其他学者也有此方向的研究成果，但是改造成功的药物表现出了各种不同的其他作用，如抗炎、抗高血压、镇痛等。人们发现羟哌喹可以预防和治疗尘肺、保护辐射损伤等，这也给药物资源的开发和研制提供参考。

我国研究者曾经尝试进行 4- 氨基喹啉的 4- 位链状取代改造，试制成功羟氯喹（hydroxychloroquine）。羟氯喹的作用机制和氯喹相似，但是毒性仅仅是氯喹的一半。羟氯喹除了对红内期疟原虫具有杀灭作用，还表现出非常优越的抗血栓、抗纤维化、抗菌及调节血脂血糖的功能，目前主要用于风湿免疫性疾病的治疗。此外，羟氯喹还具有抗肿瘤的活性，作为 4- 氨基喹啉结构的碱性趋溶酶体药物，该药物会在细胞器溶酶体里聚集，溶酶体内的 pH 逐渐升高，具有活性的酸性水解酶功能被破坏，蛋白水解、趋化、吞噬和抗原呈递等一系列动作被抑制，从而导致肿瘤细胞无法进行有序的内吞作用、外泌体释放和吞噬溶酶体融合，还可以导致线粒体功能受损，最终造成肿瘤细胞的死亡。除此以外，羟氯喹还可以通过其他多种方式实现抗肿瘤作用，如控制细胞自噬、调节免疫、影响相关蛋白及通路、抑制炎症反应、诱导细胞凋亡及化疗增敏等。人们在寻找抗疟疾的道路上，研制出针对其他疾病更加优秀的药物，也是人们希望看到的结果。

对 4- 氨基喹啉的 4- 位酚醚取代改造，较早报道的是 Burckhalter 等合成的卡莫喹，其他学者也陆续报道了对酚基邻位改造的大量成果，但是还没有找到可以完全取代氯喹的新抗疟药物以及其他新的生物活性的药物。

20 世纪 70 年代初，Skaletzky 等成功合成了 4- 氨基喹啉的 4- 位氨基乙基对苯磺酸哌嗪基侧链双取代化合物，实现了对 4- 位苯磺酸的取代改造，得到的化合物表现出降血压、安定的作用。还有学者报道了合成的具有对位磺酸酰胺结构的化合物、对苯磺酸苯酯结构的一系列化合物，均表现出不同程度的抗疟疾作用。

从奎宁的发现到结构确定及全合成，为此做出贡献的所有科学家，他们的努力不仅仅是全合成了奎宁，更重要的是推进了有机化学这一学科的实质性发展。尽管在奎宁之后，又出现了更加优秀的青蒿素类抗疟药物，再次给疟疾的治疗和预防带来了时代性的意义，但不可否认的是，奎宁的发现、结构式的确定、全合成过程以及临床应用，在人类发展和科学研究历史上都是一个辉煌的篇章。

第四节 叶酸代谢抑制抗疟药

叶酸合成对于疟原虫是必需的，但是疟原虫红内期不能利用环境中的叶酸和四氢叶酸。疟原虫必须以磷酸喋啶、对氨基苯甲酸为原料，在二氢蝶酸合成酶（dihydropteroate synthetase，DHPS）作用下形成二氢蝶酸，进一步与谷氨酸生成二氢叶酸，接着在二氢叶酸还原酶（dihydrofolate reductase，DHFR）的作用下转变成四氢叶酸，才能够参与疟原虫核酸的形成。由于疟原虫叶酸合成途径涉及两个关键的活性酶，当这两个不同的代谢环节被抑制，疟原虫将由于叶酸代谢受阻而受到致命影响。叶酸代谢抑制药物可以通过竞争结合机制，抑制二氢叶酸合成及二氢叶酸向四氢叶酸转变，从而抑制 DNA 复制、减少甲硫氨酸合成，最终使疟原虫因生长受阻而死亡。以磺胺多辛为代表的磺胺类药物是氨基苯磺酰胺衍生物，因其与对氨基苯甲酸产生竞争性抑制作用，所以能够取代对氨基苯甲酸从而阻断二氢叶酸的合成，抑制了二氢蝶酸合成酶活性，起到抗疟作用。以乙胺嘧啶为代表的嘧啶类抗疟药则可以抑制二氢叶酸还原酶的活性，从而阻断疟原虫四氢叶酸的合成途径，并由此发挥抗疟活性。由两类药物的作用机制可以看出，二者联合使用可以从疟原虫核酸代谢的两个环节上起双重抑制作用，发挥协同作用效果。抗疟药法西达（fansidar）是磺胺多辛和乙胺嘧啶（sulfadoxine -pyrimethamine，简称 S-P）的复合药物，每片含磺胺多辛 500 mg 和乙胺嘧啶 25 mg。由于恶性疟原虫对氯喹产生严重的抗药性，S-P 作为替代氯喹的经济有效药物之一，在许多国家作为一线治疗药物使用。本节主要介绍磺胺类和嘧啶类药物的抗疟机制。

一、磺 胺 多 辛

磺胺类药物和氨苯砜是二氢蝶酸合成酶抑制剂的代表药物。自从该类药物应用于人类感染疟疾以来，研究者便开始了对疟原虫叶酸代谢途径和叶酸抑制类药物的作用机制研究。人们发现用缺乏对氨基苯甲酸的食物喂养宿主动物，可以使疟原虫的生长受到抑制，提示对氨基苯甲酸在疟原虫生长过程起着关键作用。1964 年，Jacobs 的对照研究结果再次证明这一观点。Jacobs 用两种相反含量的食物喂养宿主动物并观察疟原虫的生长情况，第一种饲料缺乏叶酸但是富含对氨基苯甲酸，第二种饲料富含叶酸但是缺乏对氨基苯甲酸，结果第一种饲料喂养的宿主动物的原虫血症明显高于后者。这项研究结果提示疟原虫的叶酸代谢途径可能和细菌是类似的，即不能利用环境中的叶酸，必须从对氨基苯甲酸、喋啶等小分子重新合成。这个合成过程中的关键酶，即 DHPS 存在于各类型疟原虫体内，而且磺胺类药物和氨苯砜在疟原虫体内对 DHPS 的抑制常数和细菌类似。自此，DHPS 抑制剂和抗疟疾之间的作用机制逐渐被揭开。

磺胺多辛属全身应用的磺胺类药，是一种广谱抗菌剂。该药物常与乙胺嘧啶联合使用增强抗疟药效果。磺胺多辛的分子式是 $C_{12}H_{14}N_4O_4S$，又称为磺胺邻二甲氧嘧啶。磺胺多辛是长效磺胺药，经口服后，可广泛分布于各组织和器官。磺胺多辛单剂口服 0.5 g，2.5 ～ 6 小时达到血药浓度峰值，半衰期长达 170 小时。磺胺多辛乙酰化率较低，药物主要以原形或代谢物经肾脏缓慢排泄，24 小时随尿液排出给药量的约 8%，7 天后排出量约为 30%。临床上，磺胺多辛常与乙胺嘧啶合用，通过双重阻断机制达到显著杀伤效果。磺胺多辛引入临床应用后不久，加之氯喹抗性的出现和广泛传播，其与乙胺嘧啶迅速取代氯喹成为治疗恶性疟的一线治疗药物。磺胺多辛的不良反应通常症状轻微，会出现恶心呕吐、头痛乏力等，不影响继续用药；偶尔发生中枢神经系统毒性反应，表现为精神错乱、幻觉、定向力障碍或者抑郁感，一旦出现不良反应，需要立即停药，在药物治疗期间应密切观察不良反应发生的情况，并及时做出准确的调整方案。

二、乙胺嘧啶

乙胺嘧啶是含有嘧啶结构骨架的杂环类化合物。乙胺嘧啶可以杀灭疟原虫裂殖体，但是对已经成熟的裂殖体无效，是很好的病因性预防药物。当含有乙胺嘧啶药物的血液被按蚊吸入后，药物可以影响配子体在蚊体内的发育，因此可以起到阻断疟疾传播的作用。

乙胺嘧啶经口服被人体吸收，约 4 小时达到浓度峰值。该药常与磺胺多辛合用，在大多数非洲国家用于儿童和孕妇的疟疾间歇性预防性治疗。乙胺嘧啶在人体内排泄缓慢，作用持久，通常抗疟疾治疗剂量的毒性很低。由于乙胺嘧啶对宿主的叶酸代谢也会产生影响，当长期大量应用时，会出现叶酸缺乏症，如恶心呕吐、腹痛腹泻等，偶尔出现白细胞缺乏症等。由于乙胺嘧啶味带香甜，曾有误服发生中毒的事件报道。曾有一名 14 个月男性幼儿，因误服 450 mg 乙胺嘧啶，随后出现呕吐、神志不清、全身抽搐等症状，经过抢救治疗后症状有所缓解，但是依然留下较严重的影响，两年后该幼童生理发育正常，但是语言发育迟缓、智力略受影响。近期有一例误服大量乙胺嘧啶导致中毒死亡的病例报道，一位 6 岁女童因误服 50 粒乙胺嘧啶片，总含量为 1250 mg，随后出现呕吐、神志不清、腹泻等症状，入院经多项对症治疗，最终抢救无效死亡。

在乙胺嘧啶的作用下，疟原虫在红内期的形态和生化代谢途径都会受到影响。对于红内期的疟原虫，乙胺嘧啶主要是影响细胞核的分裂，因此对于没有成熟的裂殖体和早期滋养体会产生影响。红内期疟原虫的早期裂殖体阶段如果接触到乙胺嘧啶，遗传物质的载体染色质会形成细小的裂片，这对于疟原虫来说是不利的。在电镜下可以观察到，乙胺嘧啶对细胞分裂中期的影响比分裂早期更大。由于乙胺嘧啶主要影响核分裂，所以当核分裂速度减慢或者停止，该药物就不再起作用了，这可以解释乙胺嘧啶为什么不能杀灭间日疟长期潜伏期虫株。虽然乙胺嘧啶对疟原虫配子体的形态没有影响，在按蚊体内，雄配子体依然可以伸出鞭毛且也可以形成动合子，但是卵囊却不能正常发育。在乙胺嘧啶药物作用下，残存的卵囊体积变小，不能发育为子孢子阶段，因此，疟原虫的传播受到阻断。

在疟原虫叶酸代谢过程中，四氢叶酸这一中间产物作用于嘧啶的形成过程。脱氧尿嘧啶核苷甲基化之后可转变成脱氧胸腺嘧啶核苷，四氢叶酸在甲基化过程中作为辅酶发挥作用。DHFR 的活性被乙胺嘧啶抑制，这一抗疟疾作用发生在蛋白质合成的较早阶段，所以该药物不但对红内期裂殖体有效，还对组织期和孢子增殖期也有效。也有研究发现乙胺嘧啶可以抑制转运氨基酸的氨基酰 -tRNA 合成酶，阻碍氨基酸和 RNA 的结合，最终影响氨基酸酰化的过程，蛋白质合成受到抑制。实际上，乙胺嘧啶对于宿主的 DHFR 也有抑制作用，但是对疟原虫的抑制作用比对宿主高出很多倍，而且 DHFR 在不同类型疟原虫中被抑制的程度也不一样。

三、嘧啶类抗疟药的发展

嘧啶的结构骨架是抗疟史上重要的药效基团之一，因为其具有多种药理活性并且比较容易改造，所以受到研究者的广泛关注。在抗疟疾作用机制方面，与乙胺嘧啶类似，嘧啶类化合物通常作用于二氢叶酸还原酶。近年来，不断有新型嘧啶结构骨架化合物改造及抗疟活性的报道，如喹啉类与嘧啶类的合并与改造，期望实现抗疟疾作用的最大可能性以及应对不断产生的耐药性虫株，这些研究为设计新型抗疟药提供了可参考的资料。

（一）苯并嘧啶类化合物

20 世纪 60 年代报道苯并嘧啶类化合物具有重要的抗疟作用，在这类化合物嘧啶环上具有 2 个氨基，苯环上可以引入取代基团。Plouffe 等通过对苯并嘧啶骨架引入不同基团，成功得到了一系列苯并嘧啶类化合物。经过体外抗疟疾活性检测，发现其中一种化合物 I a 具有很强的抗疟疾潜力，化合物 I b 的抗疟疾活性却低得多（图 7-7）。究其本质，化合物 I a 与化合物

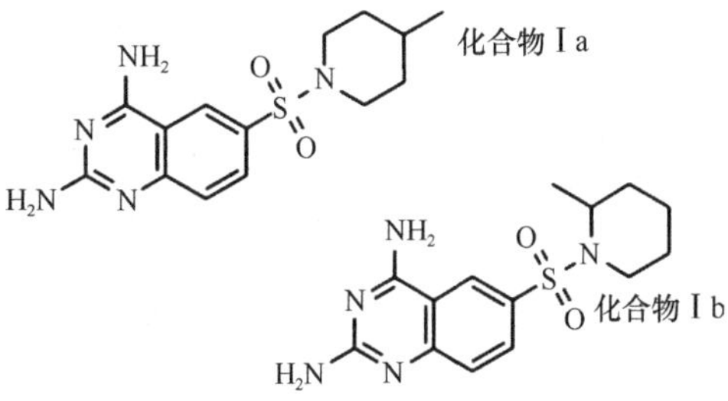

图 7-7 化合物 I a 和化合物 I b

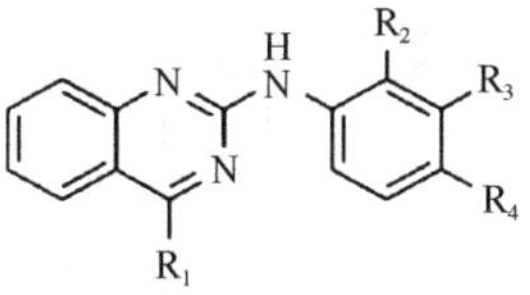

I b 的区别在于，前者哌啶环对位上的甲基调整到后者邻位，仅仅是一个甲基位置的差异。这说明哌啶环上取代基团的位置对抗疟活性的影响很关键。该研究团队还对新合成的化合物做了构效关系研究，结果也证明这类化合物与二氢叶酸还原酶受体活性中心结合效果较好，说明具有一定的抗疟疾活性。

R₁=-NHCH₂CH₂CH₂OH, R₂=H,R₃=H,R₄=O—CH₃

图 7-8 化合物 Ⅱ

2017 年，Paul 等也获得了具有代表性的化合物 Ⅱ（图 7-8），并且通过多种基团的取代和比较研究，发现化合物 Ⅱ 上的 R_1 基团是影响抗疟疾活性的关键点。同时，还发现甲氧基在苯环上的取代位点对抗疟疾活性也有作用。当甲氧基在 R_3 或者 R_4 位置上，这类化合物就具有较好的活性，但是甲氧基位于 R_2 位置上时，则活性极大下降。

Malmquist 等以组蛋白甲基转移酶抑制剂（化合物 Ⅲ a）为基础，成功改造并获得了化合物 Ⅲ b（图 7-9）。这类化合物可以抑制组蛋白甲基转移酶的活性，使甲基的转移过程出现差错，从而影响组蛋白正常的功能。组蛋白的赖氨酸甲基化过程在疟原虫的分化和增殖活动中具有重要作用，因此这类化合物可能会抑制疟原虫的各个生命周期阶段。对体外培养的疟原虫进行药物活性检测，发现化合物 Ⅲ a 对氯喹耐药虫株，氯喹和乙胺嘧啶耐药虫株，以及氯喹、甲氟喹和乙胺嘧啶多重耐药虫株都具有抑制作用，化合物 Ⅲ b 也具有类似的作用。

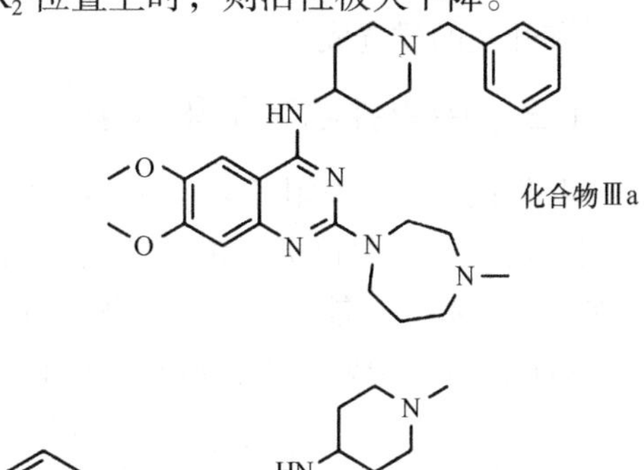

图 7-9 化合物 Ⅲ a 和化合物 Ⅲ b

（二）氨基嘧啶类化合物

在嘧啶类化合物的嘧啶环上引入不同数目的氨基，目前报道的有引入 2 个氨基的二氨基嘧啶类化合物，以及在嘧啶环的 2、4、5 位置引入 3 个氨基的三氨基嘧啶类化合物。

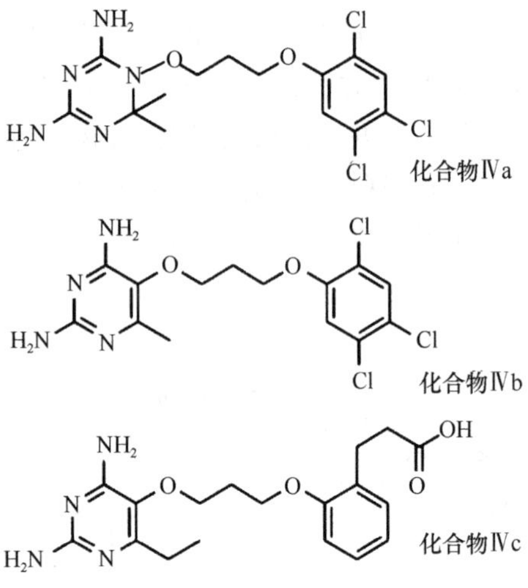

基于对二氢叶酸还原酶基因突变造成的耐药性疟原虫的研究，Yuthavong 等发现二氨基嘧啶类化合物Ⅳa 对基因突变型耐药虫株具有抑制活性，但是小鼠口服的体内利用率非常差。因此，他们对该化合物做了进一步的改造，得到化合物Ⅳb 和化合物Ⅳc（图 7-10）。经过药物活性检测对比，发现化合物Ⅳc 对基因突变型虫株的抑制活性最好，并且其生物利用率比化合物Ⅳa 提高了许多。另外，该团队还对化合物Ⅳc 做了构效关系研究，结果提示该化合物与疟原虫突变的酶有部分连接，并且该化合物与酶紧密结合的构象状态时间也长，但是与人类的酶则没有同类型的连接。这些结果表明化合物Ⅳc 对二氢叶酸还原酶基因突变型耐药虫株具有抗疟活性，还具有合适药物代谢和安全性特点，因此

图 7-10　化合物Ⅳa、化合物Ⅳb 和化合物Ⅳc

值得进一步的研究和临床开发。

三氨基嘧啶类化合物是指在嘧啶环的 2、4 和 5 位置上含有氨基基团的化合物，其各个氨基上又可被不同基团所取代，因此该类化合物种类多样，药效活性也各有差异。Srivastava 等对一系列三氨基嘧啶类化合物进行了抗疟活性检测、半衰期测定、构效关系研究，发现化合物Ⅴ（图 7-11）具有最优秀的抗恶性疟原虫活性，极好的溶解性、动物体内较高的利用率。化合物Ⅴ是经过了三次改造才得到的最终产物，大致经历了苯环上烷基的取代、吡唑和乙基的引入、环丙基的引入等。该化合物对心脏离子通道和乙酰胆碱酯酶的抑制作用较弱，因此毒副作用小，有希望成为被临床测试和开发的候选成员之一。

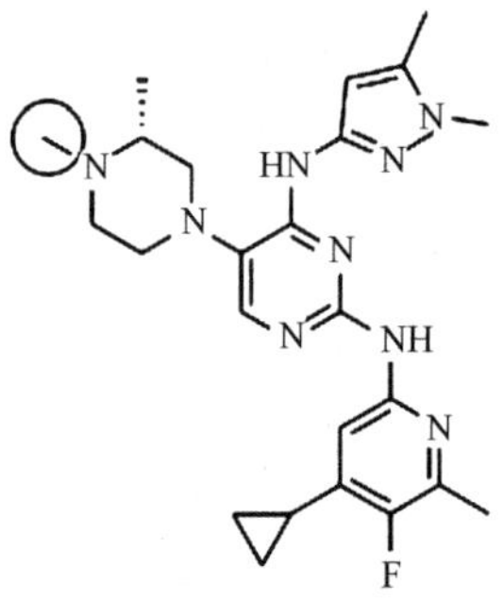

图 7-11　化合物Ⅴ

（三）喹啉并嘧啶类化合物

我们已知喹啉类化合物具有良好的抗疟疾作用，而嘧啶骨架类化合物除了有抗疟疾作用，还具有杀菌抗炎、镇痛和抗肿瘤等作用，因此，研究者开始思考能否将此两类骨架结合在一起，可能会得到更加优秀的化合物。

Galmarini 等成功地把喹啉与嘧啶通过二氨基烷烃相连，该分子具有十足的灵活性以适合目标靶点，因此可能会得到具有更佳抗疟疾活性的复杂化合物。大约 10 年后，Sunny 等研究了一系列喹啉与嘧啶骨架杂合而成的化合物，对多达 20 多种化合物进行构效关系分析，发现化合物Ⅵ是抗疟疾活性最佳的一类化合物。这类化合物有两种结构类型，分别是Ⅵa 和Ⅵb，两者的区别在于 n 的数值和 R 基团不同（图 7-12）。化

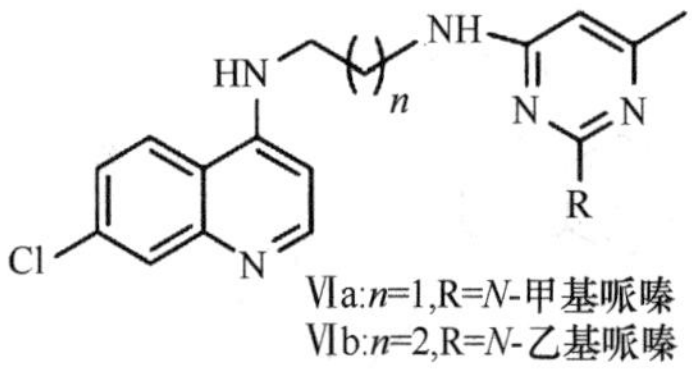

Ⅵa:n=1,R=N-甲基哌嗪
Ⅵb:n=2,R=N-乙基哌嗪

图 7-12　化合物Ⅵa 和化合物Ⅵb

合物Ⅵ的两种结构类型对氯喹耐药虫株具有很好的抑制活性。该研究团队还分析了喹啉和嘧啶之间碳链的长度对活性的影响，还有不同 R 基团的药效比较。结果发现，碳链的长度对这类化合物活性影响不大，而 R 基团才是影响活性的关键所在。R 基团分别是乙基哌嗪、甲基哌嗪、吗啉和哌啶时，抗疟疾活性排序由高到低。毒副作用研究显示这类化合物具有细胞毒性，但是具有抗疟疾活性的药物浓度远远低于产生细胞毒性作用的药物浓度，因此可以作为抗疟疾治疗的药物候选，但是真正应用到临床，还需更多实验数据的支持。

（四）噻吩并嘧啶类化合物

2014 年，Gonzalez 等得到 43 种噻吩并嘧啶类化合物，其中化合物Ⅶa 是基本结构，具有 R、R_1 和 R_2 共 3 个可被取代的基团（图 7-13）。对化合物Ⅶa 进行构效关系研究，证明 R_2 上的苯基是必需的，当 R 基团上的甲氨基换成异丙氨基时，抗疟疾活性减弱。化合物Ⅶb 是进行后续药物改造的起始化合物，其选择性和溶解性都较好，具有一定程度的抗疟疾活性。经过对化合物Ⅶb 的改造，得到了少数几种化合物，虽然抗疟疾活性更好，但是选择性、溶解度等并没有太大的变化。经综合评价，起始化合物Ⅶb 在药物活性、血液清除度和利用率方面具有高的应用价值。

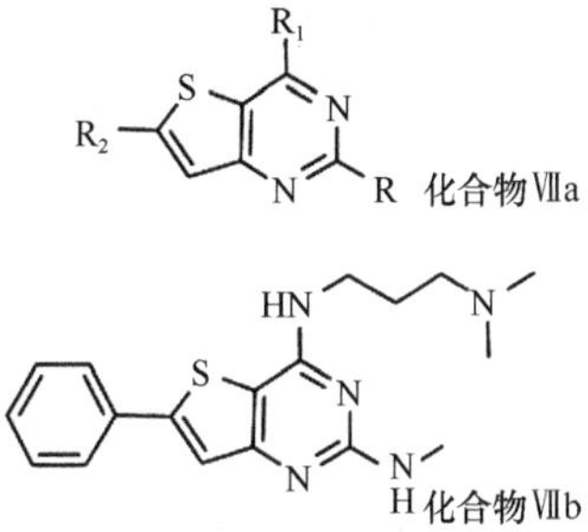

图 7-13 化合物Ⅶa 和化合物 Ⅶb

第八章 青蒿素类抗疟药

随着奎宁、氯喹等抗疟疾药物的广泛和长期使用，在药物杀灭的选择压力下，疟原虫巧妙地改变了自身的遗传背景。多个与抗疟疾药物作用机制相关的基因发生突变，使疟原虫对抗疟疾药物的敏感性下降，抗药性虫株出现并且开始广泛传播。全球数以万计的疟疾患者再次处于治疗困难的处境，这迫使世界各国积极研发新的抗疟疾药物。其中，抗疟疾作用最显著的药物是我国学者发现的抗疟疾新药青蒿素。本章介绍青蒿素类药物的发现、生物活性、合成和临床应用。

第一节 青蒿素的发现历程

青蒿是中医药学方剂中的常用中草药，在我国多部医学著作中记载有抗疟功效。本节从青蒿素的发现开始，然后介绍其抗疟疗效、化学结构、生物活性和生物合成途径。

一、青蒿素的发现

在奎宁、氯喹出现了抗药性的历史背景下，我国也于 20 世纪 60 年代开始了抗疟疾的研究，并成立了"全国疟疾防治研究领导小组办公室"，以继承发扬具有悠久传统的中国医药学为指导思想，致力于抗疟疾新药的研发，正式向疟原虫耐药性"宣战"。

青蒿素研究项目也在这个时期加入，中国中医研究院中药研究所成立了以屠呦呦为组长的抗疟疾药物研发课题组，通过对我国历代医药著作文献资料以及民间方剂的收集整理，课题组整理汇总了 640 多个方药集著成《抗疟单验方集》，此时，青蒿已经包含在内。以此为基础，课题组通过鼠疟动物模型对各类中草药开展研究，期望找到最佳的抗疟疾新药。但是，研发的过程并不顺利，课题组对 200 多种方药都做了分析研究，得到 380 多种提取物，可是并没有得到理想的实验结果。其中，在对青蒿提取物的研究中，曾经出现过对疟原虫 68% 的抑制率，可是此后却不能重复这一实验结果。

公元 340 年间东晋葛洪《肘后备急方》中记载的"青蒿一握，以水二升渍，绞取汁，尽服之"的描述，对青蒿素的发现起了至关重要的作用，这里记述用青蒿抗疟疾是用冷水"绞汁"用药，而非中草药的传统"水煎"方法。这种炮制方法给了研究者新的启示，用水煎或者用乙醇提取效果差的原因可能在于温度，也许青蒿提取物的炮制方法与提取温度有关系，高温环境或许破坏了青蒿提取物的有效成分。另外还有一个收获，就是叶子可能是青蒿植株中最具有抗疟疾活性的部分，毕竟要"绞汁"用药，叶子显然比其他部位更加容易。以此为线索，屠呦呦研究员决定改用 35℃低沸点溶剂乙醚对青蒿有效成分进行分离。经过多次反复实验，终于在 1971 年 10 月获得了 191 号青蒿提取物样品。该提取物对鼠疟原虫具有良好的抑制作用。同年 12 月证实该提取物对猴疟原虫具有完全的抑制作用，与之前的研究结果一致。1972 年 3 月 8 日，屠呦呦研究员在全国疟疾防治药物专业会议上汇报了上述实验结果。

借鉴 1972 年 3 月南京会议中国中医研究院中药研究所的青蒿研究经验，山东省寄生虫病防治所采用该省的黄花蒿为原料，获得醚提取物并进行鼠疟动物模型研究，实验结果显示对疟原虫具有抑制作用。1973 年，山东省寄生虫病防治所与山东省中医药研究所协作，获得黄花蒿乙醚提取的粗制剂"黄 1 号"。

1972 年 11 月，云南药物研究所借鉴中国中医研究院中药研究所关于青蒿的研究情况，充分利用云南丰富的植物资源，对当地的蒿属植物进行了全面的筛选。1973 年 4 月，云南药物研究所以当地的大头黄花蒿为原料进行有效成分的乙醚提取，鼠疟实验结果表明其具有抗疟疾作用，之后通过硅胶柱层析方法获得了有效单体，称之为"黄蒿素"。由于云南黄花蒿资源有限，于是从重庆市购来一批黄花蒿，黄蒿素的含量是云南大头黄花蒿中含量的 10 倍。后经来源查询，这批黄花蒿来自四川省西阳地区，这说明西阳黄花蒿是更好的抗疟疾药物有效成分来源。在当时尚没有展开青蒿资源普查之前，云南药物研究所初步证实西阳地区为优质黄花蒿的产地，为后来青蒿素来源提供了优质资源，这也是后来确定西阳作为青蒿种植基地和青蒿素生产基地的依据。云南药物研究所在 1974 年初选用溶剂汽油冷浸代替乙醚提取，浓缩后再利用 50% 的乙醇重结晶，可以获得纯度较高的黄蒿素，这种改良的方法被称之为"溶剂汽油法"，为实验研究和临床试验提供了足量的黄蒿素来源。山东和云南两地分别获得的"黄 1 号"和黄蒿素，在 1974 年 2 月北京召开的全国"青蒿素专题研究座谈会"上，被确定和中国中医研究院中药研究所的青蒿提取物是同一化合物。

二、青蒿素抗疟作用的临床试验

1972 年 8 ～ 10 月，屠呦呦研究员带领医疗队亲赴海南昌江疟疾流行区，用青蒿提取物对 11 例间日疟患者进行治疗，其中一位是混合感染，全部有效；收治 9 例恶性疟患者，7 例有效，2 例无效。患者用药后体温从 40℃迅速降至正常范围，血液中疟原虫被显著性杀灭至转阴，治疗效果明显胜过氯喹对照组。这次临床试验证明了青蒿提取物可以很好地控制疟疾，尤其是对间日疟有效。之后中国人民解放军第 302 医院用青蒿提取物对 9 例间日疟患者进行救治，同样证实对间日疟具有优秀的抗疟疗效。1972 年 11 月，屠呦呦研究员再次汇报了青蒿提取物用于治疗上述疟疾患者优秀疗效的实验结果。自此，青蒿提取物的有效成分成为下一步的研究焦点，全国众多相关专业研究单位开始对青蒿活性成分的分离提纯、化学结构鉴定及化学合成工艺等方面展开深入的研究。青蒿提取方法的创新、获得抗疟活性部位和临床证实有效，这三个关键步骤是发现青蒿素的关键。

在临床试验证实青蒿提取物具有优秀的抗疟疾作用之后，屠呦呦研究员带领课题组开始分离有效成分的工作。经过模式动物实验的初步筛选，课题组获得了一种有效物质，并依据熔程较短的特点推测该物质应该是单一化合物。1973 年 8 月，再次在海南昌江区进行临床试验，但是效果不理想，后经反复分析试验过程等细节，发现是因为制剂方式问题，于是改用原粉胶囊制剂。以胶囊制剂进行了 3 例间日疟患者的治疗，发现总剂量范围为 3 ～ 3.5 g 均是有效的，由此证实了青蒿提取物的有效成分。在"疟疾防治药物（包括化学合成）研究专业会议"中，屠呦呦研究员汇报了青蒿提取物有效单一化合物的分离以及临床试验结果，会议后正式将这种化合物命名为"青蒿素"（arteannuin）。

1974 年 5 月，山东省研究团队在当地巨野县对他们提取的"黄 1 号"进行了临床试验观察，一共对 19 例间日疟患者进行临床试用观察，结果发现"黄 1 号"对间日疟原虫有显著的杀灭作用，可以迅速控制临床症状，疗效优于氯喹的 3 日疗法，且未观察到明显的毒副作用。

1974 年 9 ～ 10 月，云南临床协作组用云南省药物研究所提取的黄蒿素，在云南省凤庆县和云县进行以恶性疟为主的临床试验研究，结果却仅仅收集到 2 例间日疟患者和 1 例恶性疟患者，临床试验开展困难。于是，研究人员又辗转耿马县医院，由广州中医学院李国桥教授医疗小组承担黄蒿素的临床试验研究，最初对 3 例恶性疟患者进行给药观察。医疗组观察到，当患者口服黄蒿素之后，原虫受到显著性杀灭，治疗效果显著优于氯喹。之后，医疗组制定了黄蒿素鼻饲给药方式治疗脑型疟患者的方案。同年 10 ～ 12 月，医疗组先后收治了 14 例恶性疟患者（其中有 3 例凶险型疟疾）、4 例间日疟患者，全部患者都获得了良好的治疗效果。这次临床试验首次证明了黄蒿素治疗恶性疟的有效性、速效性和低毒性的特点。

上述临床试验观察研究证明青蒿素对恶性疟和间日疟均有优秀的治疗效果，1973 年海南开展的临床试验表明青蒿素对间日疟有效，1974 年云南和山东两地开展的临床试验表明青蒿素对恶性疟和间日疟有效，尤其是在救治恶性疟和凶险型疟疾的疗效方面优于氯喹。自此，青蒿素走上历史舞台，后经大量临床实践证明青蒿素对各类型疟原虫引起的疟疾都有"高效、低毒、速效"的突出疗效。1975 年 4 月，由来自全国各地的相关单位，共同组建了青蒿素研究协作组，从资源、化学结构、加工工艺、制剂、质量规格等多个方面进行全方位的系统性研究，会议上报告了云南黄蒿素对恶性疟和重症疟疾有效，以及山东"黄 1 号"对间日疟有效的研究结果。会议上还确定了下一步的工作重点，一方面尽快完成青蒿素速效、低毒、无交叉抗药性的基本评价，另一方面要确定青蒿素的化学结构，为工艺优化、复方制剂提供科学指导。在全国各相关单位的共同努力下，青蒿素临床验证数据逐步扩大，在国内云南、河南、海南、山东、湖北、四川及国外老挝、柬埔寨等治疗恶性疟和间日疟共计 2099 例，包含 588 例恶性疟患者、1511 例间日疟患者，都取得了满意的治疗效果，平均退热和原虫转阴时间均显著快于氯喹。青蒿素口服剂和注射剂近期疗效均可达到 100%，简易剂型的有效率超过 80%。

1981 年，应世界卫生组织要求，青蒿素专题国际讨论会在北京举行，在此次会议上，青蒿素得到一致高度评价，与会人员认为青蒿素的发现不仅仅是增加了一种新型的抗疟疾药物，更重要的是青蒿素独特的化学结构将为合成设计新型药物提供新的方向。此后，屠呦呦研究员课题组继续对青蒿素进行了深入的研究，后又成功研制出双氢青蒿素，该药物具有更好的水溶性特点，不仅使临床疗效大大提高，又可由此制备更多的各类衍生物。1982 ～ 1984 年，358 例恶性疟和 105 例间日疟患者接受青蒿素栓剂抗疟疾治疗，并取得了满意的治疗效果。由于屠呦呦研究员及其团队取得的非凡成就，卫生部在 1986 年为其颁发了"青蒿素新药发明证书"，之后又获得了"双氢青蒿素新药发明证书"。双氢青蒿素以其安全速效、服用方便、复燃率低、成本低廉等优点，成为青蒿素类药物之优选，该成果被国家科学技术委员会评为"1992 年全国十大科技成就"之一，又在 1997 年被评为体现中国特色、造福人民的"新中国十大卫生成就"之一。

在青蒿素问世以前，全球每年约有 4 亿人次感染疟疾，至少 100 万人口死于疟疾及其并发症，疟疾已经成为威胁人类生命的重要杀手。青蒿素的发现，毫无疑问地成为疟疾肆虐地区的救命药，它的贡献是造福于全人类，是中国对全球人类健康所做出的最重要贡献之一。作为一种新型抗疟药，青蒿素使人们从基于喹啉类抗疟药转变到基于青蒿素类抗疟药。世界卫生组织倡导青蒿素类抗疟药作为治疗致死型恶性疟疾的首选药，并且已经在世界范围内广泛使用。青蒿素还将人们研发抗疟药的方向转变到基于其独特的过氧基团，成功地改造出各类衍生物。

2011年，屠呦呦研究员因发现抗疟疾药物青蒿素而获得美国拉斯克临床医学研究奖，2015年获得诺贝尔生理学或医学奖。屠呦呦研究员的获奖感言："青蒿素研究获奖是研究团队集体攻关的结果，是中国科学家集体的荣誉"，真实地道出了中国科学家的心声。

三、青蒿素的化学结构

青蒿素抗疟单一化合物成功获得之后，确定其化学结构成为重要工作。中医研究院中药研究所抗疟疾药物研发课题组开始着手青蒿素化学结构的探究工作。1973年第一季度，开展了熔点、旋光度值与元素分析等研究工作，发现青蒿素只有碳、氢、氧三种化学元素，并没有以往抗疟药必有的氮元素。1973年，在北京医学院药学系林启寿教授的协助下，探索化合物中是否有酮、醛类羰基，当时依据实验结果初步认为青蒿素含有酮基（后经试验证实是内酯基团），分子量为282。限于课题组在化合物分子结构分析方面的条件，为了尽快确定青蒿素的结构测定，课题组和以周维善教授为代表的中国科学院上海有机化学研究所开展合作，共同进行青蒿素化学结构鉴定工作。在此研究期间，山东省中医药研究所和云南药物研究所给予了纯度较高的青蒿素化合物的供应帮助。1974年，通过反复重结晶至熔点不变，以及元素重新分析，又通过磁共振氢谱、碳谱、高分辨质谱等分析，明确了青蒿素的分子式和分子质量，还有15个碳原子的种类。两个课题组研究人员通过化学反应、颜色反应、定量分析确定了青蒿素中具有内酯基团，纠正了之前含有酮基的结论；之后经过大量实验还证明青蒿素中不存在双键、游离酮、醛类羰基等结构。受鹰爪甲素分子结构中含有过氧基团的启示，研究人员经过实验证明青蒿素中也含有一个过氧基团。之后，他们对青蒿素做了硼氢化锌和硼氢化钠的还原反应，成功获得了还原青蒿素（现称为"双氢青蒿素"），通过定性实验确保过氧基团保留，并用磁共振验证青蒿素的内酯被还原，这为以后研制青蒿素衍生物打下了科学基础。由此，研究人员初步提出一个含有过氧基内酯环的结构式。

为了更加深入地探究青蒿素的化学结构，研究组又和中国科学院生物物理研究所合作，期望更好地揭示青蒿素的整体结构。1975年11月，中国科学院生物物理研究所的李鹏飞等研究人员通过X线衍射方法确定了青蒿素的相对构型，之后该所的梁丽等研究人员又利用氧原子的反常散射确定了青蒿素的绝对构型。1976年1月，中医研究院中药研究所和中国科学院生物物理研究所召开两次会议，会议邀请中国医学科学院药物研究所梁晓天教授，确认了青蒿素的上述结构。同月，屠呦呦研究员与中国科学院生物物理研究所李鹏飞研究员到中国科学院上海有机化学研究所汇报研究结果，上海有机化学研究所的周维善、吴毓林、吴照华等研究人员参加并确认了汇报内容。至此，青蒿素的化学结构真正被确定，该化合物是由碳、氢、氧三种化学元素组成，含有过氧基团，是一种倍半萜内酯化合物，其分子式为 $C_{15}H_{22}O_5$。青蒿素是一种新型倍半萜内酯，与以往所有已知的抗疟疾药物的化学结构完全不同，青蒿素将人们研发抗疟药的方向转变到了一个新的方向。经卫生部（现国家卫生健康委员会）批准，以"青蒿素结构研究协作组"名义在《科学通报》1977年第3期上发表了题名为《一种新型的倍半萜内酯——青蒿素》论文，用一个版面简要介绍了青蒿素的提取来源、化学性质、分子式、各项参数，以及青蒿素晶体结构的三维电子密度叠合图。1979 年 5 月，中医研究院中药研究所与中国科学院上海有机化学研究所在《化学学报》第二期共同发表了题目为《青蒿素的结构和反应》的研究论文，这篇文章长达 15 页，详尽介绍了青蒿素的化学结构和绝对构型、化学性质以及青蒿素晶体的各项参数，经药理研究证明是抗疟疾的有效成分，对有关青蒿素化学结构确定过程中的详细化学反应实验过程和数据都做了详细的报道。青蒿素化学结构的确定，为建立其含量测定方法、制订质量标准提供了非常必要的科学基础。

四、青蒿素的生物学活性

青蒿素化学结构中独特的过氧基团被认为与其药物活性密切相关，内过氧桥断裂产生的强反应性自由基可能是青蒿素杀灭疟原虫的关键所在。研究者曾经认为游离的亚铁离子和亚铁血红素都是激活青蒿素的重要物质。

疟原虫分解宿主红细胞内的血蛋白质，用来合成自身所需要的蛋白质，同时生成具有还原性的亚铁血红素，亚铁血红素能与青蒿素的过氧基团发生氧化还原反应，形成活性中间体，即自由基结构。自由基会造成疟原虫细胞膜的损坏，抑制血红素排出虫体。半胱氨酸蛋白酶是疟原虫生命周期中的必需酶，可以水解血红蛋白和红细胞膜骨架蛋白导致宿主红细胞破裂，从而释放出成熟的裂殖体。研究发现当半胱氨酸蛋白酶的活性被抑制或者敲除半胱氨酸蛋白酶，血红蛋白的水解过程受阻或者减慢，释放的血红素也随之减少，此时疟原虫对青蒿素的敏感性显著降低。这一研究结果提示青蒿素的激活依赖于宿主红细胞血红蛋白的水解和血红素的释放。疟原虫早期环状体时期产生的血红素和发育晚期水解血红蛋白产生的血红素均是青蒿素的活化剂，同时研究也发现，在青蒿素药物压力作用下疟原虫会减少摄取血红蛋白量。2015 年，Wang 等研究者发现激活青蒿素的主要物质是亚铁血红素，并不包括游离的亚铁离子。该项研究通过体外结合试验，发现疟原虫早期环状体时期体内合成的血红素是激活青蒿素的主要来源，疟原虫发育晚期通过水解血红蛋白和生物合成途径共同产生的血红素对于青蒿素的激活也都有作用。结合疟原虫生活周期，早期环状时期还没有开始大量水解血红蛋白，因此可能无法有效地激活青蒿素，所以这个时期对青蒿素具有较高的耐性。当疟原虫处于比较活跃的消耗血红蛋白的滋养体时期，对青蒿素可能更为敏感。这可能是青蒿素处理环状体，短暂时间内环状体依然可以存活一部分的原因。体外环状体寄生虫生存率（ring-stage parasite survival rates，RSA）试验是一种检测青蒿素抗药性新方法，用来研究疟原虫对青蒿素的阶段依赖性易感性，也是基于上述理论基础。

青蒿素对疟原虫的杀灭作用与其他类型的抗疟疾药物不同，它主要通过干扰疟原虫的表膜——线粒体功能，导致虫体结构瓦解。我国学者早期以伯氏疟原虫鼠疟为研究模型，显示青蒿素对疟疾的抑制作用非常明显，连续口服 3 天，原虫转阴后连续观察 1 个月，或者转阴之后将全血转种给健康小鼠连续观察 1 个月，均未出现原虫血症。随后，更多的相关研究相继展开，也都证明青蒿素是一种高效、低毒、安全的抗疟疾理想药物，与氯喹具有一定的交叉抗性，和其他抗疟疾药物没有明显的交叉抗药性。青蒿素对疟原虫红内期杀灭作用迅速，该药首先作用于食物泡膜，进而作用于线粒体和内质网。使线粒体出现肿胀，内质网呈线状排列或者呈现空泡状，核膜肿胀。除此以外，青蒿素对核内染色质也有一定的影响。其作用机制可能是青蒿素破坏了食物泡的形态和功能，导致疟原虫营养摄取途径被阻断，疟原虫随之出现氨基酸饥饿状态，从而形成自噬泡并不断地排出体外，使疟原虫损失大量胞质而死亡。用同位素氚标记异亮氨酸，研究体外培养的恶性疟原虫对其摄入情况，结果也发现青蒿素抑制原虫蛋白质的合成。

青蒿素是脂溶性物质，所以可透过血脑屏障进入脑组织。青蒿素进入人体之后吸收过程很快，但是不完全，广泛分布在肝、胆、肾、心脏、肺、脾等，其中前三种组织中分布最多。该药物的排泄比较快，鼠给药后的 0.5～1 小时即达到血药浓度高峰，半衰期大约为 2 小时，是一种短效抗疟疾治疗药物。青蒿素经肌内注射后 1～8 小时达到最高峰，其中血液、肝、脑和骨的含量较高，药物经尿液和粪便排出。人体口服青蒿素之后，在尿液提取出氢化青蒿素、氢化还原青蒿素和另外一种代谢产物，这三种代谢产物对于鼠疟伯氏疟原虫都没有杀灭作用，24 小时之后，尿液中已经检测不到代谢物。由于青蒿素的水溶性差，早期治疗疟疾是经过口服的方式，往往吸收较差，再加上青蒿素代谢与排泄均快，其有效血药浓度维持时间短，均不利于彻底杀灭疟原虫，故复燃率高、治愈率低。于是，后期青蒿素使用剂型改变为栓剂，总剂量是 2.8 g，分 3 天 6 次给药，若患者用药后排便，则需要补给。栓剂适用于重症昏迷患者或者儿童患者。

除了抗疟疾作用，近年大量研究表明青蒿素及其衍生物还具有良好的抗肿瘤活性，该药物的抗肿瘤作用主要包括氧化损伤反应、抑制肿瘤细胞增殖及阻碍新血管生成等。研究发现青蒿素可以在特殊组织中直接诱导 DNA 损伤，又能够间接地作用于肿瘤靶点的众多信号通路。青蒿素及其衍生物的抗肿瘤药效也归因于过氧化基团，研究发现当过氧化基团部分丢失会丧失部分抗肿瘤活性，但同时也会降低其细胞毒性。体外培养细胞试验表明，使用铁或铁蛋白预处理，青蒿素及其衍生物的抗肿瘤活性增强高达 100 倍。有研究者推测，青蒿素过氧键断裂与二价铁离子有关，当过氧键断裂便会产生大量的活性氧簇（reactive oxygen species，ROS）和以烷基化碳原子为中心的自由基，这些自由基引起细胞氧化性损伤，最终导致细胞死亡。和正常细胞相比，肿瘤细胞中多种酶类都处于低表达状态，如过氧化氢酶、谷胱甘肽还原酶家族、过氧化物歧化酶等，这也使肿瘤细胞在活性氧簇 ROS 攻击时更加脆弱。2019 年，刘元等建立了胃癌 SGC-7901 侧群细胞裸鼠移植瘤模型并设立对照组，用青蒿素灌胃处理实验动物，研究其对瘤体生长的影响以及相关凋亡蛋白的变化。研究结果显示，青蒿素能够抑制裸鼠移植瘤的生长，同时移植瘤中 Bcl-2 蛋白被诱导表达，该蛋白家族能增加细胞线粒体膜通透性，释放细胞色素 c，诱导 Caspase-3 和 Caspase-9 蛋白发生级联反应，从而诱导凋亡信号传导，促进细胞凋亡。总之，青蒿素通过改变细胞凋亡状态抑制了肿瘤的生长。除了对抗肿瘤，其他疾病与青蒿素类药物的研究也相继展开，如风湿性关节炎、肾病综合征、胰腺炎、红斑狼疮等。

五、青蒿素合成代谢途径

青蒿素是一种倍半萜内酯，其生物合成途径属于植物类异戊二烯代谢途径，主要是在黄花蒿植物开花后期叶片中形成的次级代谢产物，其碳骨架来源于法尼焦磷酸（farnesylpyrophosphate，FPP）。植物类异戊二烯的生物合成途径主要有两条：源于细胞质中的甲羟戊酸（mevalonic acid，MVA）途径和质体中的磷酸甲基赤藓糖（methyl erythritol phosphate，MEP）途径。

植物萜类合成代谢的底物来自这两个途径的五碳前体异戊烯基二磷酸（isopentenyl diphosphate，IPP）和二甲基丙烯基二磷酸（dimethylallyl diphosphate，DMAPP）。异戊烯基二磷酸和二甲基丙烯基二磷酸能够以 2∶1 的比例被法尼基焦磷酸合酶（farnesyl pyrophosphate synthase，FPS）聚合，形成青蒿素的碳骨架来源——法尼基焦磷酸。

　　研究表明，MVA 和 MEP 两条途径对青蒿素的合成均有作用，但是贡献程度不同。应用 MVA 途径特异性阻滞剂洛伐他汀和 MEP 途径阻滞剂磷胺霉素分别处理植物幼苗，与对照组相比，均出现青蒿素含量降低的现象，说明两条途径对青蒿素的合成均有重要影响。波兰科学院 Abdin 研究小组发现 MVA 途径的关键酶 3- 羟基 -3- 甲基戊二酰 CoA 还原酶（3-hydroxy-3-methyl-glutaryl-coenzyme A reductase，HMGR）的活性和青蒿素含量密切相关，阻断该途径后，青蒿素含量降低 80.4%；阻断 MEP 途径后，青蒿素含量降低 14.2%，这说明前者是青蒿素生物合成中碳骨架前体的主要贡献途径。青蒿素形成的第一个步骤是五碳单位的合成，MVA 途径提供了 1 分子异戊烯基二磷酸和 1 分子二甲基丙烯基二磷酸，MEP 途径提供了 1 分子异戊烯基二磷酸。第二个步骤是前面形成的两种产物聚合形成前体法尼基焦磷酸。第三个步骤是青蒿素的合成：法尼基焦磷酸经催化形成紫穗槐 - 4，11 - 二烯，后者经紫穗槐 - 4，11 - 二烯氧化酶氧化形成青蒿醇，之后再经过两步氧化反应生成二氢青蒿酸。二氢青蒿酸是植物生物合成青蒿素的直接前体，该前体化合物的形成是实现青蒿素积累的重要前提，曾经有一段时间一致认为青蒿酸是青蒿素的前体。但是二氢青蒿酸后续如何形成青蒿素还没有明确的报道，推测可能通过非酶促光氧化反应将二氢青蒿酸最终转化形成青蒿素。青蒿素主要在植物地上组织的腺毛细胞中合成，青蒿素合成途径的关键酶基因也多定位于此。

六、青蒿素合成的关键基因

　　MVA 途径中的第一个关键酶是 3- 羟基 -3- 甲基戊二酰 CoA 还原酶（HMGR），具有限速作用。该酶是萜类化合物代谢中的重要调控点，尤其是倍半萜类物质的合成与其活性呈正相关。3- 羟基 -3- 甲基戊二酰 CoA 还原酶基因（HMGR）是最早在 GenBank 中注册的青蒿基因，这是一个比较大的基因，长度约为 26 kb，含有一个长度为 2667 bp 的开放阅读框。近来研究表明该基因是一个基因家族，包括 hmg1、hmg2、hmg3。该基因家族成员的差异性表达对 MVA 途径中萜类化合物的形成具有重要调控作用。

　　法尼基焦磷酸是青蒿素的碳骨架来源，法尼基焦磷酸合酶 FPS 是一种异戊二烯基转移酶，它能够催化异戊烯基二磷酸和二甲基丙烯基二磷酸形成牻牛儿基焦磷酸（geranylpyrophosphate，GPP），后者再与异戊烯基二磷酸缩合后形成法尼基焦磷酸。法尼基焦磷酸合酶基因（FPS）在 1996 年已被克隆成功，编码 343 个氨基酸。异戊二烯基转移酶普遍含有两个保守区域，青蒿植物的法尼基焦磷酸合酶基因 FPS 也有这样的保守区域。2003 年，赵玉军等从青蒿高产株系 025 中克隆得到两个法尼基焦磷酸合酶的 cDNA 序列，分别是 fps1 和 fps2，通过功能鉴定发现 fps1 具有法尼基焦磷酸合酶活性，和 1996 年克隆的 cDNA 具有 96% 的同源性。这提示不同品系青蒿植物中的法尼基焦磷酸合酶基因 FPS 序列存在差异，可能青蒿植物中存在一类基因家族。

　　紫穗槐 -4，11- 二烯是青蒿素生物合成中重要的倍半萜中间体。1999 年，紫穗槐二烯合酶（amorpha-4，11-diene sythase，ADS）被分离纯化。在青蒿植物中，紫穗槐二烯的丰度是极低的，但是穗槐二烯合酶的活性却比较高，这表明法尼基焦磷酸催化成紫穗槐二烯的过程是一个限速反应。因此，研究者认为克隆紫穗槐二烯合酶基因 ADS 并使其在青蒿植物中大量表达有可能成为提高青蒿素含量的有效途径之一。之后，有多个实验室报道成功克隆了紫穗槐二烯合酶基因 ADS，并进行了功能鉴定。

在青蒿素合成中紫穗槐 -4，11- 二烯氧化酶是其中的一个关键酶，这个酶是一个细胞色素 P450 蛋白，能将紫穗槐 -4，11- 二烯催化成青蒿醇。2005 年，Bertea 等根据实验结果，推测青蒿植物存在一个能将紫穗槐 -4，11- 二烯催化为青蒿醇的酶。2006 年，来自美国和加拿大的两个课题组先后从青蒿植物的腺毛中克隆得到了紫穗槐 -4，11- 二烯氧化酶基因 *CYP71AV1*，并开展了功能研究。由于 *CYP71AV1* 基因的编码框比较小，两个课题组的结果略有不同。美国课题组推测 *CYP71AV1* 基因包含 1485 个碱基，一共编码 495 个氨基酸，但是加拿大课题组认为 *CYP71AV1* 基因包含 1464 个碱基，编码 488 个氨基酸。通过对具体序列的分析，发现美国课题组多出的一段碱基来自该基因的 5′ 末端。尽管序列长度存在差异，但是两个实验室展开的功能研究都发现该基因的产物酶都可以将紫穗槐 -4，11- 二烯催化成青蒿醇、醛和酸三种产物，是一种多功能酶。*CYP71AV1* 的编码序列与其他 P450 蛋白基因之间的一致性很低，说明这是菊科植物特异的 P450 氧化酶。这种特异性体现在，*CYP71AV1* 基因产物作用于紫穗槐 -4，11- 二烯连续形成三种产物之外，还作用于二氢青蒿醇形成二氢青蒿醛，但是对于其他的萜类化合物没有活性。2018 年，我国研究人员成功建立了 P450 蛋白 CYP71AV1 在大肠埃希菌中表达和纯化的方法，得到了毫克级且有活性的目的蛋白，并初步培养出 CYP71AV1 蛋白晶体，这一工作将为分析青蒿素生物合成关键酶的晶体结构以及人工生物合成青蒿素提供前期研究基础。

醛脱氢酶基因 *ALDH1* 在 2009 年被 Teoh 等克隆成功，该基因编码 499 个氨基酸。研究发现该基因在青蒿植物中的表达和青蒿素在植物中的分布很相似，在分泌腺毛中的表达量最高，而这部分恰好是青蒿素合成的主要部位。这种基因表达分布提示该基因可能是参与青蒿素生物合成的重要基因，功能研究表明 *ALDH1* 基因同时具有将青蒿醛和二氢青蒿醛分别氧化为青蒿酸和二氢青蒿酸的功能。

第二节　青蒿素的化学合成

自青蒿素被发现，加之化学结构等特性被成功鉴定之后，其优秀的抗疟疾疗效救治了数以万计的疟疾患者。但是，长期稳定和规模化生产青蒿素仍然是人们面临的一个重大难题。为了解决这个难题，我国及其他国家的研究人员开始探索青蒿素的合成方法，包括化学全合成、化学半合成和生物合成。经过相关领域研究人员的共同努力，青蒿素的化学全合成已经取得了一些成果，青蒿素的总收率逐渐上升。而化学半合成的研究成果更加引人注目，实现了青蒿素高效的人工合成，青蒿素总收率达到 50% 以上，有望可以实现规模化的生产方式。本节介绍青蒿素的化学全合成和半合成。

一、青蒿素的化学全合成

受天然植物原料来源的限制，如品质、采集地、采集时期、工厂加工提取工艺等因素，都会造成青蒿素产量受限。同时，青蒿素需求量不断增加，大规模采集自然资源，也会造成环境和生态平衡的破坏。因此，青蒿素的化学全合成，具有重要的经济意义和实际应用价值。

青蒿素的化学结构比较特殊，其结构特色是含有一个罕见的 1，2，4- 三噁结构烷结构单元，也可视为具有一个过氧桥官能团。该分子所包含的 5 个氧原子都排列在同一侧，从第 5 个氧原子形成氧碳交替排列链，过氧桥官能团是青蒿素分子抗疟活性所必需的。虽然过氧桥也常在海洋生物中被发现，但是青蒿素是自然界最早被知道存在这种特殊基团的天然产物。此外，青蒿素分子还包括 7 个手性中心，化学全合成的困难比较大。我国学者公开发表青蒿素的化学结构研究成果之后，1983 年，国际知名的化学领域期刊 *Journal of the American Chemical Society* 报道了欧洲学者 Schmid 等完成青蒿素全合成的研究工作，他们首次报道了以（-）- 异胡薄荷醇为原料到青蒿素的化学全合成路线，成功地合成了与天然产物相同的青蒿素。尽管本次全合成过程一些反应的合成方向并不十分明确，生成了多种混合物，最终青蒿素的产率也比较低，但这是青蒿素全合成研究史上的关键起点。我国研究人员经过反复研究探索，在 1986 年终于完成了从香茅醛到青蒿素的全合成过程，价格低廉，首次实现了青蒿素的立体选择性的全合成。该全合成路线利用光氧化反应引入过氧桥是关键步骤，然后通过高氯酸酸化获得青蒿素。虽然该全合成路线的总收率仅约 1%，反应步骤长，但是为青蒿素全合成奠定了科学基础。这是最早报道的 2 条全合成路线，之后报道了多种原料的全合成路线，如柠檬烯、薄荷酮、异胡薄荷醇、β- 蒎烯及环己烯酮等。

（一）以香茅醛为原料

除了我国学者设计了以香茅醛为原料的青蒿素全合成路线外，2010 年 Yadav 等也报道了由香茅醛出发设计了 12 个步骤的合成路线，也得到了青蒿素。但是受限于最后一步光氧化的效率，最终青蒿素总收率仅为 5%，而且这个合成路线对于引入过氧基团的关键步骤并没有改进。

（二）以异柠檬烯为原料

1990 年，Ravindranathan 等以异柠檬烯为原料，完成了青蒿素的立体选择性合成。该全合成路线的意义在于，第一次通过分子内 Diels-Alder 反应构建了青蒿素分子骨架，并实现了立体选择性合成，而且起始原料异柠檬烯也比较价廉，容易获得。

2003 年，Yadav 等也报道了以异柠檬烯为原料到青蒿素的全合成路线，通过分子间自由基反应和叶立德反应制备出青蒿素，其中最后的制备步骤参考了我国学者报道的光氧化反应得到青蒿素。该方法和 1990 年 Ravindranathan 等的合成路线相比，青蒿素总收率和立体选择性都有所提高，总产率低于 1%。

（三）以异胡薄荷醇为原料

自 1983 年 Schmid 等首次报道了以异胡薄荷醇为起始原料的青蒿素全合成研究之后，许多学者也开始探索异胡薄荷醇起始的合成路线。1996 年，Mauricio 等发表了以异胡薄荷醇为原料的不同的青蒿素全合成路线。该合成路线以含有 2 个手性中心的异胡薄荷醇为起始物，通过反应条件的控制，最后通过 O_2 光照氧化获得青蒿素，也实现了青蒿素的立体选择性合成，总收率低于 1%。

（四）以薄荷酮为原料

1992 年，Avery 等以薄荷酮为原料，共计 10 个反应步骤，完成了青蒿素的立体选择性全合成。该全合成路线青蒿素的总收率大大提高。他们设计的实验方案，除了借鉴前人的研究基础，还做了多方面的优化，使中间产物以及多种产物的收获率都有所提升。

为了提高立体选择性，在第 6 个步骤将酮与甲苯磺酰肼反应，转化为中间产物腙，该中间产物不需要分离纯化，直接抽干即可用于下一个反应步骤，可以避免水解和异构化，并且实现定量转化。由此得到的关键中间产物不饱和醛的收率达到 70%，在此基础上，采用大位阻三甲基硅烷基作为亲核试剂，对不饱和醛直接进行再次加工，大大提高了该反应步骤的产物收率。最后采用一锅法经酸性硅胶脱保护和 O_3 氧化，最终得到青蒿素，总收率为 5%，是当时收率最高的一条全合成路线。

（五）以 β- 蒎烯为原料

Liu 等在 1993 年报道了以 β- 蒎烯为原料全合成青蒿素的实验路线。该实验路线显著区别于以往已经报道的研究路线，最大特点是 β- 蒎烯通过 3 个反应步骤即可方便转化为关键的起始原料烯酮酯，其收率达到 65%。接着采用分子间的 Diels-Alder 反应，选择性并且定量获得含有青蒿素分子主要骨架的中间化合物，然后再对骨架分子中的官能团进行转化，最后用亚甲基蓝作为光敏剂进行光氧化，该步骤以 30% 的收率得到最终产物青蒿素。最终青蒿素的总收率为 5%，达到了 1992 年 Avery 等报道的总收率水平。

（六）以环己烯酮为原料

2012 年 8 月，美国印第安纳大学的 Cook 课题组报道了一条非常简洁的青蒿素全合成路线。该合成路线的特点是，以廉价易得的环己烯酮为出发原料，使用串联反应等策略，避免使用保护基，经过 5 步反应即可得到青蒿素，总收率可达 14%。从以往实验室合成的报道研究数据来看，这是一次非常大的进步，已经达到克级别的合成收率。第 1 步反应即实现了环己烯酮的烷基化；第 2 步得到中间产物 α，β- 不饱和醛；第 3 步以高于 95% 的收率得到原酸酯的 4 种不可分离的混合物，该步骤制备量可达到 50 g；第 4 步以极简单的方法获得甲基酮；最后采用过氧化氢加钼酸铵方法对甲基酮进行氧化获得青蒿素，这一步的收率范围在 29% ～ 42%。该全合成路线以有史以来最高的收率引起人们的关注，有望实现规模化生产。

二、青蒿素的化学半合成

化学全合成路线通常步骤比较多，青蒿素最终收率也比较低，已经报道的最高收率约 14%。因此，研究者在致力于开发青蒿素化学全合成路线的同时，也在尝试青蒿素的化学半合成方法，合成成本也是一个必须要考虑的因素。若能利用适合的青蒿素前体化合物实现青蒿素的化学半合成方法，就可以有效地减少合成步骤。目前，研究者关注较多的前体化合物有青蒿酸（arteannuic acid）、青蒿素 B（arteannuin B）、青蒿烯（artemisitene）等。青蒿酸在黄花蒿植物中的含量高，具有青蒿素骨架结构，目前化学半合成方法也大都以该化合物为原料。青蒿素 B 是黄花蒿中最丰富的杜松交酯，上海有机化学研究所和美国纽约州立大学也以此化合物为原料开展了研究。

1986 年，Jung 等尝试以青蒿酸为起始原料合成青蒿素。他们首先设计了臭氧氧化得到酮醛化合物，收率为 75%。然后通过环合反应得到烯醇内酯，收率为 52%。但是遗憾的是，研究人员尝试了多种氧化方法，都没能得到最终目标产物青蒿素。但是此次研究也有一项重要的收获，他们得到了青蒿素重要的代谢产物脱氧青蒿素并确定了其化学结构，这为研究青蒿素的化学半合成奠定了初步基础。

1989 年，我国学者吴毓林等也尝试以青蒿酸为起始原料合成青蒿素，并且取得了成功。他们首先设计了甲酯化步骤，得到双氢青蒿素甲酯，然后经过还原作用得到青蒿醇，青蒿醇再经臭氧环化反应，得到重要中间产物环状烯醇醚。环状烯醇醚经亚甲基蓝作为光敏剂光照氧化，再经过三氟甲磺酸三甲基硅酯处理得到脱氧青蒿素，该步骤的收率为 62%。最后的步骤是，脱氧青蒿素经高碘酸钠和三氯化钌氧化得到最终产物青蒿素。该合成路线较简便，条件可控性较强，总收率高达 37%，比以往报道的任何化学全合成路线收率都要高，因此是一条具有工业化潜力的合成路线。

Peter 等在 1992 年发表了不同于以往青蒿素合成路线的方法。该方法用青蒿酸或青蒿素 B 为起始原料，经过一个关键中间体合成青蒿素。他们在 1998 年对该化学半合成路线又做了改进。改进后的路线，对青蒿酸和青蒿素 B 开始的处理是一样的，进行催化氢化处理，之后区别进行。当以青蒿酸为起始原料时，经催化氢化处理后，再通过氧化得到关键中间体；当以青蒿素 B 为起始原料时，经催化氢化处理后，又经脱氧处理得到关键中间体。Peter 等尝试对关键中间体进行氧化重排以获得青蒿素，但是多次实验均没有成功。于是，他们将关键中间体先后经过臭氧化开环、催化等一系列处理得到缩酮，接着又经过还原、光氧化等步骤，最终得到青蒿素。这条化学半合成路线首次尝试以青蒿素 B 为起始原料合成青蒿素，阐述了两者之间的联系；同时优化了以青蒿酸为起始原料合成青蒿素的半合成路线，利用了新型的立体选择性氧化，区域选择性保护等方式。

青蒿素合成路线研究历史上，一个突破性的进展是摆脱光氧化的方法引入过氧基团。这一新进展由我国学者完成。2011 年，中国科学院上海有机化学所伍贻康等首先参考 1992 年 Peter 等的方法制备关键醛原料，然后对该原料进行还原等处理得到环氧化物。接着，环氧化物在过氧化氢和钼类催化剂的作用下生成 β- 羟基氢过氧化物，成功引入过氧化氢自由基。最后他们通过二乙酸苯碘等特殊的氧化条件代替光照氧化条件关环，合成了脱氧青蒿素，又参照 1990 年叶斌等报道的方法得到青蒿素。该合成路线的亮点在于，没有利用单线态氧化引入过氧化氢自由基；利用亚甲基构建青蒿素的最后一个环。这条化学半合成路线的青蒿素收率约为 14%。

2012 年，我国学者在利用常规方法合成青蒿素领域中，又做出了巨大的贡献。上海交通大学宣布研发出一种基于常规化学合成方法的青蒿素高效化学合成路线。这是世界上首次实现青蒿素的高效人工合成，并且生产成本也有希望因此而大幅度降低，这意味着将有数以万计的人口受益于青蒿素，因此该成果具有重要的科学意义和社会价值。该合成路线以青蒿酸作为起始原料，通过还原得到二氢青蒿酸，然后在特定的无须光照氧化条件下，将其方便高效地氧化为过氧化二氢青蒿酸，最后以氧化重排方法获得青蒿素，总收率接近 60%。以往受到光合成及光化学反应装置的限制，即使青蒿素总收率较高的化学合成路线，也很难实现规模化的生产方式。该方法摆脱了光化学反应步骤，合成路线极其简短，该成果使青蒿素的规模化生产有望成为现实。2013 年，我国学者再次公开发表了 2 条合成路线实现青蒿素的半合成，简单有效地将二氢青蒿酸转化为青蒿素，该方法的特点也是不用光化学反应产生单线态氧，通过在环境温度下搅拌完成整个合成过程，青蒿素总收率为 50%，也是一项极具创新意义和科学价值的研究成果。

第三节 青蒿素的生物学合成

青蒿素主要是从黄花蒿植物的叶子和花蕾中分离获得。目前商用青蒿素也主要是从植物中获得，受限于黄花蒿的分布地域、生长环境，以及青蒿素含量稀少但需求广泛，导致不能充分满足预防和治疗疟疾的需要。另外，青蒿素及其衍生物还具有其他的药理学作用，如抗肿瘤、抗寄生虫、抗纤维化、抗心律失常、免疫等，随着青蒿素及其衍生物应用范围的扩大，其需求将进一步增大。因而需要找到一种大规模、廉价获得青蒿素的替代方法。随着分子生物学技术的进步和发展，天然药物的生物学合成也已经取得了突破性进展。例如，抗癌药物紫杉醇的生物合成，Stephanopoulos 等通过多元模块化方法利用大肠埃希菌发酵合成紫杉二烯，该化合物是紫杉醇合成的重要中间体。从发展的角度来看，天然药物的生物合成技术是一种绿色可持续性的规模化生产方式，是未来天然药物制备的发展方向之一。本节介绍细胞工程、转基因和微生物等合成青蒿素的方法。

一、组 织 培 养

由于植物青蒿素含量较低，人们尝试通过组织培养技术解决提高青蒿素产量的难题。青蒿素的合成和青蒿植物中的组织分化有密切联系，在愈伤组织和悬浮细胞中青蒿素的合成能力较低，而青蒿植物发根中的青蒿素合成也非常低，甚至有报道称在发根中没有发现青蒿素。青蒿丛生芽可以合成青蒿素，并且含量稳定。青蒿的组织培养一般是先诱导出愈伤组织，然后由愈伤组织诱导丛生芽。大量研究对组织培养中的培养基组分、光照、温度、激素等培养条件进行了分析，结果发现不同培养基组分和激素对青蒿素的合成影响较大。

青蒿不同部位诱导出的丛生芽合成青蒿素的含量也是不相同的。我国学者分别以青蒿植物的叶子、花蕾以及不同发育阶段的花器官为外植体，诱导各自的丛生芽。在此过程中，通过检测青蒿素的合成、丛生芽诱导和生长因素，以及影响青蒿素合成的各种理化因素，最终确定了适合丛生芽生长和青蒿素生物合成的最适合培养基。高效液相色谱法测定结果发现，以花器官为外植体来诱导丛生芽是效果最好的，这类丛生芽中青蒿素含量比叶子诱导丛生芽高出 1 倍。

通过杂交育种的遗传学手段提高青蒿素含量，也取得了一定的进展。由于青蒿素的合成受到多方因素的影响，包括植物自身生长发育及环境因素等，因此青蒿素含量的变化范围比较大，不同品系之间以及相同品系不同植株间都不相同。青蒿素自交不亲和，必须通过杂交才能得到后代，这种育种方式很难保持植株的遗传稳定性。2012 年，Cockram 等成功得到了高产量青蒿品系，青蒿素含量可以高达 2%，但是杂交会导致基因分离和自由组合，因此高产植株无法稳定传递其遗传特性。对于杂交育种提高青蒿素含量的方法，如何保持高产植株的遗传稳定性是一个巨大的挑战。

二、青蒿素生物合成的代谢调控

基于青蒿素合成代谢途径及参与其合成的关键酶等生物学基础，可以通过人工手段对青蒿素的代谢进行调控，使青蒿素生物合成升高。目前，针对青蒿素开展的代谢调控方法主要有 3 种类型，第一种是过表达青蒿素生物合成途径中的关键酶基因或者抑制青蒿素合成竞争性途径中的关键酶基因，第二种是通过转录因子调控青蒿素的合成途径，第三种是通过植物激素等间接调控青蒿素的生物合成。

（一）过表达或抑制影响青蒿素合成的关键基因

通过基因工程技术进行青蒿素生物合成途径关键基因的过表达或者抑制，可以改进萜类化合物的代谢分流，实现提高青蒿素产量的目的。

早期研究主要是通过对单个基因的过表达。2009 年，Aquil 等把长春花的 3- 羟基 -3- 甲基戊二酰 CoA 还原酶基因 *HMGR* 在青蒿中过表达，青蒿素的产量升高了 22.5% ～ 38.9%。该基因的过表达还可以促进青蒿酸的合成，该基因的 3 份拷贝在酵母表达体系中比单份拷贝能够获得更多的青蒿酸。

法尼基焦磷酸是青蒿素合成代谢途径中重要的分支点，也被认为是青蒿素合成下游的起点，把木本棉的法尼基焦磷酸合酶基因 *FPS* 过表达在黄花蒿植物中，青蒿素含量提高到 2 ～ 3 倍；过表达黄花蒿内源 *FPS* 基因也可以将青蒿素的含量提高到 2 ～ 3 倍。

紫穗槐二烯合酶基因 *ADS* 可以催化青蒿素合成下游途径的起始步骤，把法尼基焦磷酸转化成紫穗槐二烯。*ADS* 基因特异性地在黄花蒿植物的腺毛中表达，腺毛恰好是青蒿素产生和储存的部位，因此，*ADS* 基因就成为基因调控青蒿素合成代谢的重要靶标。*ADS* 基因的过表达，可以使青蒿素、青蒿酸和二氢青蒿酸的含量均显著升高，但是并未观察到直接产物紫穗槐二烯水平的升高，这可能是在青蒿素合成下游的反应中被快速消耗。研究者还发现将青蒿酸涂在黄花蒿植物上，可导致 *ADS* 基因的表达显著降低近 10 倍，这说明青蒿酸在青蒿素的合成和积累中存在负调节抑制。

由于青蒿素的合成过程有多个酶体系参与，若能实现同时过表达多个基因或许能够获得更高的青蒿素含量。实际研究结果证明，过表达代谢途径中的多基因可以同时打破多个合成瓶颈，获得比单个基因过表达更高的青蒿素含量。通过研究人员的长期探索，目前已经确定多个共同过表达的多基因组合。将长春花来源的 *HMGR* 基因和黄花蒿来源的 *ADS* 基因同时过表达，青蒿素含量比对照组提高了 7 倍。将青蒿植物的 *FPS* 基因和 *CYP71AV1* 基因同时过表达，青蒿素含量可以提高 3.6 倍。上述同时过表达基因组合不仅仅获得了高含量的青蒿素，植物生物量也有显著提高。因此，同时过表达多个关键酶基因还有很大的探索空间。但是也有个别基因组合同时过表达，并没有表现出比单基因过表达更加优秀的现象，研究者发现将 *HMGR* 基因和 *FPS* 基因同时过表达，青蒿素含量是对照组的 1.8 倍，和单个基因过表达效果相当。

抑制影响青蒿素合成的关键基因，实际上是抑制与青蒿素合成竞争相同底物代谢途径的关键基因。由于法尼基焦磷酸是青蒿素合成下游路径的起始步骤，经催化形成紫穗槐 - 4，11 - 二烯，再完成后续青蒿素的合成途径。法尼基焦磷酸不仅仅是青蒿素合成的前体，也能被其他倍半萜合成酶催化形成不同的倍半萜化合物。例如，β- 石竹烯合酶（β-caryophyllene synthase，CPS）可以催化法尼基焦磷酸形成石竹烯；鲨烯合酶（squalene synthase，SQS）可以催化法尼基焦磷酸形成鲨烯。因此它们都是青蒿素合成途径中具有竞争关系的底物。通过 RNA 干扰技术，当 β- 石竹烯合酶基因 *CPS* 被抑制时，β- 石竹烯的含量降低 40% ～ 60%，而青蒿素的含量提高 54.9%。用同样的方式抑制鲨烯合酶基因 *SQS*，青蒿素的含量大大提高，是非转基因植株的 3.14 倍。同时还发现虽然 *SQS* 基因被抑制，甾醇量随之降低，但是这并不影响黄花蒿植物的生长和总生物量。除了上述与青蒿素竞争性的其他途径以外，青蒿素本身也存在分支途径，青蒿醛形成青蒿素 B，二氢青蒿醛转变成二氢青蒿醇，这些分支途径一样消耗了青蒿素合成的前体化合物。所以，抑制青蒿素合成途径中自身的分支途径，也可以作为提高青蒿素产量的代谢调控方式之一。

（二）调控转录因子

转录因子通过转录水平或转录后水平调控靶基因启动子的激活或者抑制。转录因子往往作用于一个级联或者整个网络的基因，因此调控的将是植物某一合成代谢途径中的多个基因。这对于提高植物合成代谢途径具有重要的应用价值。

AaWRKY1 是第一个被克隆的正调控青蒿素合成的转录因子，它特异地表达在黄花蒿植物腺毛中。*ADS* 基因和 *AaWRKY1* 在腺毛中都具有高度的表达，它们都会受到茉莉酸甲酯和真菌诱导子壳聚糖的诱导。*AaWRKY1* 通过与 *ADS* 基因和 *CYP71AV1* 基因启动子区的 W-box 顺式元件激活两个基因的表达。在 *AaWRKY1* 过表达的转基因黄花蒿植株中，青蒿素的含量提高接近 1.8 倍。

AP2/ERF 类转录因子在植物初生和次生代谢以及植物应对环境刺激方面都有重要作用。*AaERF1* 和 *AaERF2* 两个转录因子在黄花蒿植物的花序中高表达。*AaERF1* 和 *AaERF2* 两个转录因子可以特异性地激活 *ADS* 基因和 *CYP71AV1* 基因的转录，在两个转录因子过表达的转基因植株中青蒿素的含量都显著提高。

AaTAR1 是另外一个重要的调控青蒿素合成的转录因子，在嫩叶片分生组织、幼嫩花苞及分泌型和非分泌型腺毛中高表达。*AaTAR1* 转基因黄花蒿植株中，当其受到 RNA 干扰被抑制时，青蒿素、青蒿酸和二氢青蒿酸的含量大大降低。更加严重的是，*AaTAR1* 受到抑制的植株叶片发生异常变异，分泌型及非分泌型腺毛的形态出现异常，叶片表面角质和蜡质成分也发生改变，叶片的渗透性增强。反之，*AaTAR1* 过表达时，青蒿素、青蒿酸和二氢青蒿酸的含量升高，并且 *ADS* 基因和 *CYP71AV1* 基因的表达也显著性上调。酵母单杂交和凝胶阻滞研究表明 *AaTAR1* 是通过结合这两个基因启动子中的 CBF2 和 RAA 结构域，从而启动基因的表达，促进青蒿素和青蒿酸的合成。

AabZIP1 是 bZIP 转录因子家族成员，和黄花蒿植物的 *ADS* 基因和 *CYP71AV1* 基因具有相似的表达特征。*AabZIP1* 通过结合两个基因启动子区的 ABRE 结构域激活基因的表达，该转录因子过表达的植株对脱落酸（abscisic acid，ABA）敏感，施加外源脱落酸能促进青蒿素的积累。

（三）植物激素间接调控

植物激素对于植物的生长发育具有重要作用。脱落酸可以帮助植物对抗环境胁迫，如干旱、渗透性等。脱落酸外源喷洒开花前的黄花蒿叶子可以提高青蒿素的含量。*AaPYL9* 是黄花蒿的脱落酸受体，与野生型植株相比，*AaPYL9* 的过表达转基因植株对脱落酸的敏感性显著增加。

茉莉酸可以调控植物的次生代谢来帮助植物对抗生物及非生物胁迫逆境。茉莉酸外源使用可以提高青蒿素的产量约 49%，而且可以增加分泌型腺毛的密度。丙二烯氧化物环化酶（allene oxide cyclase，AOC）是茉莉酸合成途径中的一个催化酶。黄花蒿植物的 *AOC* 基因过表达植株中，茉莉酸的含量比对照组升高了 2 ～ 4.7 倍，同时参与青蒿素合成途径的多个基因的表达上调，分泌型腺毛的密度也随之增加，青蒿素的含量也显著提高。

上述三种代谢调控方式主要依据青蒿素合成途径的关键酶基因，大多数基因在黄花蒿植物的腺毛中特异性表达或者高表达，因此，腺毛可以被看作是青蒿素的生物合成器。通过腺毛提供青蒿素含量也是一个具有良好前景的代谢工程方式。

三、青蒿素的微生物合成

青蒿素合成的下游部分需要竞争引入法尼基焦磷酸，因此为了提高青蒿素或前体的产量，就必须将更多的法尼基焦磷酸导入青蒿素合成系统中。黄花蒿及其他高等植物和酵母等真核微生物合成法尼基焦磷酸的代谢途径完全相同，因此可以在酵母真核模式生物中加入青蒿素合成代谢支路，就可以实现酵母合成青蒿素。迄今，研究人员已经建立了可以产生青蒿素的合成前体的大肠埃希菌、酿酒酵母工程菌等合成系统。

2003 年，Martin 等率先把紫穗槐二烯合酶基因 ADS 引入原核生物大肠埃希菌，该基因能够将法尼基焦磷酸催化形成紫穗槐 -4，11- 二烯；他们还将酿酒酵母来源的 MVA 途径的 8 个关键基因导入大肠埃希菌，借助原核生物表达真核生物来源的基因，由此高效合成法尼基焦磷酸。通过重新构建的 MVA 途径，他们成功合成了紫穗槐 -4，11- 二烯的工程菌。他们完成了两个关键点，第一是建立了 MVA 途径，第二是把法尼基焦磷酸引入青蒿素下游合成途径形成紫穗槐 -4，11- 二烯。这是第一个与青蒿素合成相关的工程菌，虽然该系统产生的紫穗槐 -4，11- 二烯产量较低，但该研究成果是青蒿素生物来源的一个突破，也为其他天然药物的微生物生产提供了思路。后来，研究者又通过优化工程菌各项反应条件，包括增加限速酶的表达、消除代谢副产物的积累、培养基的改良等，最终使紫穗槐 -4，11- 二烯的产量达到摇瓶培养 244 mg/L，上罐发酵产量达到 27.4 g/L。由于紫穗槐 -4，11- 二烯易于挥发，因此 Newman 等认为 Martin 等最初的研究结果可能受到这个因素的影响。于是，Newman 等对 2003 年的研究方案及设备进行了优化，包括增加底物、改善发酵条件和产物检测设备等，利用 Martin 等于 2003 年构建的工程菌合成紫穗槐 -4，11- 二烯，结果产量明显提升。

2006 年，Lindahl 等通过构建质粒表达载体和同源重组两种方法，分别在酿酒酵母中引入黄花蒿来源的 ADS 基因，两种方法都成功获得了紫穗槐 -4，11- 二烯，但是第一种方式获得产量是同源重组方式的 6 倍。

利用改造的酿酒酵母内源性的 MVA 途径，并且同时引入黄花蒿来源的三个基因，研究者得到了另外一种重要的青蒿素合成前体青蒿酸，产量是 100 mg/L。2008 年，Ro 等依然以酿酒酵母为宿主，采用单个质粒同时表达 ADS 基因、紫穗槐 -4，11- 二烯氧化酶基因 CYP71AV1 和细胞色素 P450 还原酶基因，得到青蒿酸并且提高产量到 1 g/L。

2011 年，我国研究人员吴涛等通过基因工程方式在原核生物中建立了异源类异戊二烯生物合成途径，利用大肠埃希菌发酵高效合成青蒿素前体，即紫穗槐 -4，11- 二烯。该方法避开了酿酒酵母真核生物。大肠埃希菌由于生长迅速且容易进行遗传操作，因此是生产次生代谢产物的理想宿主。除此以外，大肠埃希菌也是应用最广泛的原核生物表达系统，生长周期短、成本低廉，其遗传背景也非常清晰，次生代谢产物相对真核模式生物简单，目标代谢产物容易分离。大肠埃希菌中还存在以脱氧木酮糖磷酸（deoxyxylulose-5-phosphate，DXP）途径为基础的类异戊二烯代谢途径，合成少量的辅酶 Q 等。基于上述优势，大肠埃希菌非常适合用于合成类异戊二烯化合物的宿主。吴涛等将人工合成的 ADS 基因引入大肠埃希菌，并构建了原核的粪肠球菌（Enterococcus faecalis）来源的 MVA 途径，成功获得了高表达的紫穗槐 -4，11- 二烯。通过对合成途径优化，提高 *ADS* 基因的表达水平等手段，消除了抑制菌体生长的不利因素，以 235 mg/L 的高产量获得紫穗槐 -4，11- 二烯。这项研究成果的亮点在于，巧妙地避开了在原核细胞中表达真核生物来源基因的各种困扰。并且选择两种不同的大肠埃希菌为宿主，都获得了目标产物紫穗槐 -4，11- 二烯，这说明他们构建的合成途径对不同的大肠埃希菌具有通用性。

2012 年，Westfall 等对 Ro 等构建的工程酵母进行了改造，他们把 MVA 途径所有基因全部引入工程酵母，结果发现青蒿酸的含量明显提高，经优化之后的发酵体系获得大于 40 g/L 的紫穗槐 -4，11- 二烯产量。这项研究成果证明利用工程酵母也可以高效生产青蒿素的合成前体。

目前，利用微生物合成的都是青蒿素前体，实际是一种半合成的方法，青蒿素合成下游的完整途径还未在工程菌种建立成功。通过这种方法得到紫穗槐 -4，11- 二烯或者青蒿酸等前体，然后再通过化学合成步骤将它们转化成青蒿素。

自我国学者于 20 世纪 70 年代从黄花蒿植物中分离出有效活性成分青蒿素以来，其优秀的抗疟疾活性便引起世界各国学者的瞩目，有关青蒿素的研究热潮也随之兴起。从青蒿素的发现到化学结构、临床试验、合成探索等研究的相继开展，无论对青蒿素自身还是对未来天然药物的生产都将产生深远的影响。青蒿素的化学制备及生物合成前体化合物的成功，意味着青蒿素供应将不再受环境、植物产量等因素的制约，未来可在短时间内获得大量青蒿素，可以稳定供应青蒿素，有助于降低青蒿素的成本和价格，这不仅有利于控制预防疟疾的肆虐，还有助于发挥青蒿素的其他药理学作用。虽然青蒿素的生物合成还不能得到最终产物，但是其相关技术和设备可以移植到其他有益产品的研究开发中，将有效地缓解土地供应紧张难题和化学合成引起的污染问题，对实现绿色生产和可持续发展具有重要意义。

第四节　青蒿素衍生物

由于青蒿素在水和油中的溶解度很低且生物利用度不高，其临床应用价值受到限制。为了改善青蒿素的药理学性质，以青蒿素为母核经人工半合成获得各类衍生物，都保留了主要过氧桥结构官能团，主要衍生物有双氢青蒿素、青蒿琥酯、蒿乙醚和蒿甲醚等（图 8-1）。双氢青蒿素是青蒿素的首个衍生物，该衍生物引入了一个半缩醛的羟基，为进一步的衍生物改造提供了反应位点，同时也保留了青蒿素母体结构，本身的溶解度、生物活性和生物利用度都比青蒿素具有优势。以双氢青蒿素为基础，我国学者相继成功研制了蒿甲醚、蒿乙醚及青蒿琥酯等双氢青蒿素衍生物，实现了青蒿素的多种简易衍生改造。其中，脂溶性的蒿甲醚和水溶性的青蒿琥酯比双氢青蒿素具有更加优良的药理学性质，成为重要的抗疟一线治疗药物。青蒿素及其衍生物已成为世界卫生组织倡导的"基于青蒿素的联合疗法"（artemisinin-based combination therapies，ACTs）首选的抗疟疾药物，其中青蒿琥酯、蒿甲醚及蒿甲醚复方已被列入世界卫生组织"基本药品目录"。考虑到疟原虫耐药性普遍发展的问题，世界卫生组织强烈建议不要使用青蒿素单药治疗。本节介绍青蒿素衍生物的特性。

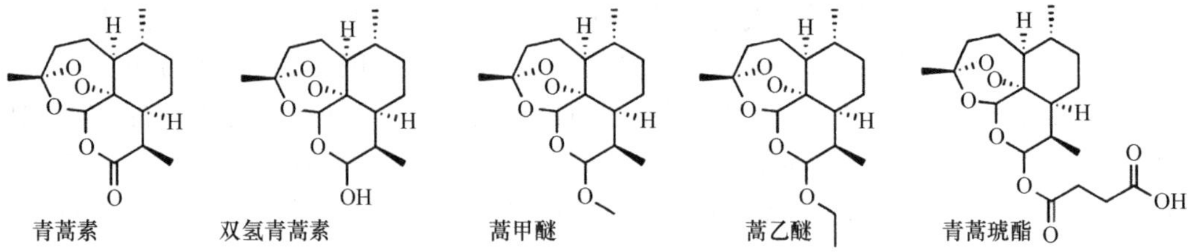

图 8-1 青蒿素及其衍生物

青蒿素   双氢青蒿素   蒿甲醚   蒿乙醚   青蒿琥酯

一、双氢青蒿素

1973 年 9 月，屠呦呦研究团队在探索青蒿素化学结构时，用硼氢化钠处理青蒿素后，发现青蒿素羰基峰消失同时引入了羟基，这个还原产物就是双氢青蒿素（dihydroartemisinin），其分子式为 $C_{15}H_{24}O_5$，分子量为 284。

以鼠疟为研究对象，发现双氢青蒿素的抗疟疗效强于青蒿素，并且还进一步发现在双氢青蒿素中引入乙酰基后，抗疟疗效更高，这提示含有羟基的双氢青蒿素有潜力成为制备更多青蒿素衍生物的前体。经过功能研究证实，青蒿素羰基的改变并没有影响双氧桥结构，因此，更多衍生物便以双氢青蒿素为前体不断被合成。双氢青蒿素片剂由北京第六制药厂生产，并由北京华立科泰新技术公司在国际市场销售，商品名"科泰新"（Contecxin），每片含双氢青蒿素 20 mg。临床治疗恶性疟的方案为成人每日 1 次口服 60 mg，连续服用 7 天，首次剂量加倍；儿童剂量按照年龄递减。

双氢青蒿素对恶性疟原虫无性体有良好的速效杀灭作用，药动学研究显示双氢青蒿素片口服的生物利用度远高于青蒿素。1996 年，广州中医药大学热带医学研究所李国桥教授研究组对双氢青蒿素治疗恶性疟的剂量进行了探索，在海南岛东方县以 90 例恶性疟患者为研究对象，以 3 天疗程总剂量 240 mg、5 天疗程总剂量 360 mg、7 天疗程总剂量 480 mg 分组分别治疗 30 例患者，同时对 7 例患者进行了药物杀虫速度的观察。杀虫速度观察数据显示，成人 1 次口服 120 mg，平均 16 小时清除疟原虫 95%，和青蒿琥酯静脉注射、蒿甲醚肌内注射杀虫速度相当，说明双氢青蒿素首剂量 120 mg 具有很强的疟原虫杀灭作用，因此推荐 120 mg 作为首剂给药量。三个治疗组的治疗差异对比发现，由于前三天的给药量完全相同，三个组别患者平均退热时间（18～24 小时）和原虫转阴时间（64～69 小时）类似，说明 3 天疗程 240 mg 总剂量在控制症状和杀灭原虫方面是有效可靠的，但是由于疗程以及总剂量不足，未彻底清除原虫导致复燃率高达 52%，因此不适合作为临床的治疗方案。当用药疗程延长至 5～7 天、总剂量提高到 360～480 mg 时，原虫复燃率分别为 5.6% 和 0，未观察到明显的不良反应。最终，该剂量探索性研究推荐双氢青蒿素治疗恶性疟的适合疗程和用量为 7 天 480 mg。

除了对恶性疟原虫无性体的速杀作用，双氢青蒿素对恶性疟原虫的有性生殖也有影响。1999 年，李国桥教授研究组在越南疟疾流行区进行了双氢青蒿素和奎宁对恶性疟原虫有性生殖发育影响的研究，纳入研究的患者随机分为双氢青蒿素片治疗组和硫酸奎宁治疗组，经过治疗，双氢青蒿素片治疗组无性体转阴时间约为 55 小时，硫酸奎宁组转阴时间约为 109 小时；前者配子体转阴时间（约 22 小时）明显快于后者（约 32 小时），提示双氢青蒿素对无性体和配子体都具有较好的抑制作用。同时，按蚊感染实验的数据显示，双氢青蒿素片 5 天总剂量 360 mg 治疗后，按蚊涎腺子孢子感染率大幅度下降，治疗后的 14 天，配子体全部失去感染性。值得注意的是，经硫酸奎宁治疗后，按蚊涎腺子孢子感染率一直到第 21 天才显著下降，第 28 天完全失去感染性，这说明双氢青蒿素对于配子体感染性更加敏感。笔者实验室对中缅边境地区 2013 年的恶性疟原虫样本进行的体外药物敏感性测定研究结果显示，双氢青蒿素在此地区仍然保持较高的敏感性。

对于间日疟原虫的无性体和配子体，双氢青蒿素同样具有明显的抑制作用。陈沛泉等以间日疟患者为研究对象，患者在临床发作间歇口服双氢青蒿素 120 mg，第 1 天至第 6 天每天口服 60 mg，总剂量为 480 mg，出院时用伯氨喹 1 个疗程进行根治。疟原虫无性体和配子体密度观察数据显示，给药 8 小时后，无性体和配子体均显著性迅速降低，原虫转阴时间约为 30 小时，说明双氢青蒿素对间日疟原虫无性体和配子体同样具有速杀作用。按蚊感染实验结果显示，给药前的感染率为 78.2%，给药 8 小时后的感染率为 0，说明患者血液中配子体在双氢青蒿素压力之下已经失去对按蚊的感染性。

屠呦呦研究团队在研究青蒿素抗药性的同时，还发现双氢青蒿素对于红斑狼疮具有独特的疗效。目前，已有志愿者参与临床试验，没有出现预期以外的不良事件，实验结果初步表明双氢青蒿素治疗红斑狼疮具备有效性趋势。之后，还需要更大样本量的临床试验，充分证明双氢青蒿素治疗红斑狼疮的有效性，研究者预计治疗片剂上市可能需要约 8 年时间。

二、青 蒿 琥 酯

1977 年，广西青蒿素衍生物研究协作组成立，广西拥有丰富的黄花蒿资源，且青蒿素含量较高，协作组的成立具有重要的意义。1977 年 6 月，疟疾防治研究合成药专业会议在上海召开，广西桂林制药厂刘旭等出席该会议，听取了中国科学院上海药物研究所关于青蒿素素衍生物合成的进展报道。在这次会议内容的影响下，刘旭等也开始进行青蒿素衍生物的合成探索研究，他们用硼氢化钾代替硼氢化钠进行青蒿素的还原反应，成功合成了双氢青蒿素的琥珀酸半酯，即青蒿琥酯（artesunate）。青蒿琥酯对鼠疟的抗疟效价显著高于青蒿素。

1978 年 7 月，青蒿琥酯被制成片剂，其钠盐被制成注射用的粉针剂，并进行了实验室药理、毒性实验及临床试验验证。在广西治疗 32 例恶性疟患者，用青蒿琥酯粉针剂肌内注射，3 天疗程总剂量 300 mg，用药后均迅速退热和原虫转阴。在之后的两年里，用青蒿琥酯片剂或者粉针剂在海南岛治疗 284 例疟疾患者，用药方式包括静脉注射、肌内注射和片剂口服等，均获得满意的治疗效果。1980 年 11 月，青蒿琥酯通过技术鉴定，次年，世界卫生组织提出为解决治疗危重患者的急需，可优先开发青蒿琥酯静脉注射制剂。

由于青蒿琥酯钠盐粉针剂的稳定性不佳，上海医药工业研究院以"双针法"解决这一问题，即配备两支针剂，1 支瓶里装青蒿琥酯微晶，另一支瓶里装碳酸氢钠溶液，临用前把碳酸氢钠溶液注入青蒿琥酯微晶瓶子中，待微晶溶解后注射。1985～1986 年，按照《新药审评办法》和世界卫生组织的要求，对青蒿琥酯静脉注射剂重新进行临床试验验证，在海南岛和云南西双版纳两个地区共治疗 346 例疟疾患者，其中普通恶性疟患者 258 例，成人 3 天疗程总剂量 240 mg、11～15 岁患者 3 天疗程总剂量 180 mg、7～10 岁患者 3 天疗程总剂量 120 mg、7 岁以下儿童按体重计算总剂量 6 mg/kg。其中 44 例恶性疟患者用药后退热时间为是 14.6～27.0 小时，原虫转阴时间是 32.3～53.8 小时。28 天追踪观察 89 例患者，其中 44 例复燃，复燃率 49.4%。临床试验结果表明，青蒿琥酯静脉注射剂具有速杀疟原虫和控制临床症状的良好效果，可用于危重疟疾患者，为了防治复燃，应同时服用哌喹等长效抗疟疾药物，最终达到治愈的目标。1987 年 4 月，青蒿琥酯及其注射剂获新药证书，1988 年再获青蒿琥酯片剂新药证书。青蒿琥酯片于 1995 年载入《中华人民共和国药典》第二部。经临床试验验证，青蒿琥酯片 7 天疗程总剂量 800 mg 是一个高治愈率的用药方案，在 1996 年世界卫生组织 / TDR 马尼拉会议上确定了此方案为标准疗程。

青蒿琥酯的代谢产物是双氢青蒿素，其抗疟疾机制也是通过活性氧损伤疟原虫膜系统，最终导致疟原虫代谢功能紊乱直至死亡。笔者实验室对中缅边境地区 2013 年恶性疟原虫样本进行了体外药物敏感性测定，结果显示青蒿琥酯在此地区仍具有较高的敏感性。

2016 年，王晓芳等对青蒿琥酯片剂 50 mg 和 100 mg 进行了健康人体中的生物等效性研究。36 例健康的中国男性志愿者参与该项研究，其中 31 例为汉族、4 例为蒙古族、1 例为回族，年龄 20 ～ 29 岁，该项研究经军事医学科学院附属解放军第 307 医院伦理委员会批准，受试者均签署知情同意书。整个实验周期在 Ⅰ 期临床试验病房和医护人员监护下进行。该项目采用了多重设计方案，36 例受试者随机分配为实验组和参照组两个组别。全部受试者统一住院管理，保证包括饮食、给药、采血等项目的统一性，实验组每人单次口服 100 mg 青蒿琥酯片剂 2 片，参照组每人单次口服 50 mg 青蒿琥酯片剂 4 片。所有受试者在实验过程中均没有出现严重的不良反应，实验结束后出现个别生化指标和尿常规指标轻度异常，可自行恢复。生物等效评价分析显示，100 mg 青蒿琥酯片剂和 50 mg 青蒿琥酯片剂的药动学参数具有相似性，说明青蒿琥酯的两种片剂剂型具有生物等效性。

除了抗疟疾功能，青蒿琥酯还具有抗肿瘤活性。和传统抗肿瘤药物不同的是，青蒿琥酯具有靶向特异性，不会与已知的传统抗肿瘤药物产生交叉耐药性。结肠癌动物模型研究发现，单独使用青蒿琥酯也具有抗肿瘤作用，而且可以缩小原发性肿瘤的体积、减少转移的风险。有研究报道青蒿琥酯还可以有效抑制巨细胞病毒的复制。鉴于青蒿琥酯的多种生物学活性，继续开展药物开发和临床试验研究非常有必要。

三、蒿 甲 醚

蒿甲醚（artemether）是青蒿素半合成的青蒿素衍生物，甲基二氢青蒿素，其抗疟疾疗效高于青蒿素。1976 年开始，中国科学院上海药物研究所李英等用双氢青蒿素合成了醚类、羧酸酯类和碳酸酯类衍生物，把它们溶于植物油中。顾浩明等经伯氏疟原虫鼠疟动物模型肌内注射测试，发现了多个衍生物抗疟疾效价均高于青蒿素，其中蒿甲醚的活性强、化学性质稳定、油溶性大，因此确定蒿甲醚为继续研究的对象。

在完成药理学、毒性、制剂等实验研究之后，1978 年 7 ～ 9 月，在海南初次进行蒿甲醚的临床试验研究，取得了满意疗效。为了进一步扩大临床试验研究，云南昆明制药厂完成蒿甲醚及其油针剂的试产工作任务，为蒿甲醚大规模临床试验提供用药。

1978 ～ 1980 年，在云南、海南、广西、湖北、河南等多个地区开展蒿甲醚油针剂扩大临床试验，3 ～ 4 天疗程总剂量 600 ～ 640 mg，共收治 1088 例疟疾患者，其中恶性疟患者 829 例、间日疟患者 259 例，近期治愈率达到 100%。追踪 354 例患者，月复燃率 7.8%。

1981 年 1 月，蒿甲醚通过技术鉴定，1987 年中国科学院上海药物研究所和昆明制药厂获得蒿甲醚原料及其注射剂新药证书。此后，昆明制药厂又开发出蒿甲醚胶囊和片剂两种剂型，并于1992年获得蒿甲醚胶囊新药证书；1996年因蒿甲醚增加预防血吸虫病适应证获得新药证书；1997年获得片剂新药证书。进入21世纪，昆明制药厂先后获得了多个国际药品管理机构和世界卫生组织的GMP证书。昆明制药厂的蒿甲醚产品自20世纪90年代进入国际市场，已成为联合国儿童基金会等国际组织的供应商，如今已经被列入世界上多个国家抗疟疾用药政策或者国家医保目录，并在缅甸、巴基斯坦等国家和地区注册或销售。笔者实验室对中缅边境地区2013年的恶性疟原虫样本进行的体外药物敏感性测定研究结果显示，蒿甲醚在此地区仍具有较高的敏感性。

蒿甲醚不溶于水，因此用植物油制成油剂，用于肌内注射。蒿甲醚对光、湿热敏感，因此注射剂的储存条件不适宜或者长期储存，含量会缓慢下降。蒿甲醚剂型包括针剂、片剂和胶囊。一支针剂含蒿甲醚80 mg，每片含蒿甲醚50 mg，一粒胶囊含蒿甲醚40 mg。临床治疗方案是：针剂用于治疗氯喹抗性恶性疟总剂量640 mg，7天为1个疗程，每次肌内注射80 mg，第1天注射2次，以后每天注射1次；片剂，7天疗程总剂量800 mg，每次100 mg，每天1次，首次剂量加倍。蒿甲醚用于治疗恶性疟和抗氯喹恶性疟疗效显著，退热及原虫转阴迅速，复燃率低。蒿甲醚临床不良反应轻微，会出现恶心呕吐、咳嗽、腹痛等。

除了抗疟疾作用，和其他青蒿素衍生物类似，蒿甲醚还具有多种生物活性，如防治血吸虫、抗肿瘤等。

四、蒿 乙 醚

蒿乙醚（arteether）也是青蒿素的衍生物。蒿乙醚注射剂是由世界卫生组织、美国和荷兰合作研制，但并非首创。实际上，我国科研工作者早在20世纪80年代就报道了蒿乙醚的化学合成、抗疟作用等研究。由于蒿乙醚的抗疟作用低于蒿甲醚，生产成本高，所以我国研究人员优先选择了蒿甲醚作为研究对象。

蒿乙醚对疟原虫红内期有杀灭作用，并且对红内期配子体也有效，能够迅速控制临床发作和症状。鼠疟和猴疟模型实验显示蒿乙醚对于氯喹耐药性虫株仍然有效，没有交叉耐药性。

蒿乙醚药动学研究显示，动物模型肌内注射后迅速代谢，代谢产物主要包括双氢青蒿素和脱氧双氢青蒿素。人体肌内注射后，血浆清除半衰期约23小时，是青蒿素类药物中半衰期最长的。这个特点有利于药效发挥和降低复燃率，但是也容易引起某些毒性反应。

由于蒿乙醚不溶于水，因此不能制备成水溶液针剂，而是制备成乙醇或者油针剂。

五、青蒿素衍生物研究

青蒿素及其简单衍生物（双氢青蒿素、青蒿琥酯、蒿甲醚等）长期以来作为重要的抗疟疾药物，目前已经成为世界卫生组织推荐的一线抗疟治疗药物，还应用于治疗癌症。但是青蒿素类药物出现耐药性已是不争的事实，这类化合物耐药性的出现以及尚不完全清晰的耐药性机制，促使人们不断寻找及研发新的基于青蒿素的抗疟疾药物。最近，这一情况变得更加严重，在一些亚洲国家，即使基于青蒿素的联合疗法也未能治愈猖獗的疟疾。

利用杂交或者二聚化技术合成新型的青蒿素衍生物以及把青蒿素和其他 1，2，4 - 三噁结构烷衍生物偶联，可能是规避多药耐药性及寻找新型抗疟药的有效途径。目前已有大量 1，2，4 - 三噁结构烷衍生二聚体被合成，甚至还有多聚体被合成，并且比相应单体的活性更高。最简单的获得二聚体的方法是偶联两个青蒿素类分子，不同的连接分子具有与青蒿素衍生物活性相反的官能团。依据不同类型的连接子，可以合成对称二聚体或者非对称二聚体，如图 8-2 所示，通过对称连接子合成的二聚体。图中 1 和 3 是烯烃二聚体，2 是双哌啶连接的二聚体，4 是碳酸盐连接的二聚体。除此以外，还有其他对称连接子偶联的二聚体，如非缩醛二聚体、磷酸二聚体、尿素连接的二聚体、青蒿酸同源二聚体、双氢青蒿素二聚体、酰胺连接的二聚体等。通常来说，以这种方式获得的对称二聚体衍生物对于氯喹敏感和不敏感恶性疟虫株都具有更高的抗疟疾活性。氯喹曾经作为广泛使用的抗疟疾药物，但是由于其抗药性的出现和不断传播，目前在世界上很多地区氯喹已经不再有效，因此这些二聚体的合成很重要。所有合成的二聚体化合物，体外药物敏感测定结果显示，其对疟原虫的抑制活性和氯喹或者青蒿素单体及其衍生物的抑制活性相当，甚至具有更好的抑制活性。尤其是磷酸连接合成的二聚体衍生物，对于氯喹抗性恶性疟虫株显示出极高的抑制活性，对氯喹敏感恶性疟虫株抑制活性是氯喹的 4700 倍，比原药青蒿素的药效高出 300 倍。和磷酸二聚体相比，其他连接子形成的对称性二聚体的抗疟疾活性显著降低。其中，尿素连接二聚体的活性是最低的。因此，磷酸二聚体衍生物是目前合成的二聚体中最活跃的二聚体之一，在将来青蒿素二聚体合成研究中，磷酸酯键应该作为值得进一步深入研究的选择。

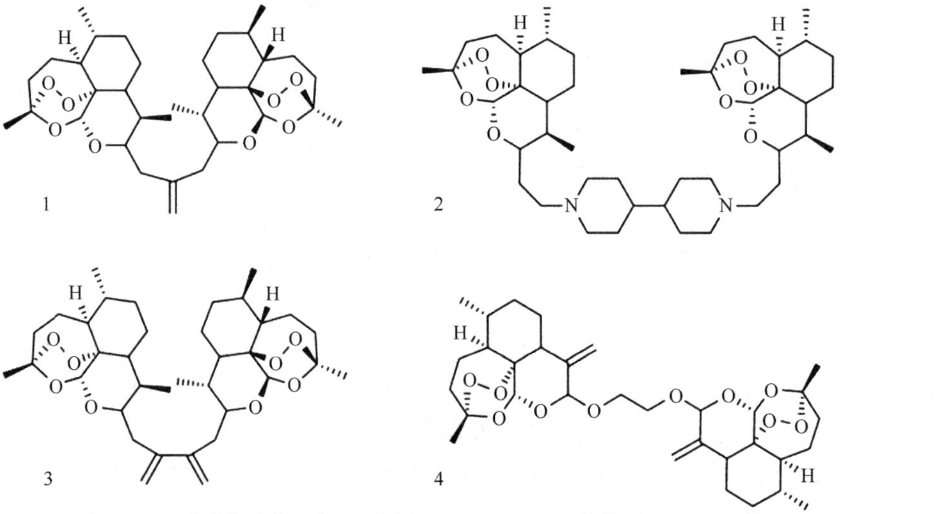

图 8-2　通过对称连接子偶联形成的 1，2，4- 三噁结构烷衍生二聚体

用同样的方法，选用不对称连接子也可以合成不对称青蒿素二聚体衍生物——双氢青蒿素乙缩醛二聚体 5 ～ 10，以及青蒿酸二聚体 11（图 8-3）。白桦脂醇充当了连接子，它是一种天然产物，对人肺癌细胞具有抗癌活性。不选用连接子也可以合成二聚体，让两种青蒿素类分子直接反应，最终二聚体衍生物中的连接体实际是由从原药青蒿素类分子的官能团衍生而来的。这些连接子可以是对称性的，也可以是非对称性的，其类型取决于反应类型及原药官能团类型。聚合的两个青蒿素类分子可以是相同的，也可以是不

同的。

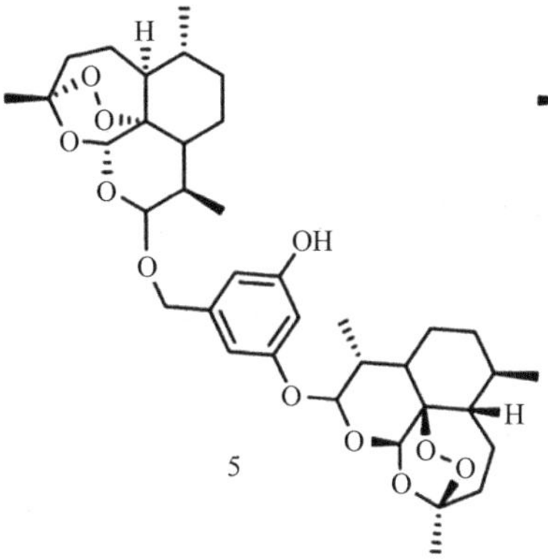

图 8-3　通过不对称连接子偶联形成的二聚体

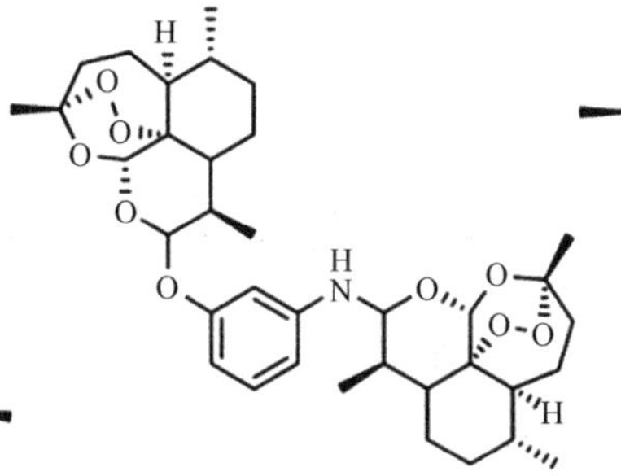

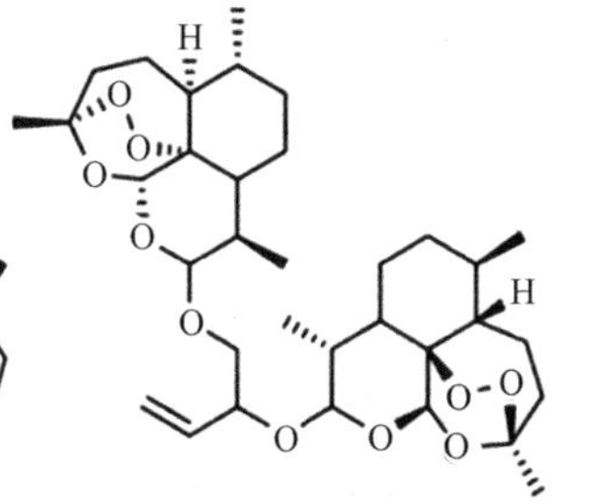

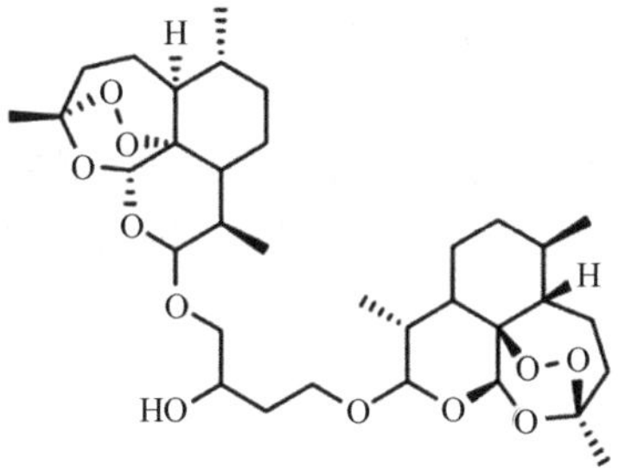

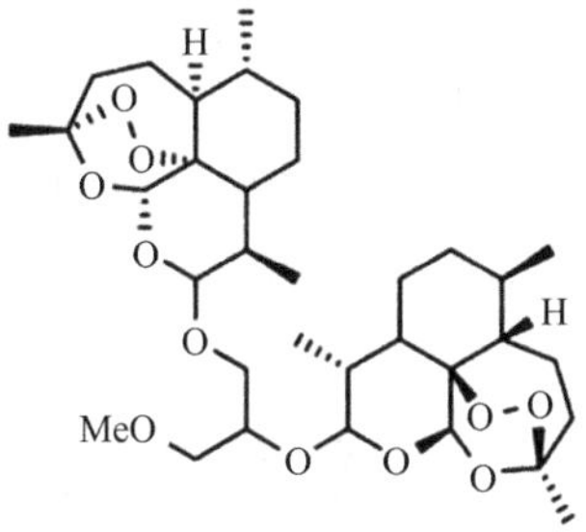

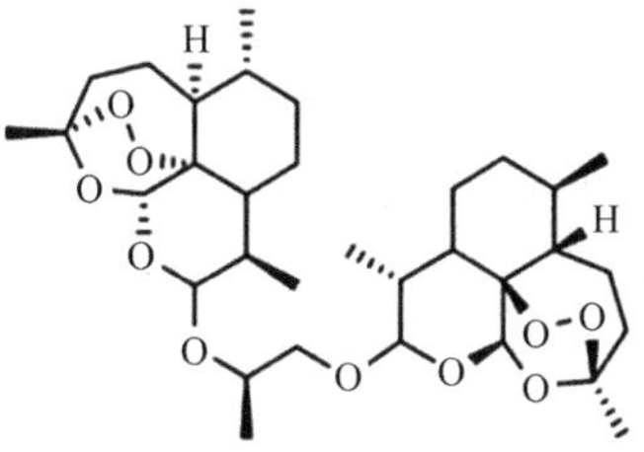

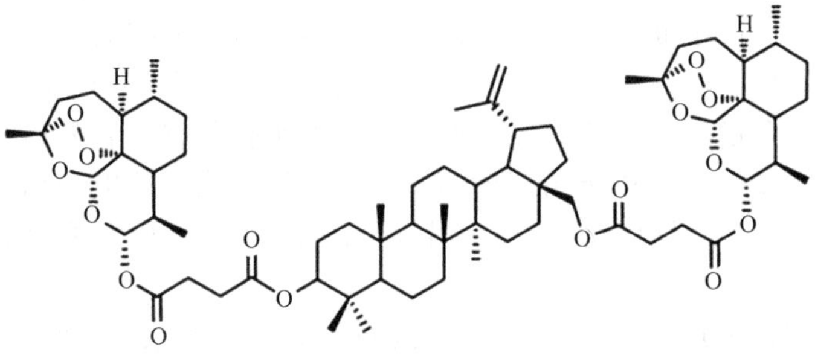

2015 年，Tony 等以青蒿琥酯和双氢青蒿素为原料分子合成 4 个新的青蒿素衍生物（2个二聚体和 2 个三聚体），并且就这些衍生物对疟疾、白血病和人巨细胞病毒的抑制活性进行了筛选。其中，三聚体表现出最高的生物活性，就抗白血病而言，三聚体超过原药青蒿琥酯的 35 倍；就抗巨细胞病毒而言，三聚体超过单体原药 95 倍。为了探索原药物和三聚体之间存在如此巨大的活性差异机制，以及获得更多关于青蒿素单体、二聚体和三聚体之间生物活性差异的信息，他们继续合成了 12 种新的青蒿素衍生物，包含单体结构、二聚体、三聚体及树枝状大分子，并进行体外抗疟疾活性测定和抗巨细胞病毒生物活性研究。结果发现，在 12 种新的青蒿素衍生物中，一个三聚体衍生物在抗巨细胞病毒方面具有最高的活性，比之前合成的三聚体及两种参考药物（更昔洛韦和青蒿琥酯）的活性要高。还发现其中的一个二聚体在抗疟疾方面表现出最高的功效，远高于双氢青蒿素、青蒿琥酯和氯喹的活性。更加值得关注的是，两种新衍生

物都没有显示出明显的细胞毒性作用，这提示其可以作为抗微生物治疗的候选药物。这些研究结果强烈表明，青蒿素类衍生物在抗疟疾和巨细胞病毒，甚至更多的人类病原体方面具有巨大的开发潜力。

第五节　青蒿素复方药物

青蒿素单药治疗虽然起效快，但是由于疗程短导致复燃，长疗程虽然治愈率高但是很难在疟疾流行区推广使用。鉴于此，1982 年，中国军事医学科学院微生物流行病研究所周义清教授等认为，若能选择一类代谢较慢的长效抗疟药物与青蒿素类药物联合使用，有可能实现互补增效的目标，或许可以彻底杀灭疟原虫并减缓其抗药性的产生。由此提出了合并用药的设想，开辟了一个复方药物的新思路。

以国产的青蒿素类药物和本芴醇、磷酸萘酚喹及哌喹为原料，我国研究人员经过大量的动物实验和临床试验研究，20 世纪 80 年代开始陆续研制成功多个青蒿素类复方药物并推向其他国家使用。其中，有些复方药物已经成为当今全世界疟疾流行区治疗恶性疟的主要药物，世界卫生组织把青蒿素类药物推荐为抗疟的一线药物。本节介绍青蒿素复方药物。

一、复方蒿甲醚

军事医学科学院发明的本芴醇为高亲脂性药物，作用长效持久、起效慢，因此特别适合作为短效药物的搭档用药。出于这种考虑，军事医学科学院研究人员将青蒿素及其衍生物与本芴醇进行组合。经过不断实验和探索，发现青蒿素与本芴醇的配比用量差异太大，改用蒿甲醚和本芴醇进行组合。1987 年，课题组完成了组合药物在动物模型鼠疟和猴疟中的药效研究、含量测定方法研究、毒性和药理实验研究。后来和昆明制药厂合作，共完成了临床试验研究和申请新药证书等工作。最终确定蒿甲醚和本芴醇以 1 ∶ 6 的比例是最合适的，研制出复方蒿甲醚片（coartem），每片含蒿甲醚 20 mg、本芴醇 120 mg。

1989 ～ 1991 年，在海南和云南两地开展了 coartem 首次的临床试验研究，这两个地区都出现了疟原虫氯喹耐药性虫株。1988 年，coartem 在非洲索马里南部疟疾流行区使用，治疗了 24 例恶性疟患者，平均退热时间 25.7 小时，原虫平均消失时间 29.9 小时。1992 年完成了 coartem 的全部研究工作，并获得了我国新药证书、获准生产和国际专利，由昆明制药厂成产。1994 年，中国国际信托投资公司与瑞士汽巴 - 嘉基公司（诺华公司前身）正式签署专利许可协议，至 2007 年在亚、非、拉美等 20 多个国际中心开展临床试验，受试患者 3599 人，均获得满意结果，已在全球包括美国在内的 86 个国家或地区注册。2010 年 coartem 获得美国盖伦奖最佳药物奖。

二、青蒿素类哌喹复方

自 20 世纪 80 年代以来，以李国桥教授为首的广州中医药大学热带医学研究所在全球进行青蒿素及衍生物的推广工作，该工作于 1999 年获得国家科学技术进步奖三等奖。该研究组在临床使用和推广过程中发现，青蒿素类药物难以广泛使用的主要受限因素包括两个方面，第一，较长的疗程导致患者的依从性差，患者在服用青蒿素类药物后，临床症状迅速消失而不再坚持按疗程用药，因此不足 7 天总剂量的治疗并不彻底，复燃率较高，不利于控制疟疾的流行；第二，较长的疗程导致治疗成本增高，增加了患者及全球疟疾流行区国家的经济负担。于是，课题组致力于研制青蒿素复方药物，期望降低用药成本，于 20 世纪 90 年代成功研制了双氢青蒿素哌喹复方，之后又进行了优化改进。

疟疾片 CV8：双氢青蒿素含有青蒿素的过氧基团，可以作为继续研制蒿甲醚、青蒿琥酯的原料，也是后者在体内的代谢产物，成本较低，并且抗疟疾的效果优于青蒿素。双氢青蒿素的缺点在于半衰期短、疗程较长，因此可以配伍长半衰期的药物。磷酸哌喹属于 4- 氨基喹啉类药物，具有长效抑制性预防作用，与氯喹抗疟疾机制类似，但是耐药指数和毒性都低于氯喹，其不足之处在于单独用药容易产生抗性。1991 ～ 1992 年，越南疟疾暴发，疟原虫出现多重抗药性，当时还没有理想的一线抗疟治疗药物。广州中医药大学李国桥教授抗疟研究组在临床实践中发现，双氢青蒿素与磷酸哌喹、伯氨喹和甲氧苄啶联合应用，具有更好的治疗效果。他们在越南研制出青蒿素哌喹伯喹复方，命名为"疟疾片 CV8"，C 表示 China，V 表示 Vietnam，该复方包含双氢青蒿素、磷酸哌喹、磷酸伯氨喹、甲氧苄啶。CV8 在我国和越南进行了动物毒性研究，证明其毒性低于氯喹，1997 年 6 月获得越南卫生部批准生产，在越南作为恶性疟流行区的一线用药。CV8 具有高效快速、低毒、疗程短和杀灭配子体等多个优点，成本也比较低，适合推广应用。

Artecom：由于伯氨喹会导致 G6PD 缺乏症患者溶血性贫血，在东南亚疟疾流行区有一定比例的 G6PD 缺乏症患者，因此，考虑此类疟疾患者的用药需求，李国桥教授研究组对 CV8 进行了改进。在 CV8 的基础上，去掉伯氨喹研制成新的双氢青蒿素复方（Artecom）。2001 年获得中国国家药监局新药证书并批准生产。在中国海南、柬埔寨、泰国和越南疟疾流行区临床试验结果表明，该复方保持了 CV8 的各项优点，疗程由 3 天减少为 2 天，而且进一步降低了成本，更加有利于在更多的国家推广使用。

Artekin：2001 ～ 2003 年，李国桥教授研究组又对 Artecom 进行优化配比，将甲氧苄啶去掉，更加低毒安全，双氢青蒿素和磷酸哌喹以 1 ∶ 8 配比组成新的双氢青蒿素磷酸哌喹复方（Artekin），2003 年获得我国新药证书。Artekin 复方的临床用药方案是，2 天 4 次口服总剂量 2880 mg，其中含有双氢青蒿素 320 mg 和磷酸哌喹 2560 mg。

Artequick：为了实现青蒿素复方药物高治愈率、服药次数少、低胃肠道不良反应等特点，李国桥教授研究组将原本复方药物磷酸哌喹的磷酸根去掉，用青蒿素代替双氢青蒿素，以青蒿素和哌喹 1 ∶ 6 配比组成青蒿素哌喹片（Artequick）。每片药剂包含青蒿素 62.5 mg 和哌喹 375 mg。青蒿素哌喹片临床用药方案是，2 天 2 次总剂量为 1750 mg，将用药方案简化至 24 小时 2 次服药，也明显减少了胃肠道不良反应。临床试验在越南、柬埔寨、印度尼西亚 3 个国家相继开展。在印度尼西亚，采用 Artequick 和对照组药物（青蒿琥酯＋阿莫地喹）进行恶性疟及间日疟的治疗对比研究，结果表明两组在恶性疟治愈率方面没有统计学差异，前者不良反应少；Artequick 治疗组在治疗间日疟后 28 天复发率为 0，而对照组药物的复发率是 3.5%，且前者不良反应更少。在柬埔寨和越南的临床试验也证实，Artequick 用于治疗恶性疟和间日疟均可迅速临床治愈，28 天复燃率低于 5%，与同步对照组药物的临床试验结果没有显著性差异，并且安全性明显优于同步对照组药物。总体临床试验表明，Artequick 对于抗药性恶性疟原虫敏感，且具有高效、速效和低毒的特点，而且服用更加简便，是用于治疗疟疾的优选药物。

三、复方磷酸萘酚喹

复方磷酸萘酚喹（ARCO）由军事医学科学院微生物流行病研究所抗疟疾药课题组研制。1981 年，李福林等研究人员在寻找抗疟疾新药时，发现萘酚喹二盐酸盐的抗疟效果极佳，对鼠疟敏感株和抗氯喹株均具有抑制性。之后，又合成了收率高、生物利用度好的磷酸萘酚喹，随之对其进行了制剂、药效、毒性和临床等方面的研究。经研究发现，磷酸萘酚喹对于鼠疟、猴疟的抑制性治疗优于奎宁、甲氟喹、本芴醇等 8 种药物，治愈实验和杀虫速度研究结果显示优于磷酸氯喹，预防实验结果显示优于磷酸哌喹。体外培养人恶性疟原虫抑制实验也证实磷酸萘酚喹的药效优于氯喹。药物动力学研究显示磷酸萘酚喹在小鼠消化道内吸收快，但是消除慢。最后对磷酸萘酚喹进行了临床试验验证，证实该药物对抗氯喹和抗哌喹的恶性疟有良好的治愈效果，该药同时作用于疟原虫摄食系统和膜系统。总体上，磷酸萘酚喹的抗恶性疟的作用特点是，杀虫彻底，治愈率明显高于青蒿素类药物，但是杀虫速度不及后者，毒性小于氯喹；对于间日疟的远期疗效明显优于氯喹；还证明磷酸萘酚喹具有长效预防作用。上述作用特点可与青蒿素类药物形成互补作用，以鼠疟和猴疟为动物模型，通过正交设计等研究，发现磷酸萘酚喹和青蒿素以 1 ∶ 2.5 组成复方最适宜，由此研制出 ARCO。

ARCO 每片 175 mg，含有磷酸萘酚喹 50 mg，青蒿素 125 mg。该复方药物的两种单药成分优势互补，不但降低了单药的用药剂量，而且具有增效和一次顿服奏效的显著优势，在降低药物毒性的同时，还延缓了抗药性的产生。ARCO 在实现了高效、速效、治愈率高等优点的同时，还将用药疗程方案减至服用一次，因此是一种疗效好、依从性好、易接受的新型复方抗疟药物。后期经过临床耐受性、安全性、药物动力学和剂量探索等研究，选择 ARCO 总剂量 1400 mg 作为成人临床使用剂量。

四、其他复方药物

在世界卫生组织基本药物清单（WHO model list of essential medicines，WHO MLEM）中，2018 年的疟疾治疗药物有 14 种，预防药物有 4 种。治疗方案有单方和复方，最有效的是青蒿素复方。其中，疟疾风险药物机构（Medicines for Malaria Venture，MMV）列入了至少 9 种不同配方或者批准药物的组合（图 8-4）。在 9 种化合物或者组合药物中，有 6 种是青蒿素类，除了前面所述的复方蒿甲醚、青蒿素类哌喹复方，还包括青蒿琥酯 - 咯萘啶、青蒿琥酯 - 阿莫地喹、青蒿琥酯、青蒿琥酯 - 甲氟喹，所有这些化合物或者组合药物在 MLEM 内。

蒿甲醚-本芴醇　青蒿琥酯　青蒿琥酯-甲氟喹　他非诺喹　双氢青蒿素-哌喹

咯萘啶-青蒿琥酯　青蒿琥酯-阿莫地喹　阿托伐醌/氯胍　乙胺嘧啶/磺胺多辛-阿莫地喹

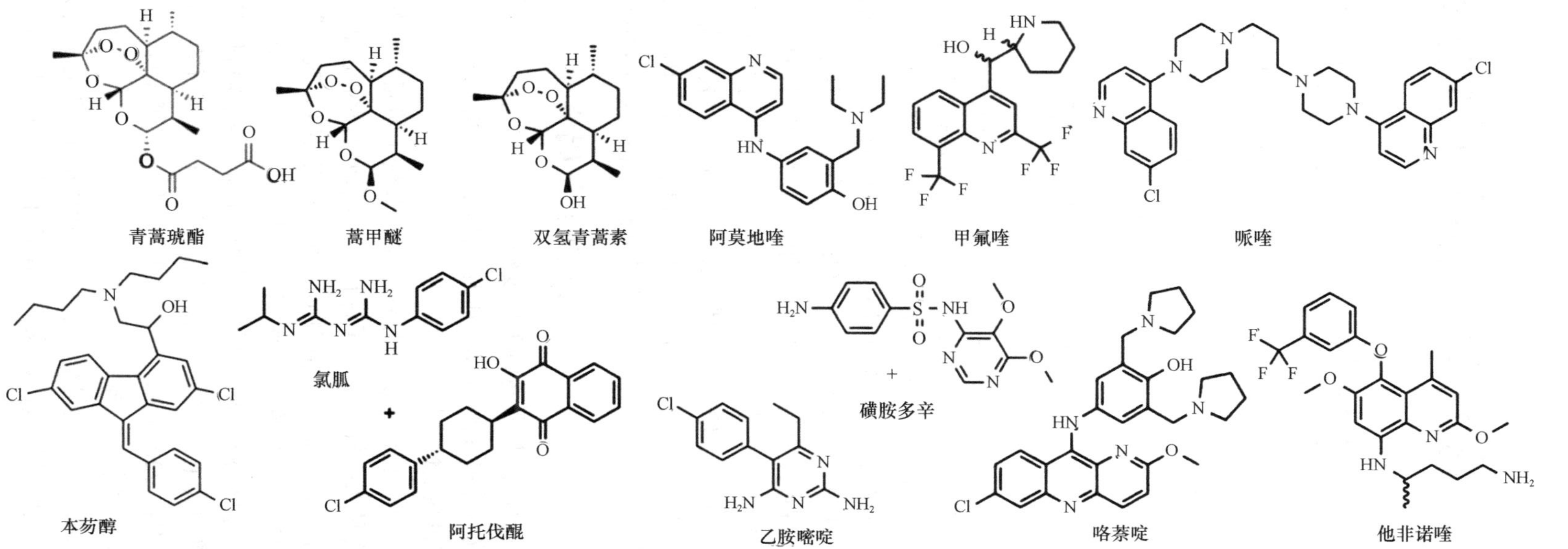

图 8-4　MMV 列入的 9 种不同配方或者批准药物的组合

第九章 药物抗性遗传

21 世纪全球开始采用青蒿素复方 ACTs，开启了有效治疗抗性恶性疟的新时代，然而在一些东南亚国家已出现了对青蒿素类及其伴侣药物不敏感疟原虫，导致治疗失败率上升。疟疾的预防、控制和治疗依赖于一线 ACTs 能持续保持疗效，但耐药株的出现和扩散已构成持续的威胁。疟疾流行区模型预测 ACTs 抗性将导致每年增加 10 万人死亡。本章综述抗疟药耐药性的遗传基础，笔者实验室抗药性研究进展，讨论疟原虫适应性和传播性的改变如何影响耐药性扩散，并介绍新型化合物的体外抗性谱和克服多药抗性的方法。

第一节 氯喹抗性

从 17 世纪以来，奎宁一直是主要的抗疟药，直到 20 世纪出现广泛的耐药性。随后开始研发其他喹啉类抗疟药，如氯喹、哌喹、咯萘啶、阿莫地喹、萘酚喹、甲氟喹等，但也相继出现抗性，甚至有些药物从开始使用到抗药性出现不足 1 年时间。

在对 4 - 氨基喹啉改造获得的多种衍生物中，氯喹表现出最强的抗疟活性，其疗效优于奎宁。因此，在很长一段时间里，氯喹一直作为一线抗疟药物，加之其价格低廉、强效和副作用小等特点而得到广泛推广应用。然而，长时间单一用药使得疟原虫的遗传背景发生变化。1957 年，在泰国和柬埔寨边境出现了氯喹抗性虫株，更为严重的是，此处的氯喹抗性虫株迅速向其他地区传播，20 世纪 90 年代氯喹抗性虫株已经遍布整个非洲。恶性疟原虫氯喹抗性虫株及其抗性产生机制也成为研究热点。研究者从分子水平发现了与氯喹抗性相关的基因及突变位点。本节介绍氯喹抗药性遗传基础。

一、pfCRT 基因突变

氯喹抗性转运蛋白基因 pfCRT 长度约 3.1 kb，位于 7 号染色体，有 13 个外显子。研究者发现氯喹抗药性虫株的 pfCRT 基因突变数目可达到 20 个，其中 72 ～ 76 位密码子和 220 位密码子与氯喹抗性密切相关。

pfCRT 基因 76 位密码子突变导致氨基酸改变（赖氨酸被苏氨酸代替），在世界范围多个地区被证实是氯喹抗性的分子标记，阿莫地喹抗性也和该突变位点相关。在氯喹抗性虫株中，存在三种主要的单倍型（野生型 CVMNK，抗性型 CVIET 和 SVMNT），均由 pfCRT 基因 72 ～ 76 位密码子编码。东南亚地区以 CVIET 为主，非洲地区也以抗性型 CVIET 为主，但是 SVMNT 单倍型较少，可能与氯喹抗性起源及传播有关。南美洲则以 SVMNT 单倍型为主，不同于东南亚和非洲。印度流行的主要是 SVMNT，也同时存在 CVIET。pfCRT 基因 220 位密码子突变也广泛存在于氯喹抗性虫株。另外，氯喹抗性也会受到宿主免疫作用因素的影响。

通常认为基因错义突变可能会引起编码蛋白功能的异常。pfCRT 基因编码转运蛋白，该蛋白属于药物代谢转运蛋白超家族，定位于食物泡膜上，包含 10 个跨膜区域。该蛋白在氯喹转运或者调节其他转运体方面起着关键作用。研究发现氯喹抗性虫株食物泡内的氯喹浓度低于敏感性虫株。Cecilia 等提出三种机制来解释氯喹抗性：通道模式，转运体模式和共转运体假说模式。

通道模式：氯喹抗性虫株 *pfCRT* 基因 76 位氨基酸突变后，可能会形成质子化通道，氯喹顺电化学梯度从质子化通道流出，因此疟原虫食物泡内氯喹浓度降低。而敏感虫株 76 位氨基酸是野生型，不会产生氯喹能够外流的质子化通道，因此食物泡内的氯喹浓度较高。

转运体模式：*pfCRT* 基因突变虫株可能存在能够转运氯喹外流的载体蛋白，将内部的氯喹不断地向外运输，因此食物泡内的氯喹浓度变低，这种转运过程需要消耗能量。

共转运体假说模式：在疟原虫食物泡膜上存在共转运载体蛋白，以氯喹和质子为结合底物，结合位点位于食物泡内表面或者外表面，无底物结合时处于空载状态。氯喹敏感虫株空载状态下载体构象不发生变化，阻止氯喹外流。但是 *pfCRT* 基因突变导致空载载体构象变化，引起氯喹外流，因此食物泡内氯喹浓度低。研究者推测食物泡内高浓度的质子形成膜内外巨大的浓度差，从而驱动氯喹外流。

二、*pfMdr1* 基因突变

pfMdr1 基因位于 5 号染色体，编码的产物 p- 糖蛋白（*p*-glycoprotein）是一种转运 ATP 酶，位于疟原虫食物泡膜上。研究表明 *pfMdr1* 基因突变与多种抗疟药物抗性相关。目前，*pfMdr1* 基因突变参与疟原虫氯喹抗性产生的机制尚不清晰。依据 p- 糖蛋白的作用机制，研究者推测 *pfMdr1* 基因 1034 和 1042 位密码子突变，相应的氨基酸改变引起该基因编码蛋白跨膜区亲水侧功能改变，由此间接影响食物泡内的药物浓度。*pfMdr1* 基因 86 位密码子突变与多种抗疟药抗性相关。*pfMdr1* 基因三联突变与疟原虫对奎宁、甲氟喹、青蒿素敏感性下降均显著相关。该基因拷贝数的改变也和疟原虫氯喹抗性相关。

研究发现 *pfMdr1* 基因型和包括 *pfCRT* 基因在内的多个位点存在连锁不平衡现象，推测可能是氯喹的选择作用引起的。多项研究表明 *pfCRT* 基因与氯喹抗性更为相关，但是当 *pfMdr1* 基因和 *pfCRT* 基因突变并存时，疟原虫则显示出更强的氯喹抗性。由此推测 *pfCRT* 基因突变对氯喹抗性起始动作用，*pfMdr1* 基因则起到进一步加强作用。处于泰国和缅甸边境的疟疾流行区以甲氟喹代替氯喹为主要抗疟疾药物，该地区疟原虫对氯喹和甲氟喹都产生了抗性，但是 *pfMdr1* 基因突变并未显示出与氯喹抗性的显著相关性，这就更进一步说明 *pfMdr1* 基因突变对于氯喹抗性的产生可能只起到调节作用，而不是直接导致抗性产生的因素。*pfMdr1* 基因过度表达或者序列突变是疟原虫对甲氟喹产生抗药性的主要原因，还可能降低对另一种氨基醇类药物本芴醇的敏感性。在亚洲，青蒿琥酯 - 甲氟喹已被双氢青蒿素 - 磷酸哌喹取代。磷酸哌喹包含 2 个 4- 氨基喹啉基团，药物体积变大，活性更佳，2008 年以来，双氢青蒿素和磷酸哌喹作为柬埔寨官方一线青蒿素复方。

笔者实验室郝明明等对中缅边境恶性疟原虫体外氯喹和哌喹的抗药性进行了测定，研究样本收集于 2007 ~ 2010 年，发现疟原虫对氯喹具有高度抗性；对于哌喹则出现了相当宽度范围的 IC_{50} 值，提示个别疟原虫可能对哌喹具有相对较高的抗性。另外，纵向的分析结果显示，疟原虫对氯喹和哌喹的敏感性逐年持续下降，并且虫株体外对两种药物的敏感性显著相关。*pfCRT* 基因突变和抗药性表型的关联分析发现，所有虫株均携带 K76T 突变，并且大多数虫株具有东南亚高度流行的 CVIET 单倍型；还有 98% 虫株具有

A220S 突变，因此该基因突变状态已经接近固定频率，和两种药物敏感性均强相关。相反，*pfMdr1* 基因突变频率则相对较低，首先没有发现拷贝数的改变，68% 的虫株都是野生单倍型，仅有 1 例虫株发生了 N86Y 突变，没有检测到 S1034C 和 D1246Y 突变，Y184F 和 N1042D 的突变频率分别为 25.4% 和 6.3%，仅 N1042D 突变与氯喹抗性相关。

2010 年之后，笔者实验室白瑶等继续对该地区的恶性疟原虫样本进行体外药物敏感性测定和抗药性基因突变研究，结果发现所有疟原虫研究样本的 *pfCRT* 基因 100% 突变，M74I、N75E、K76T、A220S 位点全部达到固定的突变型基因型，提示此时疟原虫的遗传背景已经处于完全对抗氯喹的状态，体外氯喹药物敏感性测定的 IC_{50} 值也远远高于之前郝明明等测定的水平。*pfMdr1* 基因突变率依然相对较低，没有检测到 S1034C 和 D1246Y 突变，Y184F 和 N1042D 的突变频率分别为 30.8% 和 3.7%，N1042D 突变与另一种喹啉类药物咯萘啶敏感性下降相关。发现另外一个基因 *pfMdr1* 的 T1007M 突变与氯喹和哌喹的 IC_{50} 值增高有关，H785N 突变与哌喹敏感性下降相关，还发现 *K13* 基因的 F446I 突变也和氯喹和哌喹抗药性相关。

第二节　叶酸代谢抑制药物抗性

pfCRT 突变株的扩散导致氯喹失效，于是采用磺胺多辛和乙胺嘧啶（S-P）作为一线治疗药。S-P 抗疟药可以选择性抑制疟原虫叶酸代谢途径。

磺胺多辛与乙胺嘧啶合用可获得协同作用，通过双重阻断疟原虫叶酸合成对氯喹耐药疟原虫有显著杀伤效果。然而随着 S-P 的过度使用和滥用，恶性疟原虫对这种抗疟药的抗性迅速增加。1994 年杨恒林等发现云南省南部地区恶性疟原虫已经对磺胺多辛和乙胺嘧啶产生抗性。1973 年，泰国把 S-P 作为治疗疟疾的一线药物，起初恶性疟治愈率达90%，但是随后该复方的治愈率逐年下降，到 1991 年几乎已经完全失效。目前，S-P 的耐药性已经十分普遍，间日疟原虫也对该药物产生了抗药性。恶性疟原虫和间日疟原虫对于 S-P 抗性主要与 *DHPS* 基因和 *DHFR* 基因突变有关，基因突变导致两个基因编码的蛋白空间构象发生变化，使药物不能竞争结合，难以发挥杀灭疟原虫的作用。

由于这两种药物价格低廉和副作用少等特点，在疟疾防治中依然发挥着重要作用。S-P 目前主要应用于孕妇和婴儿疟疾间断预防，该药物对于大多数非洲国家的孕妇、婴幼儿仍然是疟疾间歇性预防治疗最安全的药物。有研究报道，在 S-P 抗性低于 40% 的地区，该药物的预防效果仍然较好。本节介绍恶性疟原虫和间日疟原虫对叶酸代谢抑制药物抗性的遗传基础。

一、恶性疟原虫

（一）*pfDHFR* 基因突变

恶性疟原虫 *DHFR* 基因位于 4 号染色体，长度约 1.8 kb。多项研究证明该基因碱基突变引起的 C50R、N51I、C59R、S108N、I164L/R 位点氨基酸改变，会导致恶性疟原虫对乙胺嘧啶产生高度抗药性。其中恶性疟原虫 *DHFR* 基因活性区点突变 S108N 和高度抗性产生最相关，C50R、N51I、C59R、S108N、I164L/R 位点则起到增强抗药性的作用。

通常来说，恶性疟原虫对乙胺嘧啶的抗药性随着突变数目的增加而增强。单个位

点突变虫株 C50/N51/C59/108N/I164 已经对乙胺嘧啶产生抗性，携带二重突变位点的虫株
（C50/51I/C59/108N/I164 或 C50/N51/59R/108N/I164）比单个位点突变虫株的抗性更严重，
携带三重突变的虫株（C50/51I/C59/108N/164L 或者 C50/N51/59R/108N/164R）比二重突
变虫株的抗性又增加，四重突变虫株 C50/51I/59R/108N/164R 对于药物的抗性是最高的。
多项研究表明，在相隔甚远的隔离群体中，自然形成的乙胺嘧啶抗性和 S108N 突变相关，
还发现当 N51I 和 C59R 两个突变与 S108N 并存时，疟原虫对乙胺嘧啶的抗性增加。

恶性疟原虫 *DHFR* 基因突变频率具有地区差异，由此构建的单倍型也存在相应的
差异。C50/51I/59R/108N/164L 是泰国最主要的突变单倍型，对 S-P 耐药性也最严重。
C50/51I/59R/108N/I164 是柬埔寨和越南的主要突变单倍型，C50/N51/59R/108N/164L
是 缅 甸 的 主 要 类 型。C50/N51/C59/108N/I164、C50/51I/C59/108N/I164 和 C50/51I/
C59/108N/164L 三种突变单倍型在东南亚国家和地区的频率都是比较低的。流行病学研
究表明非洲在 20 世纪 90 年代以前的主要突变单倍型是 C50/51I/C59/S108/I164、C50/
N51/59R/S108/I164 和 C50/51I/59R/S108/I164，但是 S-P 作为一线抗疟疾药物后主要突
变单倍型迅速转变为 C50/51I/59R/108N/I164，这一突变类型单倍型最早出现在东南亚。
S-P 治疗失败和 C50/51I/59R/108N/I164 突变单倍型密切相关，考虑其发源地，推测非洲
C50/51I/59R/108N/I164 很有可能起源于东南亚并传播至整个非洲。张再兴等在云南西双
版纳检测了恶性疟原虫 *DHFR* 基因 16、51、108、164 位点的突变情况，其中以 N51I 和
S108N 突变为主，突变率高达 90% 以上。

笔者实验室发现，中缅边境恶性疟原虫 *DHFR* 基因 N51I 突变位点和乙胺嘧啶抗药性
的产生密切相关，还发现 *K13* 基因 P574L 突变和乙胺嘧啶抗药性相关。但是却发现 *pfm-rp1* 基因 F1390I 突变位点和乙胺嘧啶敏感性增加有关。

（二）*pfDHPS* 基因突变

恶性疟原虫 *DHPS* 基因位于 8 号染色体，长度约 2.4 kb。*DHPS* 基因突变引起的氨
基酸变异主要包括：S436A/F、A437G、K540E/N、A581G、A613S/T，这些突变位点被
报道与磺胺多辛抗药性有关。其中，A437G 突变位点和该药物抗性密切相关。与 *DHFR*
基因突变引起的药物敏感性下降甚至完全失效一样，疟原虫对磺胺多辛抗药性的耐药性
程度和 *DHPS* 基因突变位点数目呈正相关。当 *DHPS* 基因发生 437G/540E 二重突变时，
临床 S-P 治疗失败率明显相关，而更为严重的 473G/540N/581G、437G/540E/581G 和
436A/437G/540E 三重突变虫株直接导致磺胺多辛最大程度的耐药性。恶性疟原虫 *DHPS*
基因四重突变出现的频率很低，仅在个别东南亚地区有报道。

（三）*pfDHFR* 和 *pfDHPS* 基因的联合作用

磺胺多辛经常和乙胺嘧啶联用，*DHFR* 和 *DHPS* 基因突变对于两种药物抗药性的产生
具有明确的遗传学基础，目前，*DHFR* 基因 N51I、C59R、S108N 和 *DHPS* 基因 A437G、
K540E 的五重突变已经可以作为预测恶性疟原虫对 S-P 抗药性强度的分子标记。以此五
重突变分子标记为检测对象，Huang 等发现中国云南和海南两地的恶性疟原虫已经对 S-P
产生严重抗性。

笔者实验室李超群对 2007 ～ 2009 年中缅边境克钦邦的恶性疟原虫样本进行了体外
抗药性 IC_{50} 测定以及 *DHFR* 和 *DHPS* 基因序列分析研究。基因突变分析结果显示，该

时间当地恶性疟原虫 *DHFR* 基因已经发生高度突变。118 份单株感染的样本中，只有 1 例样本是野生型，C59R 和 S108N 突变频率高达 99.1%，还检测到 N51I 和 I164L 突变（表 9-1）。其中，63 例样本发生四重突变 51I/59R/108N/164L，三重突变包括 33 例样本 51I/59R/108N 和 15 例样本 59R/108N/164L，6 例样本为二重突变 59R/108N。

表 9-1　2007 ～ 2009 年中缅边境恶性疟原虫 *DHFR* 基因突变频率分布

突变位点	突变数 / 总数	突变率（%）
A16V	0/118	0
N51I	78/118	64.7
C59R	117/118	99.1
S108N	117/118	99.1
I164L	96/118	79.0

对于 *DHPS* 基因而言，笔者实验室发现其突变频率也相当高。118 份单株感染的样本中，仅有 1 例样本为野生型，S-P 抗药性分子标记 A437G 和 K540E 均达到 99.1%，还有较高频率的 S436A/F 和 A581G 突变类型（表 9-2）。其中，*DHPS* 基因发生四重突变（436A/437G/540E/581G 和 436A/ 437G/540N/581G）的样本共有 10 例，三重突变类型（436A/ 437G/ 540E、436A/437G/ 540N 、437G/540E/581G）共有 93 例，二重突变（437G/540E、437G/540E 和 437G/540N）共有 14 例。

表 9-2　2007 ～ 2009 年中缅边境恶性疟原虫 *DHPS* 基因突变频率分布

突变位点	突变数 / 总数	突变率（%）
S436A	72/118	61.0
A437G	117/118	99.1
K540E/N	117/118	99.1
A581G	43/118	36.4
A613S/T	0/118	0.0

综合分析两个基因突变类型及频率，73 例样本发生 S-P 抗药性分子标记的五重突变，即 *DHFR* 基因 51I/59R/108N 和 *DHPS* 基因 437G/540E，突变率为 61.86%，由此推测中缅边境地区疟原虫已经对 S-P 产生较高程度的抗性。为了验证这一推测结果，对这批疟原虫样本继续进行体外培养及乙胺嘧啶敏感性测定研究，结果发现仅有 1 例样本对该药物还具有敏感性，乙胺嘧啶已经对 99% 的疟原虫失效。通过突变基因型和抗药性表型的关联分析，发现中缅边境 *DHFR* 基因 S108N 突变是引起疟原虫对乙胺嘧啶抗药性最重要的位点，在此基础上，51I 和 59R 两个突变类型并存将进一步增加抗药性程度。笔者实验室袁丽莉随后对该地区 2010 ～ 2011 年恶性疟原虫样本体外培养以及乙胺嘧啶敏感性测定，得到相同的结果，已经对该药物产生高度抗药性。

二、间日疟原虫

（一）*pvDHFR* 基因突变

间日疟原虫 *DHFR* 基因位于 5 号染色体，长度约 1.88 kb，没有内含子，编码 624 个氨基酸。间日疟原虫 *DHFR* 基因常见突变位点有 F57L、S58R、T61M、S117N/T 和 I173L/F。其中，S58R 和 S117N/T 的突变频率最高，被认为是在药物选择压力下疟原虫做出的遗传背景改变，S117N/T 是乙胺嘧啶抗性产生的关键因素。

以啤酒酵母表达重组间日疟原虫 *DHFR* 基因，结果发现 S117N/T 突变型比野生型的 IC_{50} 增高了 80 倍，并且随着其他突变位点的增多，突变体对乙胺嘧啶的抗性水平也随之升高。另一项以大肠埃希菌为载体表达间日疟原虫 *DHFR* 基因，与野生型相比较，二重突变 58R/117N 和乙胺嘧啶的亲和力显著降低，说明这两个突变位点与该药物抗性产生的遗传基础有关。Auliff 等以恶性疟原虫作为同源载体表达间日疟原虫 *DHFR* 基因，发现四重突变 57L/58R/61M/117T 对乙胺嘧啶具有抗药性，但是三重突变 58R/61M/117T 没有抗药性，结合前面二重突变 58R/117N 与乙胺嘧啶抗性遗传基础相关的研究结果，提示 61M 突变可能引起了补偿效应。

在 S-P 临床治疗中，研究者发现，药物对三重突变类型 57L/58R/117N 的间日疟原虫 48 小时杀灭速度显著低于 58R/117N 二重突变类型虫株；四重突变 57L/58R/61M/117T 间日疟原虫导致 S-P 治疗失效的风险是三重突变以内患者的 23 倍。由此可见，*DHFR* 基因突变数目越多，与之相对应的药物抗性就越强。

（二）*pvDHPS* 基因突变

间日疟原虫 *DHPS* 基因位于 14 号染色体，长度约 2.88 kb，包含 3 个外显子和 2 个内含子，编码 717 个氨基酸。间日疟原虫 *DHPS* 基因有两个基因突变引起氨基酸改变，这两个氨基酸改变是引起间日疟原虫对磺胺多辛敏感性下降的主要原因。这两个突变位点分别是 A383G 和 A553G，和恶性疟原虫 *DHPS* 基因 A437G 和 A581G 突变位点同源。除此以外，间日疟原虫 *DHPS* 基因还有 S382A 和 K512E，对疟原虫抗药性起到增强作用。

以伯氏疟原虫模型表达间日疟原虫 *DHPS* 基因，结果发现，该基因突变位点越多，对磺胺多辛敏感性就越低。和野生型相比，382A/383G/553G 三重突变虫株对药物的敏感性下降可达 180 倍，其中 A383G 突变位点的影响最大，A553G 次之。

（三）*pvDHFR* 和 *pvDHPS* 基因的联合作用

和恶性疟原虫相似，间日疟原虫的两个基因对于 S-P 抗药性的产生具有联合作用。对来自泰国的临床治疗间日疟患者和间日疟原虫进行研究，Imwong 等分析了疟原虫突变基因型和患者治疗效果的关联研究，结果发现，间日疟原虫 *DHFR* 基因发生四重突变和五重突变合并 *DHPS* 基因 383G/553G 双重突变的概率，是 *DHFR* 基因发生突变数目小于等于 3 的虫株的 2.5 倍，提示间日疟原虫对于 S-P 敏感性下降，是两个抗药性基因共同作用的结果。患者临床治疗的效果也证实同时存在 *DHFR* 基因和 *DHPS* 基因突变，S-P 治疗失败的风险是未携带突变患者的 3 倍。

（四）间日疟原虫 S-P 抗药性虫株溯源

与恶性疟原虫成熟的体外培养条件和技术相比，间日疟原虫还存在局限性，因此间日疟原虫体外药物敏感性监测存在实际的困难。从分子生物学角度研究间日疟原虫抗药性的遗传学基础成为主要方法。

以 DNA 微卫星为遗传标记对间日疟原虫乙胺嘧啶抗性虫株进行溯源分析，发现其抗药性同时在多地产生，并存在地区种群差异，这种抗药性产生的方式和恶性疟原虫明显不同。

2008 年，Hawkins 等对来自东南亚 5 个不同国家的间日疟原虫 *DHFR* 基因及附近序列的微卫星进行了检测，溯源分析结果显示，泰国、印度尼西亚、巴布亚新几内亚和瓦努阿图分别具有独立起源的乙胺嘧啶高度抗性虫株，虽然它们携带的突变位点都是 S117T。

随后，Hawkins 等以来自哥伦比亚、印度尼西亚、斯里兰卡和泰国的间日疟原虫为研究对象，对 *DHPS* 基因进行微卫星检测，发现 383G/553G 二重突变虫株来自泰国和印度尼西亚，382A/383G/553G 三重突变虫株来自泰国，但是具有两个不同起源。间日疟原虫 *DHPS* 基因在药物选择压力下已经进行了多次基因突变来对抗磺胺多辛的杀灭作用，关键突变位点逐渐在不同地区趋同进化。对我国间日疟原虫抗药性虫株 *DHFR* 基因研究发现，海南、云南和中部地区不同突变类型均具有独立的起源（图 9-1）。间日疟原虫 *DHFR* 基因单位点突变 117N 独立起源于中部地区，二重突变类型 58R/117N 独立起源于海南，四重突变类型 57L/58R/61M/117T 独立起源于中国西南部的云南。

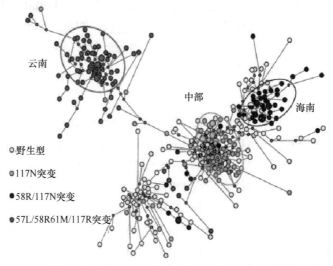

图 9-1   中国间日疟原虫 *DHFR* 基因三种不同类型突变组合的独立起源

另外，和恶性疟原虫抗药性基因的突变分布相似，间日疟原虫在不同地区也具有特定的主要点突变类型和单倍型类型。间日疟原虫 *DHFR* 基因 58R/117N 单倍型广泛分布在世界各个疟疾流行区，泰国边境所有抗药性间日疟原虫都携带此单倍型，69.6% 的抗药性间日疟疟原虫携带 57L/58R/61M/117T 单倍型，中国云南 2008 年间日疟原虫携带此四重突变的比例约为 10.7%。印度尼西亚、巴布亚新几内亚也广泛存在 57L/58R/61M/117T 单倍型。

第三节   青蒿素抗性

延迟原虫清除（delay parasite clearance，DPC）现象是青蒿素药物敏感性下降的表现。临床不敏感虫株和抗性虫株已从柬埔寨西部扩展到大湄公河次区域（the Greater Mekong Subregion，GMS）。这预示着青蒿素抗药性已经出现，并开始了向其他疟疾流行区扩散的高度风险情况。本节介绍青蒿素抗性遗传基础及应对方案。

一、青蒿素抗性的起源和传播

2008 年首次报道在柬埔寨出现青蒿素临床不敏感虫株，泰国、缅甸和中国等东南亚国家也相继出现。某些恶性疟患者经青蒿素或复方治疗后出现延迟原虫清除，清除率延长。清除率可定量表述为疟原虫量减半所需的时间，敏感株通常为 1 ~ 3 小时，而抗性株大于 5 小时。数学模型预测青蒿素抗性是因为环状体耐药，并得到实验验证。这提示青蒿素抗药性已经出现，并且已经在 GMS 扩散。GMS 历来是恶性疟原虫对多种抗疟药产生抗性的中心地带，也正是氯喹、磺胺多辛和乙胺嘧啶抗药性的首发地，最终抗性转移并扩散到整个非洲。WHO 曾经警示，如果失去了青蒿素类药物，人们将再也没有一个治疗疟疾的办法，或许至少要用 10 年的时间才能发现一种新的抗疟药，防止青蒿素抗性的蔓延是疟疾防治的重大课题。

随着青蒿素临床不敏感虫株的传播，抗性强度不断增加，抗性产生的速度远比新药研发的进度快得多。作为治疗疟疾的最后一道防线，青蒿素抗药性虫株的出现以及快速的地理传播，将给全世界疟疾的防治和消除带来极大的威胁。当前，继续保持青蒿素药效和阻止青蒿素抗性地理传播是关乎全球健康的关键问题之一，青蒿素抗药性机制研究迫在眉睫。

随着青蒿素抗性研究的广泛开展，青蒿素抗性的休眠恢复假说被提出，该假说认为疟原虫在人体内经过药物作用后可以进入休眠状态，待青蒿素类短效药物高峰期过了以后，才进一步发育，这种发育滞后得以保护它们免受药物致死。对体外产生的青蒿素抗性株进行全基因组关联研究（genome-wide association study，GWAS）以及抗性株和敏感株候选基因研究，最终把青蒿素抗性休眠基因定位在 *PF3D7_1343700*（Kelch 13，*K13*），发现 Kelch 样蛋白基因 *K13* 发生了突变。新近基因编辑技术研究证实 *K13* 突变在青蒿素抗性中的作用。*K13* 基因全长 2181 bp，没有内含子，位于恶性疟原虫 13 号染色体上，编码 726 个氨基酸。*K13* 基因包含 3 个主要区域：①疟原虫特有且高度保守的氨基末端；②一个 BTB/POZ 结构域；③羧基末端，6 个标准的 kelch 序列形成的 6 个螺旋桨叶片（Blade Ⅰ～Ⅵ），螺旋区域位于 210 ～ 726 位氨基酸（图 9-2）。近年，关于 *K13* 基因螺旋桨区域突变与青蒿素抗性的相关研究已在世界各地区相继开展。一项大规模临床研究发现慢清除率（＞ 5 小时）与 *K13* 螺旋桨区域的点突变有强相关性。流行病学研究观察到多次独立出现的 K13 突变导致药物抗性，掀起东南亚抗疟药选择争议。

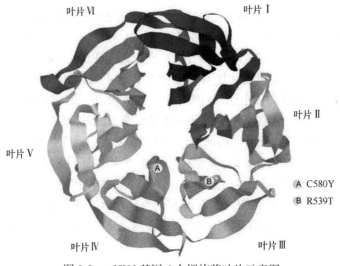

图 9-2 *pf K13* 基因 6 个螺旋桨叶片示意图

非洲也发现了 *K13* 突变，但很少见，也未出现亚洲的青蒿素抗性突变，可能与当地重复感染导致获得性免疫度高有关，有助于控制耐药株感染。非洲更可能出现多克隆感染，其中耐药株不具生长优势，而无症状感染株不会暴露于药物压力，潜在失去了优势遗传背景。*K13* 突变似乎不能保护滋养体，可能因为青蒿素的药效太强而突破了 *K13* 突变介导的疟原虫防线。2017 年 Lu 等在 *N Engl J Med* 报道了一例来自非洲的青蒿素抗性虫株，*K13* 突变不同于亚洲突变类型。该虫株的携带者是曾在几内亚务工的 43 岁男性，并且该研究对虫株的来源进行了追溯，确认该虫株来自非洲。这一研究报道立即引起疟疾防控相关机构和学者的关注和警惕，并展开了激烈的讨论。在疟疾高发的赤道几内亚地区，ACTs 是常用的治疗方案，因此该地区以及疟疾传播动态相似的国家都应该谨慎对待青蒿素抗性问题，更加密切地监测非洲可能出现的青蒿素抗药性。

还不清楚 *K13* 的功能及其突变保护环状体的机制。青蒿素抗性环状体增强了对青蒿素的细胞压力应答调控，可能包括蛋白质解折叠应答或泛素蛋白酶体系统。*K13* 突变还降低了青蒿素与磷脂酰肌醇 -3- 激酶（PI3K）的相互作用，使其多泛素化修饰减少和 PI3P 信号分子减少，从而下调细胞转运，包括蛋白质输出和血红蛋白内吞。

二、*K13* 基因突变

临床原虫清除延迟现象最先出现在柬埔寨西部地区，GWAS 发现 *K13* 基因 4 个氨基酸变异（Y493H、R539T、I543T 和 C580Y）与该地区出现的青蒿素抗性密切相关。在柬埔寨的邻国越南，研究者发现 *K13* 基因 C580Y 的突变频率从 2009 ～ 2010 年间的 1.7% 上升至 2015 ～ 2016 年间的 79.1%，成为最主要的突变类型；在体外双氢青蒿素的压力下，C580Y 突变型虫株的环状体生存率 RSA 显著升高。R539T 和 C580Y 突变与柬埔寨西部地区青蒿素抗性和临床原虫清除延迟相关通过基因编辑研究得到证实，它们成为恶性疟原虫青蒿素抗性的重要分子标记。

笔者对 2013 年中缅边境恶性疟原虫样本进行了 *K13* 基因全序列、体内及体外青蒿素药效的相关性研究，在该基因螺旋桨区域发现 9 种非同义突变：E252Q、R255K、F446I、N458Y、C469Y、R539T、P574L、A676D 和 H719N（表 9-3），其中 F446I 是最主要的多态类型（49.1%）（图 9-3），并且与中缅边境地区临床原虫清除延迟相关。随后，对临床延迟清除虫株（阳性组）与非延迟清除虫株（阴性组）开展了体外 RSA 测定，使用双氢青蒿素进行体外药物加压试验，结果发现阳性组 RSA 是阴性组 RSA 的 5 倍，提示临床延迟清除虫株在体外药物加压环境下的生存率更高，即对青蒿素药物的敏感性下降（图 9-4）。最后，将 *K13* 基因型与体内青蒿素药效分析研究结果，与虫株体外 RSA 测定结果进行关联分析，发现 *K13* 基因 F446I 突变型虫株的 RSA 显著高于野生型虫株，这提示 *K13* 基因型和青蒿素抗药性的研究结果与 RSA 表型研究结果是一致的，两者相互印证。但是该研究锁定的中缅边境青蒿素抗药性位点 *K13* 基因 F446I，与柬埔寨和越南青蒿素抗药性分子标记明显不同，可能是恶性疟原虫抗药性遗传背景具有地区差异。*N Engl J Med* 的一项 *pfK13* 基因全球多态性研究证实，不同地区在不同的选择压力下，*K13* 基因多态性分布确实不同。*K13* 基因 F446I 参与中缅边境恶性疟原虫青蒿素抗性的功能鉴定还需通过基因编辑技术进一步确定。

表 9-3　*K13* 基因螺旋桨区突变在青蒿素药物治疗后阳性和阴性样本中的分布情况

点突变	突变频率（%）		合计（*n*=57）	OR（95%CI），*P*
	阳性（*n*=24）	阴性（*n*=33）		
E252Q	0	1（3.0）	1（1.8）	
R255K	0	1（3.0）	1（1.8）	
F446I	17（70.8）	11（33.3）	28（49.1）	4.86（1.6～15.2），0.0074
N458Y	0	1（3.0）	1（1.8）	
C469Y	1（4.2）	0	1（1.8）	
R539T	1（4.2）	0	1（1.8）	
P574L	1（4.2）	2（6.1）	3（5.3）	
A676D	0	1（3.0）	1（1.8）	
H719N	0	1（3.0）	1（1.8）	

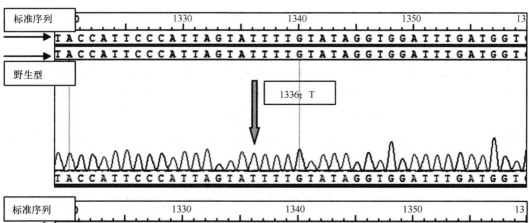

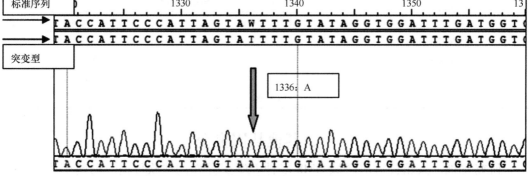

图 9-3　*K13* 基因 1336 位置碱基突变 T/A（F446I）

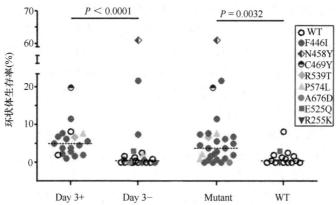

图 9-4　阳性与阴性样本 RSA 差异；突变型与野生型虫株 RSA 差异

在恶性疟原虫和间日疟原虫共同流行的地区，两者可以共享相同的载体和人类宿主，因此经常受到类似的自然选择力。一些研究表明，抗疟疾药物的杀灭压力对两种类型疟原虫造成了强烈的选择压力，可能会形成相似的抗性遗传基础。正如恶性疟原虫和间日疟原虫对于叶酸抑制药物抗性的遗传基础，同时与 *DHFR* 和 *DHPS* 基因相关。因此，笔者推测恶性疟原虫在 ACTs 治疗压力下，可能会对间日疟原虫种群施加类似的附带选择压力。虽然，目前 ACTs 对于间日疟原虫仍然非常有效，但是非常必要警惕其抗药性的出现。

为了确定青蒿素类药物抗药性突变是否也存在于间日疟原虫，尤其是与 *pfK13* 基因同源的 *pvK12* 基因，笔者实验室邓爽等对中缅边境间日疟原虫样本进行 *pvK12* 基因突变检测，并进行分子进化分析以确定该基因是否经受潜在选择。该研究样本来自 2012 年云南腾冲县 100 份和 2015 年缅甸克钦邦 162 份，*pvK12* 基因全序列测定分析一共发现 4 个碱基突变，且频率非常低（表 9-4）。*PvK12* 基因在抗药性方面被认为和 *pfK13* 基因具有类似作用，但是此次研究发现的 M124I、N172N、S360S 和 S697S 四个突变均不在螺旋桨区域，推测它们可能不参与青蒿素抗药性。和来自其他地区的 *pvK12* 基因突变结果进行比较分析，发现 *pvK12* 基因确实具有高度的保守性，或许该基因在间日疟原虫中具有不同的作用。另外，分子进化分析表明 *pvK12* 基因似乎处于净化选择环境中。因此，综合两方面的实验结果以及相关研究结果，目前 *pvK12* 基因并不涉及青蒿素抗药性，也不推荐作为耐药性监测的遗传分子标记。

表 9-4　中缅边境间日疟原虫 *K12* 基因突变频率分布

点突变	突变频率（%）	
	克钦邦（*n*=162）	腾冲（*n*=100）
M124I	-	2（2.0%）
N172N	-	2（2.0%）
S360S	-	2（2.0%）
S697S	5（3.1%）	-

三、其他基因突变

研究发现，大湄公河次区域 GMS 多种 *K13* 变异株的"软传播"已转变为 *K13* 的 C580Y 突变株为主的"硬传播"，其生长快于青蒿素抗药性最强的 R539T 和 I543T 突变株，提示耐药株流行的驱动力更多来自适应性而非抗药性程度。最近的 C580Y 突变株与 10 年前的 C580Y 突变株相比，适应代价更低，提示存在其他的遗传决定因素，如最近大规模基因组关联研究鉴定的转运蛋白和铁硫蛋白。另外，最近一项多地临床研究报道延迟清除疟原虫在治疗前后都具有更多配子体，提示抗青蒿素的恶性疟原虫具有传播优势，更易于扩散其抗药性。*K13* 突变株在不同的按蚊中似乎都没有明显的传播障碍，提示亚洲和非洲的蚊媒差异可能不会成为 *K13* 突变基因散播的障碍。

Krishna 等发现恶性疟原虫 *ATP6* 基因突变引起 769 位氨基酸改变时，疟原虫将出现青蒿素抗药性。恶性疟原虫 *ATP6* 基因的编码产物是一类线粒体酶，当该基因发生 S769N 突变时，疟原虫似乎可以代谢青蒿素。但是也有研究者认为恶性疟原虫 ATP6 酶可以在亚铁离子作用下和青蒿素类药物结合，青蒿素的过氧键被活化，当该酶的活性受到抑制时，青蒿素类药物便无法与疟原虫结合，失去杀虫作用。

与笔者实验室合作的王增蕾等以中缅边境恶性疟原虫为研究对象，通过全基因组关联分析（genome wide association studiy，GWAS）寻找与多种抗疟药物相关的遗传突变位点，并进行体外药物敏感性和 RSA 测定，分析突变基因型和抗药性表型之间的关联。针对青蒿素类药物（双氢青蒿素、青蒿琥酯和蒿甲醚）体外敏感性测定提示，疟原虫对此类药物具有较强的敏感性，虽然 IC_{50} 值的变异范围较大。通过双氢青蒿素的体外施压测定 RSA 值，虫株平均环状体生存率为 0.7%，同样也具有较大的变异范围。通过全基因组有效混合关联分析模型（genome-wide efficient mixed-model association，GEMMA）研究 GWAS 发现的候选基因和抗药性是否相关，值得关注的是，新发现位于 10 号染色体的 *ATG18* 基因（*PF3D7_1012900*）和 *NIF4* 基因（*PF3D7_1012700*）与双氢青蒿素和蒿甲醚增高的 IC_{50} 强烈相关，*ATG18* 基因编码自噬相关蛋白，*NIF4* 基因产物是 NLI 相互作用因子样磷酸酶。*ATG18* 基因 T38N 突变频率为 42.6%，有趣的是，该突变位点和青蒿素的伴侣药物磷酸哌喹的敏感性下降强相关。值得关注的是，另一项来自东南亚的 GWAS 研究结果也显示 *ATG18* 基因被确定为青蒿素潜在的药物靶点，而且还发现 *NIF4* 基因与青蒿素临床原虫延迟清除相关。除了 *NIF4* 和 *ATG18* 基因，本研究还发现 DNA 修复蛋白 *RAD5* 基因（*PF3D7_1343400*）也和青蒿素临床原虫延迟清除表型相关，*RAD5* 基因距离 *K13* 基因大约 6kb。*RAD5* 基因在东南亚其他地区的研究里也显示和青蒿素临床原虫延迟清除表型相关。该项 GWAS 研究以及其他研究共同提示，青蒿素抗药性关联基因不仅有被广泛研究的 *K13* 基因，还有其他药物靶点基因。除 GWAS 研究新发现的候选基因，笔者实验室白瑶等进行的常规体外抗疟疾药物敏感性测定发现，*pfmrp*1 基因 F1309I 突变竟然和双氢青蒿素敏感性增加有关，该基因与青蒿素敏感性的关系值得深入研究。

第四节　多药抗性的扩散和避免策略

柬埔寨出现了多种抗疟药物的抗药性，包括哌喹、S-P、青蒿素等，也是抗药性虫株的普遍发源地。其他疟疾流行区也有类似的现象，本节介绍多药抗性出现的原因、笔者实验室研究情况和避免策略。

一、多药抗性的扩散

笔者实验室以及相关研究都发现抗药性基因通常具有多种抗药效应，不仅仅只针对单一药物起作用，说明疟原虫的遗传背景在不断变化，以便具备多重耐药能力，从而生存下去。这种多重耐药虫株从柬埔寨向周边地区扩散，最后遍布整个非洲大陆，这曾经确切地发生过，因此，源于东南亚的抗药性虫株需要密切关注，监测其传播的速度和地理路径，并采用相应的策略延缓耐药性的产生。

频繁使用不完整青蒿素复方药物，以及其他非标准药物，可能是引起柬埔寨容易出现多重耐药性的原因之一。另外，还可能和宿主免疫相关，如马里人能有效清除恶性疟原虫抗性株的感染。由于亚洲地区个体暴露于疟原虫的概率相对非洲要低得多，因此宿主免疫在亚洲通常较弱，可能难以清除抗药性虫株的感染。东南亚地区流行血红蛋白缺陷疾病，如 G6PD 缺乏症，这也可能是抗性多发的一个原因。这类疾病改变了红细胞的氧化还原状态，有利于个体避免产生严重的疟疾，但是可能会影响青蒿素等药物增加疟原虫氧化压力的作用机制。柬埔寨疟原虫的错配突变率较高，形成独特的遗传群体结构，可能有利于抑制蚊媒体内不同配子的有性重组频率来保持复杂遗传性状的传代。

东南亚大湄公河次区域 GMS 的多重耐药恶性疟原虫是消除疟疾的主要威胁，需要密切监视。笔者实验室对中缅边境恶性疟原虫的耐药性进行了为期 6 年（2007 ～ 2012 年）的纵向监测，发现该地区多药抗性持续存在。课题组从我国云南省西部那邦和缅甸克钦邦收集恶性疟样本，通过体外培养测定虫株对 10 种抗疟药物的敏感性，用直接测序的方法检测抗药性基因突变，总体测定结果显示 IC_{50} 值与标准株 3D7 具有显著性的差异（表 9-5）。氯喹体外 IC_{50} 测定结果呈现明显的逐年上升趋势，乙胺嘧啶和哌喹也表现出逐年上升的趋势。虽然青蒿琥酯和双氢青蒿素在该地区使用多年，但是这两种药物 IC_{50} 并未表现出逐年上升的趋势。虫株体外不同药物敏感性的关联分析（图 9-5），显示青蒿琥酯和双氢青蒿素具有最强关联性（$P < 0.0001$），哌喹和氯喹也具有最强关联性（与笔者实验室郝明明等之前的研究结果一致，$P < 0.0001$），奎宁和本芴醇也具有最强关联性（$P < 0.0001$）；甲氟喹和奎宁具有显著关联性（$P < 0.01$），萘酚喹和咯萘啶具有显著关联性（$P < 0.01$），奎宁和青蒿琥酯及双氢青蒿素具有显著关联性（$P < 0.01$），乙胺嘧啶和本芴醇具有显著关联性（$P < 0.01$）；甲氟喹和双氢青蒿素具有关联性（$P < 0.05$）。抗药性基因序列测定结果和 IC_{50} 的关联分析显示，*pfCRT* 基因突变已经达到固定的突变型状态，与体外氯喹敏感性测定的极高 IC_{50} 结果相符合。尽管叶酸抑制剂已经撤出该地区的抗疟疾治疗，但是抗药性基因 *pfDHPS* 和 *pfDHFR* 基因的突变频率依然很高。*pfMRPL* 基因突变则显示出与多种抗疟药抗性相关（氯喹、哌喹、本芴醇、乙胺嘧啶），提示多重耐药存在。*pfK13* 基因的主要突变类型 F446I 没有显示出青蒿琥酯和双氢青蒿素 ICSO 的相关性，但是与氯喹和哌喹抗性相关，提示该基因突变在多重耐药遗传背景下的变化。

表 9-5　中缅边境恶性疟原虫对 10 种抗疟药的体外 IC_{50} 测定

抗疟药物	虫株 IC_{50} Median（IQR）	3D7 IC_{50}（Mean ± SD）	P	抗性临界	抗性虫株（%）
氯喹	273.4（154.9 ～ 559.2）	17.8 ± 8.1	< 0.000 11	100	92（86.0）
哌喹	11.0（6.5 ～ 14.9）	5.1 ± 2.0	< 0.000 11	29.0	7（6.5）
萘酚喹	10.8（6.4 ～ 14.3）	8.5 ± 5.0	< 0.000 11	25.4	5（4.7）
甲氟喹	45.4（34.5 ～ 57.7）	18.1 ± 7.6	< 0.000 1	30	89（83.2）
本芴醇	5.1（3.8 ～ 6.7）	4.8 ± 2.9	< 0.000 11	10.6	5（4.7）
奎宁	464.8（298.7 ～ 605.5）	83.3 ± 41.5	< 0.000 11	600	27（25.2）
乙胺嘧啶	4 129.0（2 698.0 ～ 5 588.0）	62.5 ± 44.9	< 0.000 11	100	106（99.1）
咯萘啶	10.3（6.6 ～ 17.3）	5.6 ± 6.2	< 0.000 1	15	34（31.8）
青蒿琥酯	10.7（8.1 ～ 14.2）	7.4 ± 4.4	< 0.000 11	22.2	3（2.8）
双氢青蒿素	4.1（2.7 ～ 6.0）	3.0 ± 2.5	< 0.000 11	8.9	3（2.8）

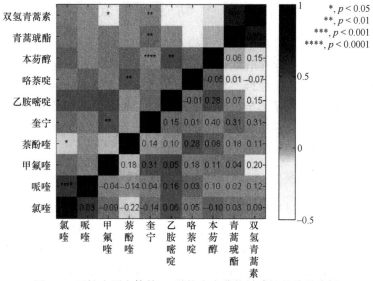

图 9-5 恶性疟原虫体外 10 种抗疟疾药物敏感性的关联分析

与笔者实验室合作的王增蕾等对中缅边境恶性疟原虫进行的 GWAS 以及 10 种抗疟疾药物体外敏感性研究，同样发现该地区存在多重耐药现象，并且一个抗药性基因出现多种效应，同时，一种抗疟疾药物抗药性也往往和多个基因相关。例如，除了熟知的氯喹抗药性基因 *pfCRT*，*pfcg1*、*glp3*、*cg2*、*cg7* 和溶血磷脂酶基因，还发现 6 号染色体上的氨基酸转运蛋白基因 *PF3D7_0629500* 也和氯喹抗药性相关。另外，*pfCRT* 基因突变除了和氯喹抗药性相关以外，还和 S-P 抗药性关联。*NIF4* 和 *ATG18* 基因均与双氢青蒿素以及蒿甲醚敏感性下降相关。

二、避免药物抗性的策略

以青蒿素为基础的复方药物是全球疟疾控制工作取得重大突破的重要因素，保护其有效性是避免产生药物抗性的关键，也是全球卫生工作的一个重点。2010 ～ 2017 年进行的大部分研究表明，以青蒿素为基础的复方药物仍然有效，大湄公河次区域 GMS 以外的总体有效率超过 95%。虽然 4 个大湄公河次区域国家曾报道出现多耐药现象，包括对青蒿素（部分）耐药和对复方中其他药物成分耐药，但该次区域疟疾病例和死亡人数仍大幅下降。

抗疟药有效性监测工作使大多数 GMS 国家及时更新疟疾治疗方案。据估计，2010 ～ 2017 年，世界各国共采购 27.4 亿个以青蒿素为基础的复方药物疗程。据报道，其中 62% 是公共部门采购。2010 ～ 2017 年，通过国家疟疾规划发放了 14.5 亿个以青蒿素为基础的复方药物疗程，其中 14.2 亿个（98%）用于世卫组织非洲区域。近年来，随着诊断检测的上升，以青蒿素为基础的复方药物疗程正变得更针对疟疾检测阳性患者，这可以通过以青蒿素为基础的复方药物与检测的比例大幅降低来证明（2017 年为 0.8，2010 年为 2.5）。

另外，鉴于各类抗疟疾药物的作用机制和杀虫时机不同，基于更多的基础研究和临床试验研究结果，科学合理地配伍各类药物，实现最佳的联合疗法，也不失为一种好的策略，既可以延缓抗药性的产生，也可以作为新药研发的策略。

第五节　新药研发

目前，针对恶性疟和间日疟已经有防控和治疗的有效药物，但长期而言，药物抗性是一个严重的威胁。疟原虫存在肝期潜伏形态（休眠子）如间日疟原虫，这种特殊的生活史阶段是导致其复发的重要原因，目前只有伯氨喹对此有疗效。对于消除疟疾这一全球健康目标，目前的抗疟药还不足以完成这个任务。为了推进疟疾消除计划，需要发展新药，不仅针对无性血期减轻症状的治疗，还需要清除导致复发的肝期休眠子，以及阻断传播的药物。本节介绍新药研发思路和进展情况。

一、研 发 思 路

研发新药的新作用机制与现有药物无交叉抗性。新药针对无性血期和配子体都有作用。可以是预防感染药物（化学防护剂）。新药可以清除肝内间日疟原虫（抗复发剂）。

治疗用的抗疟药必须能杀灭无性血期疟原虫，这与控制临床症状和抗药性密切相关。恶性疟原虫的红细胞内循环需约 48 小时，包括侵入后环状体、成熟滋养体、裂殖体和子孢子再启动新一轮红细胞感染。环状体感染的红细胞可见于外周循环，而更成熟的滋养体和裂殖体感染的红细胞表面出现疟原虫编码的黏附蛋白，可结合内皮细胞表面配体，使感染红细胞滞留于微血管网。

二、用内过氧化物克服青蒿素抗性

合成的臭氧化物 OZ439 有更稳定的过氧键，在血浆中的半衰期长达 23 小时，远远长于青蒿素类短效药。最近报道 *K13* 单基因型修饰株的 C580Y 突变不能对 OZ439 产生抗性，但 R539T 可产生部分抗性。一项 2 期临床试验表明 OZ439 对 *K13* 突变型的半清除率似乎比野生型稍长，但无统计显著性差异。前代的 OZ277 已经在印度获得与哌喹联合使用（Synriam）的临床许可，但最近观察到对 *K13* 突变株失效的现象。*K13* 突变株已出现在印度、缅甸和孟加拉。四氧烷类最近也被用于 *K13* 基因 C580Y 突变株的替代内过氧化药物，具有快速杀灭和长效性等特点。

三、新型作用模式

基于医学化学的研究和高通量药物筛选，有的平台已经得到新的化学体和药靶，并在临床试验中显示出价值。恶性疟原虫无性血期的全细胞筛查鉴定出 spiroindolone 类化合物，候选分子 KAE609（cipargamin）目前处于临床试验阶段。cipargamin 相关化合物结合虫体质膜表面的 *pf*ATP4（P 型钠 ATP 酶），破坏钠稳态，增强宿主细胞膜强度，从而阻断无性血期发育和传播至蚊。*Pf*ATP4 也是吡唑酰胺等化合物的靶标。高通量筛查还鉴定出可口服的二氢异喹诺酮类化合物，从而得到临床候选分子（+）-SJ733，可能抑制血期和传播阶段的虫体，靶标也是 *pf*ATP4。

二氢乳清酸脱氢酶（dihydroorotase dehydrogenase，DHODH）是一种含铁的黄素依赖性酶，主要存在于线粒体内膜上。*DHODH* 基因是另一个临床验证的抗疟药靶标，主要候选药物是 DSM265。DSM265 对肝期和无性血期裂殖体均有效，并可能作为单方进行人体试验。该药物在志愿者临床试验中显示出较强的疟原虫无性阶段杀灭作用，但不能清除配子体。或许，未来会出现合适的配伍药物，相互补充药效，以实现无性阶段和有性阶段的完全杀灭。

参 考 文 献

程训佳，2015. 人体寄生虫学 . 上海：复旦大学出版社 .

邓维成，曾庆仁，2015. 临床寄生虫病学 . 北京：人民卫生出版社 .

高兴政，2011. 医学寄生虫学 . 2 版 . 北京：北京大学医学出版社 .

李国桥，李英，李泽琳，等，2015. 青蒿素类抗疟药 . 北京：科学出版社 .

容小翔，1996. 甘草治多种病 . 农村百事通，08：57，58.

吴观陵，2013. 人体寄生虫学 . 4 版 . 北京：人民卫生出版社 .

吴忠道，诸欣平，2015. 人体寄生虫学 . 3 版 . 北京：人民卫生出版社 .

杨恒林，周红宁，2015. 云南疟疾 . 昆明：云南科技出版社 .

杨亚明，杨恒林，周红宁，等，2016. 中国全球基金云南疟疾项目实施与效果评价 . 昆明：云南科技出版社 .

张丽，丰俊，张少森，等，2019. 2018 年全国疟疾疫情特征及消除工作进展 . 中国寄生虫学与寄生虫病杂志，37（3）：241-
247.

张艳梅，吴艳瑞，胡月，等，2016. 中缅边境恶性疟原虫对青蒿素类药体外敏感性检测和 K-13 基因突变的相关性研究 . 中国
人兽共患病杂志，32（3）：219-223.

Bai Y，Zhang JQ，Geng JT，et al，2018. Longitudinal surveillance of drug resistance in Plasmodium falciparum isolates from the
China-Myanmar border reveals persistent circulation of multidrug resistant parasites. IJP：Drugs and Drug Resistance，8（2）：
320-328 .

Carlton JM，Adams JH，Silva JC，et al，2008. Comparative genomics of the neglected human malaria parasite *Plasmodium vivax*.
Nature，455（7214）：757-763.

Deng S，Ruan YH，Bai Y，et al，2016. Genetic diversity of the Pvk12 gene in Plasmodium vivax from the China-Myanmar border
area. Malaria Journal，15（528）：1-6.

Gardner MJ，Hall N，Fung E，et al，2002. Genome sequence of the human malaria parasite *Plasmodium falciparum*. Nature，
419（6906）：498-511.

Wang ZL，Wang YN，Cabrea M，et al，2015. Artemisinin Resistance at the China-Myanmar Border and Association with Mutations
in the K13 Propeller Gene. Antimicrobial Agents and Chemotherapy，59（11）：6952-6959.

WHO，2010. World Malaria Report 2010. Geneva: WHO.

WHO，2018. World Malaria Report 2018. Geneva: WHO.

WHO，2019. Guidelines for malaria vecfor confrol. Geneva: WHO.

Zhou XN，Kramer R，Yang WZ，2014. Preface Malaria Control and Elimination Program in the People's Republic of China.
Advances in Parasifology，86：21-46.